STEVE JONES
DIE BOTSCHAFT DER GENE

Steve Jones

DIE BOTSCHAFT DER GENE

Evolution als Erblast und Chance

Aus dem Englischen von Annegrete Lösch

List Verlag
München · Leipzig

Die Originalausgabe erschien unter dem Titel The Language of the Genes. Biology, History and the Evolutionary Future *1993*
im Verlag HarperCollins in London.

ISBN 3-471-79304-6

Satz: Leingärtner, Nabburg
Druck und Bindung: Mohndruck, Gütersloh
Gedruckt auf chlor- und säurefreiem Papier

Für meine Eltern und meinen Bruder,
mit denen mich weit mehr verbindet
als unsere gemeinsamen Gene

INHALT

VORWORT
Apologie eines Weichtierkundlers

Die meiste Zeit meines wissenschaftlichen Lebens habe ich damit verbracht – einige mögen sagen: verschwendet –, mich mit Schnecken zu befassen. Ein Malakologe als Autor eines Buches über Humangenetik erscheint auf den ersten Blick etwas ungewöhnlich. Allerdings wurde meine Forschungsarbeit (als ich sie noch ausüben konnte) keinesfalls von einer großen Leidenschaft für Weichtiere vorangetrieben. Tatsächlich hätte ich meine Karriere als Biologe beinahe an den Nagel gehängt, als ich zum erstenmal ein solches Exemplar sezieren mußte. Vor fünfundzwanzig Jahren gehörten Schnecken zu den wenigen Kreaturen, mit deren Genen man evolutionäre Studien betreiben konnte. In den Schneckenhäusern finden sich Erbaussagen in Form von ererbten Mustern aus Streifen und Farben. Indem man an verschiedenen Stellen die Gene zählte und versuchte, sie zu ihrer Umgebung in Beziehung zu setzen, erhielt man eine Vorstellung davon, warum Schneckenvölker sich voneinander unterscheiden und wie und warum sie sich entwickelten.

Damals erschien der Gedanke absurd, daß so etwas jemals auf den Menschen angewendet werden könnte. In den sechziger Jahren waren Bücher über Genetik Routineabhandlungen. Sie befaßten sich mit der erblichen Form der Erbsen, dem Sexualleben der Pilze und neuen Erkenntnissen über die Molekularbiologie von Viren und ihren Wirtsbakterien. Vom Menschen war kaum die Rede, meistens gab es am Ende des Buches nur ein kurzes, angehängtes Kapitel über Erbkrankheiten wie Haemophilie oder Farbenblindheit.

Diese Zurückhaltung in Sachen Humangenetik war sowohl auf Unwissenheit wie auch auf die bedrückende Entwicklungsgeschichte dieses Fachgebiets zurückzuführen. In ihren Anfängen spukte die Genetik in den Köpfen von Scharlatanen herum, die zumeist mit ihren Forschungsarbeiten einen politischen Zweck verfolgten. Absurde Theorien, aufgestellt zum Nachweis der Vererbbarkeit von Genie oder kriminellem Charakter, waren die Norm. Unwissenheit und Selbstüberschätzung gingen Hand in Hand. Viele Biologen vertraten die Ansicht, daß eine Verbesserung der menschlichen Rasse durch selektive Züchtung des Menschen oder durch Eliminierung der genetisch Minderwertigen erreichbar sei. Die Verfälschung der Humangenetik erreichte ihren entsetzlichen Höhepunkt im Nationalsozialismus, und viele Jahre lang zeugte es bestenfalls von schlechtem Geschmack, unterschiedliche Erbanlagen der Menschen zur Sprache zu bringen.

Nach dem Zweiten Weltkrieg unterstützten die Vereinten Nationen die Veröffentlichung des Werkes *Statement on Race* des amerikanischen Anthropologen Ashley Montagu, in dem der Autor versucht hatte, einige der Mythen über die Genetik zu durchbrechen. Ich las das Buch als Schulbub, es überzeugte mich nicht, und ich konnte ihm nicht folgen, obwohl seine liberale Grundhaltung eindeutig genug war. Als ich es unlängst noch einmal in die Hand nahm, wurde mir klar, warum: Ashley Montagu, und das ehrt ihn, hatte versucht, Nägel ohne Köpfe zu machen. Die Information zum Verständnis unserer eigenen Evolution stand damals einfach noch nicht zur Verfügung, und zu der Zeit bestand auch wenig Aussicht darauf, daß es je der Fall sein würde. Die Auffassungen über die Humangenetik hatten sich vom Unheilvollen ins Weihevolle verlagert.

Inzwischen ist alles anders geworden. Menschen sind nicht mehr die großen Unbekannten der genetischen Welt, sondern ihre Arbeitstiere. Man weiß mittlerweile mehr über die geographische Anordnung der Gene bei den Völkern der Welt als über die irgendeines anderen Lebewesens (wobei übrigens die Schnecken immer noch an zweiter Stelle stehen). In zehn Jahren werden wir die komplette Reihe der dreitausend Millionen Buchstaben im DNS-Alphabet kennen, die einen Menschen ausmachen. Die genetische Botschaft ist genügend entschlüsselt worden, um uns begreifen zu lassen, daß ihre Instruktionen viel komplizierter sind, als wir jemals ahnten. Dieses Begreifen ist nicht nur von wissenschaftlichem Interesse. Zwei von drei Lesern dieser Zeilen werden an einer Erkrankung sterben, die von ihren Genen ausgelöst wird; und die neue Humangenetik erlaubt die Hoffnung (im Moment ist es noch nicht mehr als das) auf Heilung einer solchen Erbkrankheit. Wir beginnen zu verstehen, was Geschlecht tatsächlich bedeutet, warum wir alt werden und sterben und warum Natur und Umgebung gemeinsam uns zu dem machen, was wir sind.

Vor allem eins hat die Biologie verändert: die Sicht unseres Platzes in der Natur. Endlich erkennen wir die Beziehungen zwischen Mensch und Tier, wir wissen, wann und wo der Mensch zum erstenmal auf der Erde auftrat. Die Vererbungslehre gibt der Evolutionstheorie neue Impulse. Die meisten Leute sind überzeugt, von einer niederen Art abzustammen, aber sie wissen eigentlich nicht, warum sie das glauben. Thomas Henry Huxley, Darwins großer viktorianischer Vorkämpfer, sagte über die Evolutionstheorie: ‹Es ist das Schicksal neuer Erkenntnisse, als Gerücht zu beginnen und als Aberglaube zu enden.› Die Genetik hat den Darwinismus vor diesem Schicksal bewahrt. Sie hat viele abergläubische Irrtümer über uns selbst zerstört. Endlich wissen wir, was Rasse bedeutet, und der alte, unheilvolle Wunsch, die Völker der Welt in biologisch unterschiedliche Einheiten aufzuteilen, ist endgültig verschwunden.

Es gehört zum Wesen jeder wissenschaftlichen Theorie, nicht alle Probleme lösen zu können. Die Wissenschaft kennt keine Antwort auf Fragen, wie sie Philosophen – oder Kinder – stellen: Warum sind wir hier, weshalb leben wir, wie sollen wir uns verhalten? Die Genetik kann fast nichts dazu sagen, warum wir mehr sind als biologisch angetriebene Maschinen und was uns zum Menschen macht. Diese Fragen sind sicherlich interessant, aber Wissenschaftler sind nicht besser qualifiziert, dazu Stellung zu nehmen, als jeder andere auch. In ihren Anfängen litt die Humangenetik an Selbstüberschätzung. Sie konnte ihre Grenzen nicht erkennen. Vermehrtes Wissen hat sie und andere Wissenschaftszweige Bescheidenheit gelehrt. Aber die erweiterten Kenntnisse der Humangenetik werden soziale und ethische Probleme aufwerfen, die bis heute noch kaum angesprochen wurden.

Dieses Buch handelt von dem, was die Genetik uns über uns selbst sagen kann – und was nicht. Sein Titel verweist auf die Analogie, auf die es sich bezieht, auf die Parallelen zwischen biologischer Evolution und der Entwicklung von Sprache.

Die Genetik ist selbst eine Sprache, sie besteht aus vererbten Instruktionen, die von Generation zu Generation weitergereicht werden. Sie verfügt über ein Vokabular – die Gene –, über eine Grammatik – die Anordnung der Erbinformation – und über ein Schrifttum: jene Tausende Instruktionen, die benötigt werden, um einen Menschen auszumachen. Diese Sprache basiert auf dem DNS-Molekül, der berühmten Doppelhelix, die zur Ikone des zwanzigsten Jahrhunderts geworden ist. Sowohl Sprache als auch Gene entwickeln sich weiter. In jeder Generation kommt es zu Übertragungsfehlern, und schließlich sammeln sich genug Unterschiede an, so daß es zu einer neuen Sprache kommt – oder zu einer neuen Art. So wie die heute in der Welt gesprochenen Sprachen und ihre sprachlichen Relikte sehr viel über ihre verschollenen Ursprünge verraten, vermitteln Gene und Fossilien Erkenntnisse über die biologische Vergangenheit. Langsam lernen wir, die Sprache der Gene zu verstehen, und sie sagt uns erstaunliche Dinge über unsere Vergangenheit, unsere Gegenwart und sogar über unsere Zukunft.

Das vorliegende Buch entstand aus den Vorträgen der Sendereihe Reith, die ich Ende 1991 im BBC-Radio gehalten habe. Diese Radiovorträge begannen 1948 mit dem Philosophen Bertrand Russell (und sind seitdem, wie viele sagen werden, immer schlechter geworden). Ich würde nicht im

Traum daran denken, mich mit meinen berühmten Vorgängern vergleichen zu wollen, aber ich hoffe, daß die Vorträge – und das Buch – aufgrund ihres Themas bestehen können, denn dieses Thema ist das faszinierendste der modernen Wissenschaft. Die BBC liegt unter dem Beschuß von Leuten, die durch Zerstückelung der Leiche des Senders reich werden wollen. Vielleicht haben meine Vorträge ein wenig dazu beitragen können, daß der Sender immer noch der Aufgabe nachkommen kann, die sein Gründer, Lord Reith, sich gestellt hatte: zu informieren, zu instruieren und zu unterhalten. Das Wort ‹unterhalten› auf eine wissenschaftliche Vortragsreihe anzuwenden scheint etwas gewagt zu sein, ist jedoch durch die Exzentriker und Narren, die der Humangenetik im Verlauf ihrer Geschichte gute und schlechte Dienste erwiesen haben, durchaus gerechtfertigt. Sie werden auf den nachfolgenden Seiten sporadisch Erwähnung finden, um einer ansonsten etwas spröden Thematik hoffentlich etwas Würze zu verleihen.

Ich möchte mich bei Deborah Cohen, meiner Produzentin bei der BBC, bedanken, die viel dazu beitrug, meine weitschweifigen Ausführungen in Sendeform zu bringen. Cathy Abbott, Lesley Aiello, Sam Berry, David Hopkinson, Tom Jones, David Leibel, Ian Lush, Andrew Pomiankowski und Jenny Sadler lasen Teile oder den ganzen ersten Entwurf des Buches und gaben mir wertvolle Ratschläge, von denen ich allerdings nicht alle befolgt habe. Meine Freundin Norma Percy ließ mich nachts arbeiten, ohne mich sonderlich wahrzunehmen, da sie sich ohnedies stets in ihrem Büro aufhielt. Ein großer Teil des Manuskripts entstand in dem französischen Dorf Mas Canet, und ich bedanke mich besonders bei Monsieur Robert Rigaud für seine Gastfreundschaft. Schließlich möchte ich mich beim Nationalen Umweltforschungs-Ausschuß bedanken, dessen hartnäckige Weigerung, meine Forschungsarbeit finanziell zu unterstützen, mich – wie so viele andere – dazu trieb, die Forschung aufzugeben, was in meinem Fall dazu führte, daß ich mich der journalistischen Arbeit zuwendete. Vielleicht wird die

Humangenetik im Lauf der Zeit dazu beitragen, die Welt der Schnecken verständlicher sein zu lassen. Dann wäre diese Episode des Berichtens statt des Forschens nicht vergeblich gewesen.

JSJ, im Dezember 1992

EINFÜHRUNG
Die Fingerabdrücke der Geschichte

1902 wurde in Paris ein schrecklicher Mord durch den großen französischen Detektiv Alfonse Bertillon aufgeklärt. Dazu verwendete er eine neue Technologie, die in der Unterwelt Angst und Schrecken verbreitete. Dreiundachtzig Jahre später wurden in der Nähe des Dorfes Narborough in Leicestershire zwei junge Mädchen umgebracht. Wieder wurde der Mörder aufgrund eines technischen Fortschritts entlarvt; allerdings hätte die ganze in Gang gesetzte Maschinerie Bertillon sicherlich äußerst verblüfft. Diese beiden Ereignisse verbinden die älteste und die jüngste Entwicklung in der Humangenetik.

Der Mörder von Paris wurde deshalb gefaßt, weil er am Ort des Verbrechens einen Fingerabdruck hinterlassen hatte. Zum erstenmal wurde ein Fingerabdruck als juristisch gültiges Beweismittel zur Feststellung der Identität zugelassen. Dies war aus dem alten Japan übernommen, wo der Fingerabdruck im Tongefäß den Töpfer identifizierte. Der Mörder von Leicestershire wurde auf die gleiche Weise gestellt. Man stellte neue Untersuchungen auf individuelle Merkmale in genetischem Material an, das am Ort des Verbrechens sichergestellt wurde. Dieser genetische Fingerabdruck war ebenso Nachweis persönlicher Unverwechselbarkeit wie Bertillons entscheidender Hinweis oder das Kennzeichen des japanischen Töpfers. Wie üblich war allerdings auch hier das Leben wieder einmal komplexer als die Wissenschaft: Der Mörder, ein Bäcker namens Colin Pitchfork, wurde erst gefaßt, nachdem sich aufgrund der genetischen Fingerabdrücke das Geständnis eines anderen jungen Mannes als falsch herausstellte und man zudem nachweisen konnte, daß Pitchfork einen Freund dazu gebracht hatte, die eigene Blutprobe als die Pitchforks auszugeben.

Die Idee, Fingerabdrücke zur Überführung von Verbrechern zu benutzen, stammte von Charles Darwins Cousin Francis Galton. Er gründete das Forschungslabor am University College London, an dem ich heute arbeite. Es war das erste Institut für Humangenetik auf der Welt. Jeden Tag komme ich an einer Sammlung von Relikten seines Lebenswerks vorbei. Da finden sich Samenreihen, die Ähnlichkeiten zwischen Eltern und Nachkommen aufzeigen, da gibt es eine alte Ausgabe der *Times* und ein Zählgerät aus Messing, das man in der Hand verstecken kann. Jedes einzelne Stück erinnert an Galton. Er hat nicht nur die Detektivarbeit revolutioniert, er war auch der erste, der eine Wetterkarte veröffentlichte, und der einzige, der je eine Schönheitskarte des britischen Königreiches anfertigte: Die britischen Frauen wurden heimlich einer Bewertung mit den Noten Eins bis Fünf unterzogen (wobei man übrigens die niedrigsten Werte in Aberdeen verzeichnete).

Aus seiner Biographie läßt sich eine ausgeprägte Exzentrizität ablesen, wie einige Titel seiner insgesamt dreihundert wissenschaftlichen Veröffentlichungen verraten: über Taucherbrillen, statistische Untersuchungen über die Wirksamkeit des Betens, Nüsse und Menschen, das durchschnittliche Erröten bei Aufregung, Visionen normaler Menschen, Motten mit Stammbaum, Arithmetik nach Geruch, drei Generationen wahnsinniger Katzen, Erdbeerkur für Gicht, das Schneiden einer Torte nach wissenschaftlichen Prinzipien, Gutmütigkeit und Gereiztheit in englischen Familien sowie ‹Die relative Nackenempfindlichkeit bei Männern und Frauen›. Galton reiste viel in Afrika, betrachtete die Eingeborenen mit einer gewissen Verachtung und vermaß die Gesäße der Frauen mit Hilfe eines Sextanten nach den Regeln der Landvermessung.

Galton vertrat als erster die Vorstellung, menschliche Eigenschaften seien in dem einzigartigen Erbe codiert, das jeder Mensch von seinen Vorfahren mitbekommt. Seine Arbeit hat indirekt die heutige explosionsartige Entwicklung der Humangenetik eingeleitet. Die Vererbbarkeit der Genialität interessierte ihn ganz besonders – zumal er sich selbst für ein Genie hielt. In seinem 1869 erschienenen Buch *Genie und*

Vererbung stellte Galton Nachforschungen über die Vorfahren hervorragender Leute an und fand heraus, daß die Tendenz zum ‹Genie›, wie er es nannte, immer wieder in denselben Familien aufschien. Seiner Meinung nach war dies der Beweis dafür, daß Fähigkeiten angeboren sind und nicht erworben werden. Galton hat als erster versucht, Vererbungsgesetze anhand bestimmter Erbanlagen aufzustellen – zum Beispiel, ob jemand das Zeug zum Richter hat oder auch nicht –, statt über nur vage definierte Eigenschaften wie Musikalität oder Unzuverlässigkeit zu spekulieren.

Galton und seine Anhänger wären sicher erstaunt zu sehen, was die Biologie inzwischen alles kann. Obwohl sie auch heute noch weit davon entfernt ist, ‹Genie› zu verstehen (und ernstzunehmende Wissenschaftler befassen sich kaum mit dem Thema), befindet sich die Genetik in einer Phase explosiven Wachstums. Genetische Fingerabdrücke gehören zur Routine kriminaltechnologischer Untersuchungen. Das gleiche gilt für die Medizin. Persönliche DNS-Muster geben Aufschluß über geschädigte Gene und können Eltern bei der Entscheidung helfen, ob sie das Risiko eingehen wollen, ein Kind mit einer angeborenen Krankheit zu zeugen oder nicht. Wir kennen fast fünftausend solcher Erbkrankheiten, und wenn wir all jene Leiden berücksichtigen – und das sollten wir tun –, von denen wir wissen, daß sie eine erbliche Komponente enthalten (wie Krebs oder Herzerkrankungen), dann sterben die meisten Menschen an genetisch bedingten Krankheiten.

Doch die Biologie erhellt mehr als nur unser individuelles Schicksal. An den Genen zeigt sich, daß die Menschen viele Erbanlagen mit anderen Lebewesen teilen. Galton selbst entdeckte, daß Schimpansen Fingerabdrücke haben (und veranschaulichte dies dadurch, daß er den Abdruck eines Affen neben jenen von Premierminister Gladstone klebte). Inzwischen wissen wir, daß ein großer Teil ihrer DNS mit der des Menschen identisch ist. Viele unserer Gene finden sich auch bei Mäusen, Bananen und Bakterien.

Die Genetik ist der Schlüssel zur Vergangenheit. Jedes menschliche Gen muß zwangsläufig einen Vorfahren haben, was bedeutet, daß man anhand der Variationsmuster von Erbmerkmalen ein weit umfassenderes Bild der Geschichte erstellen kann, als es irgendeine andere Quelle erlauben würde. Jedes Gen ist eine Botschaft unserer Vorfahren, und alle miteinander enthalten sie die gesamte Geschichte der Evolution des Menschen. Jeder ist ein lebendes Fossil und trägt Aufzeichnungen in sich, die bis zu den Anfängen der Menschheit und weiter zurückreichen. In *Die Entstehung der Arten durch natürliche Zuchtwahl* formulierte Darwin den berühmten Wunsch, daß Licht auf den Menschen und seine Ursprünge fallen möge. Darwins Aussage, welcher zufolge der Mensch seinen Ursprung mit allen anderen Geschöpfen teilt, wird heute von den Biologen allgemein akzeptiert, und zwar hauptsächlich aufgrund der Beweise durch die DNS.

Darwin nannte die Evolution, das Auftauchen neuer Lebensformen durch Veränderung der alten, bereits vorhandenen Formen, eine ‹Herkunft mit Modifizierungen›. Den gleichen Begriff könnte man auch auf die Sprache anwenden. Durch die Mutation ist die Sprache der Gene anfällig für Verfälschungen im Zuge der Vererbung. Als Bub habe ich mich köstlich über die Geschichte amüsiert, was aus einem Befehl geworden war, der in den Schützengräben von Mann zu Mann weitergegeben wurde. Aus ‹Send reinforcements, we're going to advance [schickt Verstärkung, wir greifen an]› wurde ‹Send three and fourpence, we're going to a dance [schickt drei Pence, wir gehen zum Tanz]›. Diese kleine Begebenheit zeigt, wie Zufälle beim Kopieren einer Erbinformation zu Veränderungen führen können.

Das vorliegende Buch handelt von Vererbung und Evolution. Es erzählt von jenen Schlüsseln zu Vergangenheit, Gegenwart und Zukunft, die in jedem von uns zu finden sind. Die Sprache der Gene verfügt über ein einfaches Alphabet, sie hat keine sechsundzwanzig Buchstaben, sondern nur vier, die vier verschiedenen Basen der DNS – Adenin, Guanin, Zytosin und Thymin (abgekürzt A, G, C und T). Diese Basen werden zu Kurzbegriffen wie CGA oder TGG zusammengefaßt. Die meisten dieser Begriffe bezeichnen Aminosäuren, aus denen wiederum Proteine gebildet werden, die die Bausteine des Körpers sind.

Wie wirtschaftlich und sparsam die Sprache der Vererbung sein kann, zeigt sich an folgendem etwas merkwürdigen Zitat aus einem Buch mit dem Titel *Gadsby*, das 1939 von einem gewissen Ernest Wright geschrieben wurde: ‹I am going to show you how a bunch of bright young folks did find a champion, a man with boys and girls of his own, a man of so dominating and happy individuality that youth was drawn to him like a fly to a sugar bowl.› [‹Ich werde euch zeigen, wie eine Gruppe gescheiter junger Leute ihren Champion fand, einen Mann mit seinen eigenen Buben und Mädchen, einen Mann von solchermaßen beherrschender Art und Fröhlichkeit, daß er die Jugend anzog wie das Licht die Motten.›] Dieser Satz klingt ebenso seltsam wie der Rest des Buches, das aus fünfzigtausend Wörtern besteht. Es ist auch ein seltsames Buch. In dem oben angeführten Zitat wie im gesamten Text findet sich nicht ein einziges Mal der Buchstabe ‹E›. Es ist also – mit Einschränkungen – möglich, einen sinnvollen Satz zu formulieren und dabei statt sechsundzwanzig nur fünfundzwanzig Buchstaben zu verwenden. Und das Leben kommt mit lediglich vier Buchstaben aus.

Trotz ihrer einfachen Vokabeln ist die ererbte Botschaft sehr lang. Jede Körperzelle enthält ungefähr zwei Meter DNS. Eine nutzlose, aber amüsante Tatsache ist die, daß bei Aneinanderreihung aller DNS aus sämtlichen Zellen im Körper eines Menschen eine Strecke entstünde, die achttausendmal zum Mond und zurück auf die Erde reichen würde. Inzwischen wird am menschlichen Genom-Projekt gearbeitet, das vorsieht, alle dreitausend Millionen Buchstaben abzulesen, festzuhalten und als womöglich langweiligstes Buch, das es je gab, zu veröffentlichen; es entspräche ungefähr zwölfmal einer Gesamtausgabe der *Encyclopaedia Britannica*. Allerdings herrscht noch große Uneinigkeit darüber, wie man das Lesen der Botschaft bewerkstelligen soll und ob sich der ganze Aufwand überhaupt lohnt. Wahrscheinlich schon. Als die Admiralität die *Beagle* mit Darwin an Bord nach Südamerika entsandte, geschah dies nicht aus Interesse an der Evolution, sondern weil man wußte, daß der erste Schritt zum Verständnis der Welt (und, mit etwas Glück, zu ihrer Beherrschung) darin lag, eine Karte von ihr anzufertigen. Das gleiche gilt für die Gene. Diese Karte wird sehr viel Geld kosten – ungefähr soviel wie ein Trident-Atom-U-Boot. Es wird für alle Beteiligten eine unendlich öde und mühselige Arbeit sein, aber bevor das Jahrhundert zu Ende ist, wird irgend jemand das Erblexikon eines Menschen veröffentlichen. Es wird, genauer gesagt, die Genkarte eines Herrn Durchschnitt geben (natürlich die eines Mannes), da die Information aus kurzen Stücken der DNS von Dutzenden verschiedenen Leuten kommen wird.

Große Ideen wie Vererbungslehre und Evolution bringen Mythen hervor. Von seinen Genieforschungen beeindruckt, gründete Galton die Schule (wenn man es so nennen kann) der Eugenik. Ihr Hauptziel war es, die Geburtenrate bei den ‹Untauglichen› zu senken und die Rasse zu verbessern, indem man frühe Eheschließungen bei den ‹Tauglichen› förderte. Damit führte er die neue Wissenschaft der Humangenetik in eine Sackgasse, aus der sie ein halbes Jahrhundert lang nicht mehr herausfand. Bei seinem Tod hinterließ er 45 000 Pfund zur Einrichtung des Laboratory of National Eugenics am University College London und vermachte in guter viktorianischer Tradition zweihundert Pfund seinem Butler, der ihm vierzig Jahre lang treu gedient hatte. Um sich vom Makel der Eugenik zu befreien, änderte das Labor seinen Namen bald in Galton-Labor. Was aus dem Butler wurde, ist nicht überliefert.

Galtons eugenische Ideen und Darwins evolutionäre Erkenntnisse zeigten nachhaltige Auswirkungen auf das intellektuelle und politische Leben des 20. Jahrhunderts. Sie beeinflußten Linke und Rechte, Liberale und Reaktionäre. Explizit oder implizit tun sie es heute noch. Viele anscheinend gegensätzlich argumentierende Gelehrte stützen ihre Erkenntnisse auf *Die Entstehung der Arten durch natürliche Zuchtwahl* sowie auf *Genie und Vererbung*. Eines ist allerdings allen gemeinsam: die Überzeugung, daß Biologie

Schicksal ist, und der Glaube an die Macht der Gene über jene, die sie in sich tragen.

Das berühmteste Grabmal auf dem Highgate-Friedhof von London, ungefähr drei Kilometer vom heutigen Galton-Labor entfernt, ist das von Karl Marx. Seine Inschrift ist wohlbekannt: *Die Philosophen haben die Welt nur verschieden interpretiert; es kommt darauf an, sie zu verändern.* Der Darwinismus wurde sehr bald dazu benutzt, eine solche Veränderung zu versuchen. Der Begründer des Sozialdarwinismus mit der Idee, Armut und Wohlstand seien unvermeidlich, da sie die in der Gesellschaft vorherrschenden biologischen Gesetze repräsentieren, war der Philosoph Herbert Spencer. Sein Grab liegt gegenüber dem von Marx. Zu seiner Zeit war Spencer sehr berühmt. Im Nachruf in der *Times* wurde behauptet, England habe seinen berühmtesten und einflußreichsten Sohn verloren. Heute erinnert man sich nur noch an seinen einprägsamen Satz vom ‹survival of the fittest› [Überleben der Stärksten] und daran, daß er den Begriff ‹Evolution› prägte. Mit der Klarheit des wahren Philosophen schrieb er: ‹Die Evolution ist eine Integration von Materie bei gleichzeitiger Zerstreuung von Bewegung; dabei verwandelt sich die Materie von einer undefinierten, inkohärenten Homogenität in eine definierte, kohärente Heterogenität durch ständige Ableitungen und Integrationen.› Einer seiner Zeitgenossen, ein Mathematiker, parodierte ihn: ‹Der Wechsel von einer nirgendwie nicht besprechbaren Voll-Gleichheit zu einer irgendwie im allgemeinen besprechbaren Nicht-Voll-Gleichheit durch ständige Irgendwasifizierungen und Zusammenhängerationen.›

Spencer benutzte *Die Entstehung der Arten durch natürliche Zuchtwahl* als logische Erklärung für die Exzesse des Kapitalismus im 19. Jahrhundert. Der Stahlmagnat Andrew Carnegie war von der Idee fasziniert, daß die Evolution Ungerechtigkeit rechtfertige. Er lud Herbert Spencer nach Pittsburgh ein. Als der Philosoph seine Theorien in die Arbeit mit Stahl und Beton umgesetzt sah, meinte er: ‹Sechs Monate hier zu leben rechtfertigt einen Selbstmord.›

Auch Galton war für ein Eingreifen in die menschliche Evolution. Die Besten sollten sich vermehren, und die anderen, deren Erbe in seinen Augen nicht bestehen konnte, sollten sterilisiert werden. Die Eugenikbewegung verband die rührende Sorge um das ungeborene Leben mit brutaler Ablehnung der Rechte der Lebenden – eine auch heute nicht unbekannte Kombination. Galtons Hauptinteresse galt der Vererbungslehre als einem Mittel zur Qualifizierung seiner Mitbürger und zur Abwendung des drohend bevorstehenden Niedergangs der menschlichen Rasse. Er behauptete, ‹geniale› Familien hätten weniger Kinder als die meisten, und sorgte sich deshalb um zukünftige Generationen. Seine eigene Kinderlosigkeit mag eine Erklärung für diese Ängste gewesen sein.

Viele der frühen Eugeniker hatten einige höchst erbliche Attribute gemeinsam: Wohlstand, Bildung und soziale Stellung. Francis Galton erbte sein beträchtliches Vermögen von seiner Quäkerfamilie, die (was eher ungewöhnlich ist) Waffen herstellte. Sie setzte sich hauptsächlich für das Überleben der Reichen ein. Andere Eugeniker vertraten linke Ideen: wenn Volkswirtschaften geplant werden konnten, dann auch Gene. Auf einer Konferenz, an der Galton in einem seiner letzten Lebensjahre teilnahm, meinte George Bernard Shaw: ‹Männer und Frauen wählen ihre Ehefrauen und Ehemänner viel weniger sorgfältig aus als ihre Kassenverwalter und Köche.› Später schrieb er: ‹Die Vernichtung muß auf eine wissenschaftliche Basis gestellt werden, wenn sie jemals auf humane, gerechte und gründliche Weise durchgeführt werden soll.› Shaw hat damit zweifelsohne wieder einmal seine Rolle als böser Satiriker des Adels gespielt, aber spätere Ereignisse lassen dieses Spiel noch weniger lustig erscheinen, als es das bereits zu seiner Zeit war.

Zu Anfang unseres Jahrhunderts gab es eugenische Clubs, die Preise für die besten Familien ausschrieben; der Name ‹Eugen› – wohlgeboren – tauchte auf und, weit wichtiger, die Medizin machte sich Gedanken darüber, ob ihre Verpflichtung gegenüber der Zukunft nicht wichtiger sei als ihre Verantwortung für manche von denen, die gegenwärtig lebten.

Fünfundzwanzigtausend Amerikaner wurden sterilisiert, weil sie möglicherweise künftigen Generationen Geistesschwäche oder Kriminalität hätten vererben können. Ein Richter, der meinte, daß ‹drei Generationen von Trotteln genug› seien, verglich das Kastrieren mit einer Schutzimpfung. Das Allgemeinwohl sollte über die Rechte des einzelnen gehen.

Ein anderer politischer Führer vertrat ähnliche Ansichten: ‹Das unnatürliche und zunehmend schnellere Anwachsen der geistesschwachen und wahnsinnigen Bevölkerungsschichten, das mit stetem Rückgang bei den tüchtigen, starken und überlegenen Schichten einhergeht, konstituiert eine Gefahr für Nation und Rasse, die gar nicht überbewertet werden kann. Ich finde, daß die Quelle, aus der der Strom des Wahnsinns gespeist wird, ausgetrocknet und versiegelt werden sollte, bevor noch ein weiteres Jahr ins Land geht.› Dies waren die Worte Winston Churchills als Innenminister im Jahre 1910. Nachfolgende britische Regierungen hielten seine Auffassungen für derart aufrührerisch, daß sie erst 1992 öffentlich zugänglich wurden.

Einer von Galtons Anhängern war der deutsche Embryologe Ernst Haeckel, den *Die Entstehung der Arten durch natürliche Zuchtwahl* tief beeindruckt hatte. Haeckel war ein begeisterter Verfechter der Evolutionslehre. Er hatte den Gedanken (von dem Sigmund Freud später beeinflußt wurde), daß jedes Tier seine evolutionäre Vergangenheit während seiner embryonalen Entwicklung wiedererlebt. Haeckel war mehr als nur Biologe. Er begeisterte sich für den sozialen Fortschritt. Seine Kenntnisse der Schriften Galtons und Darwins und seine Sicht der Vererbung als Schicksal ließen ihn die monistische Bewegung gründen, die vor dem Ersten Weltkrieg in Deutschland Tausende von Mitgliedern hatte. Ihrer Vorstellung nach sollten biologische Gesetze auch auf die Gesellschaft angewendet werden und sollten insbesondere zur Sicherstellung des Überlebens bestimmter Rassen – jener mit dem vermeintlich besten biologischen Erbe – auf Kosten anderer dienen. Haeckel behauptete, die gesamte Geschichte der Nationen könne durch die natürliche Auslese erklärt werden, soziale Regeln seien Ausdruck der natürlichen Gesetze von Vererbung und Anpassung. Seiner Ansicht nach lag das evolutionäre Schicksal der Deutschen in der Pflicht zum Unterwerfen minderwertiger Völker. Die Deutschen hätten sich am weitesten von der gewöhnlichen Form des affenartigen Menschen entfernt, während die niederen Rassen psychologisch eher in der Nähe von Tieren anzusiedeln seien als in der zivilisierter Europäer: Deshalb sei ihrem Leben ein völlig anderer Wert beizumessen. Es ist kein Zufall, daß Hitlers Buch nach Darwins Satz vom Kampf ums Dasein *Mein Kampf* heißt.

Als er in Landsberg inhaftiert war, las Hitler das deutsche Standardwerk zur Humangenetik, *Menschliche Erblichkeitslehre und Rassenhygiene* von Eugen Fischer. Fischer war Direktor des Instituts für Anthropologie, Vererbungslehre und Eugenik in Berlin. Einer seiner Assistenten, Josef Mengele, erlangte später traurige Berühmtheit für seine Versuche, Galtons Ideen in die Tat umzusetzen. Fischer bringt in einem Satz seines Buches die Überzeugung zum Ausdruck, daß die Frage nach der Qualität unserer vererbbaren Mitgift hundertmal wichtiger sei als der Streit über Kommunismus oder Sozialismus. Hitler führte diesen Gedanken bis zur letzten schrecklichen Konsequenz aus, indem er Völker vernichtete, die er für minderwertig hielt, und versuchte, eine Menschenzucht mit den als Besten gesehenen zu betreiben. Die Aufgabe, die Qualität des Erbguts zu verbessern, galt als vordringlich. Vierhunderttausend Sterilisationen wurden an Menschen vorgenommen, deren Gene man für schlecht hielt. Manchmal geschah dies mit Hilfe von Röntgenstrahlen, während die ahnungslosen Opfer Formulare ausfüllten. In Hamburg gingen die zuständigen Behörden davon aus, daß ein Fünftel der Bevölkerung zu sterilisieren sei.

1936 unterhielt die Deutsche Gesellschaft für Rassenhygiene über sechzig Büros, und an mehreren deutschen Universitäten konnte man über das Thema promovieren. Das Studium orientierte sich an der Auffassung, gewisse Völker seien aufgrund ihres Erbguts anderen Völkern unterlegen. Die Hälfte der Teilnehmer an der Wannsee-Konferenz, bei der die ‹Endlösung der Judenfrage› beschlossen wurde, war promoviert, und zwar hauptsächlich in Anthropologie. Viele rechtfertigten ihr verbrecherisches Handeln mit wissenschaftlichen Begründungen.

Die Nazikatastrophe führte zum effektiven Ende zumindest dieser primitiven Form der Eugenikbewegung. Ihre dunkle Vergangenheit bedeutet für die Humangenetik, daß sie mit dem Makel ihrer eigenen Geschichte behaftet ist. Manchmal scheint es ihr schwerzufallen, sich davon zu befreien. Gerade heute ist aber besondere Vorsicht geboten, weil die Humangenetik zum erstenmal in der Lage ist, die biologische Zukunft zu bestimmen.

Galton und seine Anhänger hatten keinerlei Hemmungen, eine Vererbungslehre zu erfinden, die sich mit ihren eigenen Vorurteilen deckte. Ihrer Ansicht nach waren wir zunächst unseren Genen verpflichtet und erst in zweiter Linie den Trägern dieser Gene. Sie waren völlig von sich überzeugt. Ihre Meinungen wurden ernst genommen, obwohl heute bekannt ist, daß sie so gut wie nichts über die menschliche Vererbung wußten. Das heutige Wissen wird sich später einmal vermutlich als genauso kontrovers erweisen wie das damalige Nichtwissen. Eines hat sich allerdings geändert: Der Biologenstreit wird nicht mehr um jene schwammigen Allgemeinthemen geführt, die damals die Wissenschaftler faszinierten. Die Biologen von heute erforschen das Schicksal des einzelnen, nicht das der gesamten Menschheit. Die Humangenetik ist zu einer Wissenschaft geworden und hat deshalb ihren Horizont eingegrenzt.

Aber die Genetik wirft ethische Fragen auf, die nicht ignoriert werden dürfen. Defekte Gene können im Mutterleib diagnostiziert werden. Dies ermöglicht eine Verschiebung des Gleichgewichts zwischen Geburt und natürlichem Abortus zur Reduzierung der Anzahl behindert auf die Welt kommender Kinder. Hier kommt es zu leidenschaftlichen Auseinandersetzungen zwischen jenen, für die jeder Fötus – ungeachtet der hohen Anzahl befruchteter Eizellen, die auf natürlichem Wege abgestoßen werden – heilig ist, und anderen, für die die wissentliche Weitergabe eines defekten Gens einer Kindesmißhandlung gleichkommt. Die Genetik beschert uns aber noch ein weit heikleres und universelles Dilemma – die Erkenntnis. In Zukunft wird es für viele von uns möglich sein zu wissen, wann und woran wir vermutlich sterben werden. Wir sind heute schon in der Lage, bei der Geburt Gene zu diagnostizieren, die zum Tod in Kindheit, Jugend oder späterem Erwachsenenalter führen. Und es werden ständig mehr Gene entdeckt. Werden die Leute wirklich wissen wollen, daß sie das Risiko einer Erkrankung in sich tragen, deren Ausbruch sie nicht verhindern können? Viele Krankheiten zeigen nur dann Wirkung, wenn das Kind je eine Kopie der defekten DNS von beiden Eltern geerbt hat. Jeder von uns vererbt vermutlich eine Kopie zumindest *eines* solchen Gens. Wird uns das bei der Partnerwahl beeinflussen oder bei der Entscheidung, ob wir Kinder haben wollen oder nicht? Das größte Dilemma wird darin bestehen, daß wir uns unseres eigenen Schicksals oder dessen unserer Kinder bewußt sein werden.

Die ethischen Probleme, vor die uns die neue Biologie stellt, zeigen sich an einer bereits sehr alten Form der Diskriminierung, die auf der Annahme angeborener Qualitäten beruht. Es gab immer schon eine Voreingenommenheit gegen bestimmte Gene, und zwar gegen jene, die auf den geschlechtsbestimmenden Chromosomen lokalisiert sind. Frauen haben zwei X-Chromosomen, Männer ein X-Chromosom und ein viel kleineres Y-Chromosom. Das heißt, alle Eizellen haben ein X-Chromosom, Spermien jedoch bestehen aus zwei Arten, X oder Y. Bei der Befruchtung entsteht die gleiche Anzahl an XY männlichen wie XX weiblichen ‹Föten›. Das Geschlecht eines Menschen ist ebenso sehr ein Produkt der Gene, wie es die Blutgruppen sind.

Die Art und Weise, wie wir diese Gene bewerten, hilft uns verstehen, wie Menschen biologisch begründete Entscheidungen treffen und wie moralische Urteile von äußeren Bedingungen abhängig sein können. Manchmal hat es den Anschein, als seien die Y-Chromosomen weniger wert als die X-Chromosomen. Wenn es um Kriege, Mord und Hinrichtungen geht, waren Männer stets akzeptablere Opfer als

Frauen. Aber die Waage kann sich auch zur anderen Seite senken. Viele Eltern bevorzugen einen Sohn, ganz besonders einen Erstgeborenen. Einige bemühen sich aktiv darum. Die Rezepte zum Erreichen dieses Ziels schwanken zwischen Heroismus und Optimismus. Im antiken Griechenland sollte das Abbinden des linken Hodens zum gewünschten Ergebnis führen, Ehemänner des Mittelalters tranken Wein und Löwenblut, bevor sie bei Vollmond zur Kopulation schritten. Weniger drastisch, aber ebenso ineffektiv waren unter anderem die Methoden des Beischlafs bei Nordwind oder des Aufhängens der Unterhose auf der rechten Seite des Bettes.

Der Handel mit der Geschlechtsbestimmung war stets ein einträgliches Geschäft. Immerhin gibt es ja eine fünfzigprozentige Erfolgsgarantie. Heutige Methoden reichen von der Anwendung von Backpulver oder Essig im richtigen Augenblick (um den vermeintlichen Unterschied der Resistenz von X- oder Y-befördernden Spermien gegen Säuren und Alkali zu nutzen) bis zur Paarung an einem bestimmten Zeitpunkt des weiblichen Zyklus (mit einer entsprechend teuren Spezialuhr als Hilfswerkzeug). Auch eine salzreiche oder salzarme Diät soll von Bedeutung sein. Die meisten dieser Rezepturen sind purer Aberglaube, um nicht zu sagen Scharlatanerie.

Bei der heutigen Genetik kommt das Betrügen aus der Mode, und die Ethik wird zum Problem. Verschiedene Wege führen zu einer effektiven Bestimmung des Geschlechts eines Menschen. Einer davon ist die Trennung von X- und Y-Spermien und die Befruchtung der Frau mit dem gewünschten Typus. Seit Louise Brown 1978 als erstes ‹Retortenbaby› auf die Welt kam, sind Hunderte von Kindern durch In-vitro-Fertilisation geboren worden, indem man Spermie und Eizelle im Reagenzglas zusammenbrachte. Man kann von einem Embryo im Entwicklungsstadium – gewöhnlich dann, wenn es noch nicht mehr als acht Zellen gibt – eine einzelne Zelle entnehmen und ihr Geschlecht bestimmen. Nur jene mit dem gewünschten Geschlecht werden der Mutter eingepflanzt. Diese Technik (mit dem schauderhaften Namen BABI – *Blastomere Analysis Before Implantation)* hat mehreren hundert Babys zum Leben verholfen. Aber sie läßt Fragen offen. Was soll zum Beispiel mit den anderen Embryos geschehen, wenn auch sie völlig normal sind?

Vor fünfzig Jahren gab es bei den Eskimos doppelt so viele Buben wie Mädchen, weil die Mädchen bei der Geburt umgebracht wurden oder bei Lebensmittelknappheit verhungern durften. Auch im heutigen China hat die vorgeschriebene Ein-Kind-Familie zu einem Überschuß an Buben und dem dunklen Verdacht geführt, daß Mädchen ermordet werden. Die indische Regierung hat unlängst Kliniken geschlossen, in denen weibliche Föten abgetrieben wurden. Allein in Bombay war dies bei über zweitausend Schwangerschaften pro Jahr der Fall. Der Hauptgrund ist die hohe Mitgift, die Eltern bei der Eheschließung ihrer Töchter aufbringen müssen. Die Kliniken warben mit Slogans wie ‹Investieren Sie jetzt sechshundert Rupien, dann sparen Sie später fünfzigtausend›. Die Wirkung solcher Methoden ist nicht zu übersehen. Indien ist eines der wenigen Länder in der Welt mit einem Überschuß an männlicher Bevölkerung – in manchen Staaten ist das Verhältnis das von vier Mädchen zu fünf Buben –, und aufgrund von Kindesmord und selektiver Abtreibung hat Indien einen Mangel an Mädchen und Frauen, der in Zahlen der gesamten weiblichen Bevölkerung Großbritanniens entspricht.

All diese Methoden zur Geschlechtswahl vergreifen sich an unseren Genen. Der Bogen ihrer Erträglichkeit spannt sich von der einigermaßen unumstrittenen Auswahl der Spermien bis zur kriminellen Handlung. Wo die Grenze zu ziehen ist, hängt von der sozialen, politischen oder religiösen Herkunft der Betroffenen ab. Ich glaube, daß die meisten Leser dieses Buches die Beendigung einer Schwangerschaft aus Geschlechtsgründen ethisch nicht akzeptieren würden. Die Wahl zwischen X- oder Y-Spermien würde ihnen wahrscheinlich weniger Kopfzerbrechen bereiten. Viele verwerfen den Gedanken an eine Entscheidung über den höheren oder geringeren Wert von Mädchen oder Buben. Sie wehren sich dagegen, daß Leben oder Tod eines Kindes von seinem ‹biologischen Wert› abhängig sein soll.

Außer der Selbstverliebtheit von Eltern gibt es aber auch ernste Fragen im Zusammenhang mit der Geschlechtswahl eines Kindes. Manchmal ist die Entscheidung wirklich eine von Leben oder Tod. Viele Erbkrankheiten werden vom X-Chromosom transportiert. Bei Mädchen wird ein abnormes X-Chromosom gewöhnlich von einer normalen Kopie des gleichen Chromosoms verdeckt. Buben haben diese Möglichkeit nicht, weil sie nur über ein einziges X-Chromosom verfügen. Aus diesem Grund kommen die sogenannten geschlechtsgekoppelten Anomalien viel häufiger bei Buben als bei Mädchen vor. Sie können großes Leid verursachen. Die geschlechtsgekoppelte Muskeldystrophie zum Beispiel kann als auszehrende Krankheit auftreten, die zum Tod eines jungen Menschen führt. Eltern, die bereits einen Sohn mit dieser Erbkrankheit haben, ist sicher kein Vorwurf zu machen, wenn sie bei weiteren Kindern eine solche Möglichkeit ausschließen wollen. Sie möchten über die biologischen Eigenschaften ihrer Nachkommen entscheiden, und wer wollte sie dafür kritisieren? Das Erkennen genetischer Zusammenhänge bedeutet folglich Veränderung der persönlichen ethischen Einstellung.

Wenn ein Kind diese Krankheit hat, wissen die Eltern sofort, daß das Gen von der Mutter weitergegeben wurde. Die Wahrscheinlichkeit, daß ein weiterer Sohn erkranken kann, ist also viel größer als vorher. Sie liegt zwar immer noch unter fünfzig Prozent, und bei Abbruch aller Schwangerschaften mit männlichem Fötus besteht die Gefahr, einen sich normal entwickelnden Buben zu verlieren. Unter diesen Umständen würden wahrscheinlich die meisten, die es ablehnen, das Geschlecht eines Kindes durch die Verwendung X-tragender Spermien zu bestimmen, ihre Meinung ändern. Viele andere wiederum würden sich für den Abbruch aller Schwangerschaften mit männlichem Fötus aussprechen, wenn die Wahrscheinlichkeit besteht, daß das Kind mit Muskeldystrophie auf die Welt kommt.

In letzter Zeit sind die Entscheidungshilfen wesentlich verbessert worden. Das Gen für die letal verlaufende Form der Muskeldystrophie konnte aufgespürt werden, und aufgrund von Veränderungen in der DNS ist nachweisbar, ob ein Fötus dieses Gen trägt. Es gibt inzwischen über zweihundert Institute auf der Welt, die den entsprechenden Test anwenden. Perfekt ist die Methode allerdings noch lange nicht. Das Gen kann auf vielerlei Weise geschädigt sein, und nicht alle Schädigungen sind erkennbar. Es besteht weiterhin die Gefahr, daß selbst ein normal erscheinender Fötus das Gen in sich trägt. Dies erschwert die Entscheidung der Eltern, ob eine Schwangerschaft ausgetragen werden soll oder nicht. Außerdem gibt es gewisse Risiken bei der Entnahme des fötalen Gewebes. Mit der Verbesserung technischer Methoden verringern sich diese Risiken (indem man beispielsweise im embryonalen Frühstadium Proben des umgebenden Zellgewebes entnimmt oder das Blut der Mutter auf fötale Zellen untersucht), doch das Risiko der Tests muß in die moralischen Überlegungen einbezogen werden.

Die Entscheidung der Eltern über die Zukunft ihres ungeborenen Kindes wird mit großer Wahrscheinlichkeit mehr und mehr davon beeinflußt werden, wie Risiken und Eigenschaften einzuschätzen sind: ob die Rechte des Fötus von seinen Genen abhängig gemacht werden können. Die Ethik wird sich in zunehmendem Maß nach den Umständen richten. Es wird genetischer Einsichten bedürfen, während wir ständig mehr über unser Erbe lernen. Dies sind keine wissenschaftlichen Entscheidungen; sie werden von einer Gesellschaft und ihren Individuen bestimmt. Seit dem Debakel der Eugenikbewegung wurde allein schon die Vorstellung, eine Beurteilung individueller Rechte auf der Basis von unterschiedlichen ererbten Fähigkeiten zu treffen, mit verständlicher Zurückhaltung behandelt. Unser jetziges Wissen bedeutet jedoch, daß solche Entscheidungen unvermeidbar sind.

Nach dem Zweiten Weltkrieg hat die Genetik allem Anschein nach endlich begonnen, ihre Grenzen zu akzeptieren und damit dem geistigen Gefängnis der politischen Besessenheit zu entfliehen. Die meisten heutigen Wissenschaftler sind sehr vorsichtig mit der Behauptung, das Wesen der Menschheit sei in ihrer DNS zu finden. Auch wenn sie viele außerordentliche Dinge über uns preisgibt, ist die Genetik dennoch eine der wenigen Wissenschaften, die ihre Erwartungen heruntergeschraubt hat.

Der Erfolg von Wissenschaft im allgemeinen beruht auf der Reduktion: Wenn man etwas verstehen will, muß man es in seine Bestandteile zerlegen. Dieser Ansatz funktioniert in der Genetik recht gut, wo er angebracht ist, aber er ist nicht immer angebracht. Wo er nicht mehr funktioniert, zeigt sich in der politischen Auffassung, die in dem berüchtigten Satz der früheren Premierministerin Margaret Thatcher zum Ausdruck kommt: ‹Es gibt keine Gesellschaft, es gibt nur Individuen.› Das Versagen dieser Philosophie zeigt sich an allen Ecken und Enden. Würde man mit Galton und seinen Nachfolgern behaupten: ‹Es gibt keine Leute, es gibt nur Gene›, wäre man in die gleiche Falle getappt.

Trotz der Lektionen der Vergangenheit ist es zu einem Wiederaufleben des antiquierten und gefährlichen Mythos gekommen, die Biologie könne alles erklären. Einige Psychologen und Politiker behaupten schon wieder, wir würden von unserem Erbe beherrscht. Sie befürworten eine Art biologischen Fatalismus. Die Menschheit, so sagen sie, werde von ihrem Erbgut angetrieben und die Biologie sei gewissermaßen die Erbsünde. Demnach wären die Erfolglosen Opfer ihrer Erbanlagen. Ihre mißliche Lage beruhte dann auf persönlicher Schwäche und hätte mit uns anderen nichts zu tun. Dieser Neukalvinismus unterstellt, das Leben eines Menschen sei ohnehin schon vor langer Zeit programmiert worden und es habe keinen Sinn, eine Veränderung anzustreben – eine äußerst praktische Auffassung für jene, die alles lassen wollen, wie es ist.

In manchen Teilen der Welt wird die neue Eugenik ziemlich offen praktiziert. Lee Kuan Yew, Premierminister von Singapur, sorgte sich um die niedrige Geburtenrate bei akademisch gebildeten Frauen und kreierte ein Finanzpaket zum Anreiz, mehr Kinder zu haben und damit die Qualität zukünftiger Generationen zu verbessern. Die chinesische Zeitung *People's Daily* war noch freimütiger. 1988 kommentierte sie einen Bericht über den Plan, Menschen mit einer geistigen Behinderung die Ehe nur nach vorheriger Sterilisation zu erlauben, mit einer groben Vereinfachung der Mendelschen Regeln: ‹Idioten bringen Idioten zur Welt!›

Manchmal wird die eugenische Botschaft als finanziell notwendig dargestellt. 1926, bei der Hundertfünfzig-Jahr-Feier der Philadelphia-Exhibition, präsentierte die Amerikanische Eugenische Gesellschaft eine Tafel mit Blinklichtern, die hundert Dollar pro Sekunde anzeigten, die angeblich für Leute mit ‹schlechtem Erbgut› ausgegeben wurden. Sechzig Jahre später behauptete einer der Anhänger des Plans zur Sequenzierung des menschlichen Genoms, das Projekt würde sich schon allein durch die ‹Heilung› der Schizophrenie von selbst tragen – wobei mit ‹Heilung› der Abbruch von Schwangerschaften gemeint war, bei denen der Fötus das hypothetische, noch nicht nachgewiesene Gen dieser Krankheit trägt. Die dreißiger Jahre unseres Jahrhunderts waren eine Zeit finanzieller Knappheit, was sich auch auf die Gesundheitsfürsorge auswirkte. Auch in den neunziger Jahren will der Staat die Kosten für die medizinische Versorgung senken. Erneut besteht die Gefahr, daß man die Genetik zur Diskriminierung behinderter Menschen benutzen will, um Geld zu sparen.

Im Japan des Mittelalters ging die wissenschaftliche Daktylographie – die Beurteilung der Persönlichkeit eines Menschen nach seinen Fingerabdrücken – davon aus, daß Leute mit komplex gezeichneten Mustern gute Handwerker seien, daß es solchen mit vielen Schleifen an Ausdauer mangele und daß die mit aufwärts gebogenen Linien einen groben, brutalen Charakter hätten. Die Humangenetik hat sich von diesen Anfängen gelöst. Je mehr wir über die Vererbung erfahren, desto mehr scheint es zu geben, was wir noch nicht wissen. Die Schatten der Eugenik sind noch nicht vertrieben, aber sie sind verblaßt. Die Genetik als Fachgebiet ist erwachsen geworden und beginnt, ein außerordentliches Bild dessen zu enthüllen, wer wir sind, was wir waren und was wir vielleicht sein werden. Das vorliegende Buch beschreibt, was es auf diesem Bild zu sehen gibt.

ERSTES KAPITEL

Die Botschaft unserer Vorfahren

Die alte englische Familie der Temple-Nugent-Bridges-Chandos-Grenvilles – mittlerweile leider ausgestorben – war zu Recht stolz auf ihr Erbe. Wenn auch der Familienname aus lediglich fünf Teilen bestand, hatte das Familienwappen doch siebenhundertneunzehn Symbole, von denen ein jedes die Verbindung zu einer anderen aristokratischen Linie nachwies. Die Abstammung der Familie war dokumentiert, die Welt konnte sie bewundern, und jene, die genug davon verstanden und das Wappen zu deuten vermochten, konnten viel über ihre Geschichte lernen.

Reichtum und soziale Stellung werden hauptsächlich durch die Abstammung bestimmt. Deshalb waren auch die Reichen die ersten Genetiker. Vage Aussagen über historische Bedeutsamkeit reichten nicht aus. Sie brauchten – und schufen sich – konkrete Symbole für sich selbst und für ihre Vorfahren. Diese Symbole überdauerten, auch wenn ihre Träger schon lange tot waren. Solche Aussagen über ein gemeinsames Erbe haben zahlreiche Jahrhunderte überstanden. Der Löwe von Juda war bis vor gar nicht langer Zeit immer noch das Symbol des Kaisers von Äthiopien. Die Symbole Englands lassen sich direkt zu Geoffroy Plantagenet zurückverfolgen, der die Löwen 1127 verliehen bekam. Dieser Abstammungsfetisch bedeutet, daß Königshäuser eine wichtige Rolle in der Genetik spielen – ein Fanatiker glaubt sogar, 262 142 Ahnen von Prinz Charles aufgespürt zu haben.

Heraldische Symbole sind Berichte unserer Vorfahren. Es gibt sie, weil man schon vor langer Zeit verstanden hatte, daß nur die in spezifischer Form bewahrte Vergangenheit einen Sinn ergibt. Über viele Jahrhunderte hinweg – von den Pharaonen bis zu den hunderttausend viktorianischen Bürgerfamilien, die den Londoner Highgate-Friedhof mit Monumenten bestückten (darunter mit der Kopie eines Teils des pharaonischen Luxor) – wurde der Wohlstand der Sippe auf Grabmäler verschwendet, um ungeborene Generationen daran zu erinnern, wer ihre Vorväter waren. Neben seinen Galtoniana verfügt das University College London über ein weiteres exzentrisches Objekt: den ausgestopften Philosophen Jeremy Bentham (der an der Gründung des College beteiligt war). Bentham hatte gehofft, eine Mode solcher ‹Auto-Ikonen› zu kreieren und damit die Kosten für weniger organische Monumente zu reduzieren. Die Idee setzte sich nicht durch, obwohl die fortdauernde Popularität, die Benthams Leiche beim Publikum genießt, dies eigentlich hätte erwarten lassen sollen.

Der Stolz Benthams und der Temple-Nugent-Bridges-Chandos-Grenvilles auf ihr Erbe würde heutzutage eher spöttisch betrachtet werden. Harold Wilson, britischer Premierminister in den sechziger Jahren, tat etwas Ähnliches, als er seinen Vorgänger Lord Home als den siebzehnten Earl dieses Namens titulierte. Lord Home spielte den Ball auf ebenso feine wie zutreffende Art zurück, indem er meinte, sein Kritiker sei vermutlich der siebzehnte Mr. Wilson. Biologisch gesprochen hatte er recht: Auch wenn nur wenige Auserwählte ihr Erbe auf ostentative Weise bewahren, verfügt jede Familie, ob aristokratisch oder nicht, in ihren Genen über ein Erbgut, das ihr Aufschluß darüber gibt, wer ihre Vorfahren waren und woher sie kamen.

Ich kann meine Vergangenheit nur bis zu meinem Ur-Ur-Großvater zurückverfolgen, der in dem walisischen Dorf New Quay lebte, in dem ich einen Teil meiner Jugend verbracht habe. Es gibt Leute, die können ihre Familiengeschichte viel weiter zurückverfolgen. Jeder von uns ist jedoch in der Lage, sehr viel mehr Informationen über seine Ahnen zu erhalten, wenn er das biologische Erbe betrachtet, das die DNS enthält.

Manchmal ist ganz deutlich zu erkennen, warum die Biologie als Führer in die Vergangenheit dienen kann. In einigen

Herrscherhäusern gehen Wappen und Gene gemeinsam viele Generationen zurück. Die Habsburger und ihr Wappen, der Doppeladler, bestimmten tausend Jahre europäischer Geschichte. Diese Geschichte begann 950 mit Guntram dem Reichen (zweifelsohne ein passender Name) von Hapsburg (Habichtsburg). Die Erben dieses Namens und des Wappens erbten noch etwas – einen vorstehenden Unterkiefer, die sogenannte Habsburger Unterlippe. Diese berühmte Lippe fand sich 1450 bei Kaiser Friedrich III. und noch vor hundert Jahren in der spanischen Linie des Hauses Habsburg. Die Abstammung der Familie läßt sich also ebensosehr von ihrem Wappen wie von ihren Gesichtern ablesen.

Die Habsburger fallen auf, weil sie anders sind. Sie haben eine leichte Mißbildung, die sie von anderen Familien unterscheidet. Inzwischen kennt man Tausende von erblichen Mißbildungen. Einige sind schädlich und überdauern nicht lange. Andere, wie die kaiserliche Lippe, kann man benutzen, um eine gemeinsame Abstammung Hunderte von Jahren zurückzuverfolgen. Eine Form von Blindheit bei Jugendlichen – das erbliche Glaukom – findet sich zum Beispiel in Frankreich. Mühselige Nachforschungen in Kirchenbüchern ergaben, daß die meisten Betroffenen von einem Paar abstammten, das im 15. Jahrhundert im Dorf Wierr-Effroy in der Nähe von Calais lebte. Heute noch beten Pilger in der Dorfkirche von Sainte Godeleine; dort gibt es einen Brunnen, von dem es heißt, daß sein Wasser Blinde heilt. Dreißigtausend Nachkommen dieses einen Paares wurden aufgespürt, und für viele war die Diagnose ihrer Krankheit der erste Hinweis darauf, woher ihre Vorfahren kamen und wer ihre Verwandten waren.

Die meiste Zeit ihrer Entwicklungsgeschichte mußte sich die Humangenetik damit begnügen, Stammbäume zu erforschen, die aufgrund von Anomalien auffällig waren. Ihre Möglichkeiten zum Nachweis von Abstammungsmustern begrenzten sich deshalb auf jene wenigen Familien wie die Habsburger, die von der perfekten Form abzuweichen schienen. Die Biologie hat inzwischen bewiesen, daß es diese perfekte Form gar nicht gibt. Statt dessen existiert eine unglaubliche Menge ererbter Eigenschaften. Tausende von ererbten Charakteristika – von normaler, keineswegs krankhafter Natur – finden sich in jedem Menschen. Die Bandbreite ist so groß, daß jeder, der heute auf der Erde lebt, sich nicht nur von jedem anderen unterscheidet, sondern auch von allen, die vor ihm waren und nach ihm kommen werden. Diese ungeheure Mannigfaltigkeit kann auf Muster gemeinsamer Abstammung untersucht werden, und zwar in jeder Familie – ob adelig oder proletarisch, gesund oder krank. Da alle heutigen Gene Kopien der Gene früherer Generationen sind, kann jedes einzelne Gen als Botschaft aus der Vergangenheit betrachtet werden. Gene bringen Nachrichten von den Anfängen der Menschheit vor über hunderttausend Jahren und vom Beginn des Lebens mehr als dreitausend Millionen Jahre davor.

Die heutige Genetik sucht oftmals nach nichts anderem als nach Variationen. Einige der Unterschiede kann man mit bloßem Auge erkennen, andere müssen mit den hochentwickelten Methoden der Molekularbiologie aufgespürt werden. Als Beispiel dafür, wie sehr sich jeder vom anderen unterscheidet – was man wissen muß, wenn man herausfinden will, wie eng verwandt man mit anderen sein kann –, wollen wir einen Blick über unser äußeres Erscheinungsbild hinaus (Habsburger Lippe oder nicht) riskieren und uns fragen, wie wir die Welt empfinden und wie die Welt uns sieht.

Ganz offensichtlich unterscheiden sich die Menschen in ihrem Aussehen. Das Erbe der äußeren Erscheinung ist nicht unkompliziert. Die Augenfarbe hängt zum Beispiel davon ab, ob Pigmentierung vorhanden ist. Wenn sie fehlt, sind die Augen wäßrig blau. Andere Farben variieren nach der Anzahl von Pigmenten, die von mehreren bestimmten Genen kontrolliert werden. Der Vergleich der Augenfarbe ist (und vielleicht ist das gut so) kein zuverlässiger Weg, herauszufinden, wer mit wem verwandt ist. Bei der Vererbung der Haarfarbe sind die Dinge ähnlich kompliziert. Außer bei sehr blondem oder kräftig rotem Haar herrscht eine gewisse genetische Verwirrung; zudem spielen Alter und Sonneneinwirkung ebenfalls eine Rolle. Die Hautfarbe der Kinder afrikanischer und europäischer Eltern läßt den Schluß zu, daß ungefähr ein halbes Dutzend Gene für die Unterschiede in ihrer Pigmentierung verantwortlich ist, wobei man über die Details noch nicht sehr viel weiß.

Selbst ein trivialer Test kann beweisen, daß sich Individuen auf vielfältigste Weise voneinander unterscheiden. Strecken Sie Ihre Zunge heraus. Können Sie sie zu einem Rohr zusammenrollen? Ungefähr die Hälfte der Menschen, die von Europäern abstammen, kann es, die andere Hälfte nicht. Falten Sie Ihre Hände zusammen. Welcher Daumen ist oben? Auch hier hat die Hälfte der Bevölkerung den linken Daumen über dem rechten, bei der anderen ist es umgekehrt. Man findet diese Charakteristika selbstverständlich auch innerhalb einzelner Familien, aber ihre genaue Vererbungsgeschichte ist ebenso unbekannt wie die der körperlichen Erscheinung.

Menschen unterscheiden sich nicht nur darin, wie die Welt sie sieht, sondern auch darin, wie sie selbst die Welt sehen. Manche sind farbenblind. Sie haben keine Rezeptoren für rotes, grünes oder blaues Licht. Zur vollen Wahrnehmung von Farbe braucht man alle drei. Wenn einer der Rezeptoren fehlt (meistens der für Rot oder Grün), spricht man von einer leichten Behinderung. In grauer Vorzeit, als die Nahrung noch gesammelt werden mußte, mag das schlimmer gewesen sein als heute. Man hat die entsprechenden Gene inzwischen gefunden. Während der Suche danach stellte sich heraus, daß Farbenblindheit lediglich das Extrem eines Systems der normalen Variationen bildet. Wenn sie gebeten werden, rotes und grünes Licht zu mischen, bis Orange entsteht, teilen sich die Menschen in zwei Gruppen auf, die sich in ihrer Wahl der Rotschattierung unterscheiden. Das liegt daran, daß es zwei unterschiedliche Rezeptoren für Rot gibt. Sie unterscheiden sich durch jeweils eine einzige Veränderung auf der DNS. Ungefähr sechzig Prozent der Europäer verfügen über die eine, vierzig Prozent über die andere Form. Beide Gruppen sind normal (indem sie sich keines Handicaps bewußt sind), aber die eine Gruppe sieht die Welt durch die etwas rosarotere Brille als die andere. Es ist ein geringer, aber wahrnehmbarer Kontrast. Wenn zwei Männer mit unterschiedlichen Rezeptoren für Rot sich selbst eine Hose und dem anderen die Jacke für ein Nikolauskostüm auswählen sollten, gäbe es deutliche Farbunterschiede zwischen Jacke und Hose.

Es gibt noch weitere feine Unterschiede in der Wahrnehmung der Außenwelt. In den dreißiger Jahren wunderte sich ein Eishersteller über die Beschwerden seiner Kunden, sein Eis schmecke bitter. Der arme Mann war völlig verblüfft, denn für ihn schmeckte sein Eis ganz normal. Es stellte sich heraus, daß ein ererbter Unterschied darin besteht, ob man einen bestimmten chemischen Zusatz bei der Eisherstellung herausschmecken kann oder nicht. Für manche ist schon eine Spur des Zusatzes PTC unerträglich bitter, andere schmecken auch bei einer tausendfach größeren Konzentration rein gar nichts. Der Unterschied hängt von einem einzigen Gen ab, das es in zweierlei Form gibt – der der Schmecker und der der Nicht-Schmecker. Während meiner Studienzeit galt es als ungeheuer witzig, Tee mit PTC zuzubereiten und die verdutzten Gesichter der anderen zu beobachten: Manche tranken ihn ohne weiteres, andere brachten das Gebräu nicht herunter. Heute sind die Studenten leider viel vernünftiger.

Viele Lebewesen kommunizieren untereinander ebensosehr mit der Nase wie mit den Augen. Weibliche Mäuse erkennen am Geruch nicht nur, ob der oder die andere ein Männchen ist, sondern auch, ob es ein naher oder entfernter Verwandter ist. Es gibt faszinierende Anzeichen dafür, daß selbst Menschen eine auf Geruch basierende Identität haben. Polizeihunde haben größere Schwierigkeiten, die Spuren eineiiger Zwillinge (die ja gemeinsame Gene haben) auseinanderzuhalten als die anderer Leute. Die Spezies Mensch hat mehr geruchsproduzierende Drüsen als jeder andere Primat, und vielleicht gibt es sogar Überreste eines Systems einzigartiger Gerüche, das seine Bedeutung in einer Welt des Sehens verloren hat.

Unterschiede in der Art, wie wir aussehen, wahrnehmen,

riechen und schmecken, werden von ererbter Verschiedenheit fast all unserer Eigenschaften begleitet. Jene Gene, mit denen Mäuse einander am Geruch erkennen, sind Teil eines viel größeren Systems zur Identifizierung von Außenseitern. Die Möglichkeit einer Infektion bedeutet, daß ein ständiger Konflikt mit der Außenwelt vorhanden ist. Das Immunsystem entscheidet, was draußen bleiben muß. Es kann ‹selbst› von ‹nicht selbst› unterscheiden. Wenn es das getan hat, produziert es schützende Antikörper, die mit Antigenen (das sind chemische Hinweise auf ein eigenes oder fremdes Molekül) interagieren, um festzustellen, ob eine unbekannte Substanz akzeptabel ist oder nicht. Das Immunsystem produziert Millionen von Antikörpern, die jeweils ein einzelnes Antigen erkennen. Zellen haben ihre eigenen Antigene. So wie das persönliche Aussehen, nur sehr viel genauer, unterscheiden sie uns von all unseren Mitmenschen. Antigene auf Zelloberflächen gaben die ersten Hinweise auf die Masse verborgener genetischer Variation, über die jeder Mensch verfügt.

Wenn das Blut zweier Menschen vermischt wird, kann es zu einer klebrigen Masse werden. Bei einer Bluttransfusion wäre das tödlich. Dieser Prozeß wird von einem System aus Antigenen – den Blutgruppen – kontrolliert. Man kann nur bestimmte Kombinationen erfolgreich miteinander vermischen. Es gibt viele unterschiedliche Blutgruppensysteme. Einige wie ABO und Rhesus sind bekannt, andere wie Duffy und Kell weniger. Millionen von Menschen sind getestet worden. Dutzende von Systemen, deren jedes in einer Anzahl verschiedener Formen existiert, werden routinemäßig Screenings unterzogen. Allein diese kleine Auswahl an Genen bringt eine ungeheure Vielfalt hervor. Die Möglichkeit, daß zwei Engländer die gleiche Kombination aus allen zwölf Blutgruppen aufweisen, liegt bei nur ungefähr einmal unter dreitausend.

Andere Aussagen auf den Zelloberflächen zur individuellen Identität sind noch unterschiedlicher. Auch diese entwickelten sich als Versicherung der Identität, zur Sicherung des sofortigen Erkennens dessen, was von der Außenwelt kommt und was nach innen gehört. Dieses ‹Histokompatibilitätssystem› (von großer Bedeutung für die Organtransplantation) liefert uns einen weiteren Satz vererbter Erbmerkmale, den wir zum Aufspüren von Verwandtschaft verwenden können.

Die Blutgruppen und die anderen Antigene der Zelloberfläche wurden entdeckt, bevor die Molekularbiologie eine Rolle spielte. Seitdem hat es eine technische Revolution gegeben. Wie bei der revolutionären Entwicklung in der Steinzeit vor Hunderttausenden von Jahren verläßt man sich auch hier auf einfache Werkzeuge, die sich auf vielerlei Weise benutzen lassen. Heute können wir die DNS verschiedener Menschen vergleichen, entweder Buchstabe für Buchstabe oder indem wir danach fragen, wo und wie oft Sätze oder Abschnitte wiederholt werden.

Wie bei den Blutgruppen zeigt auch hier der Vergleich, daß alle Leute verschieden sind. Im allgemeinen unterscheiden sich zwei Menschen durch einen DNS-Buchstaben pro tausend. Das heißt, es gibt ungefähr drei Millionen Punkte auf der Erbinformation, die von Mensch zu Mensch verschieden sind. Schon an den Blutgruppen, bei denen nur zwölf variable Systeme benutzt werden, zeigt sich, wie unwahrscheinlich es ist, daß zwei Menschen einander gleich sind. Die Möglichkeit, daß beide die gleiche Buchstabenfolge im gesamten DNS-Alphabet aufweisen, ist eine in Hunderten von Milliarden.

Diese persönliche Einzigartigkeit spricht für sich: Die Molekularbiologie hat uns alle zu Individuen gemacht. Die Genetik hat Platos Mythos des Absoluten widerlegt, der unterstellt, daß es eine Idealform des Menschen mit nur wenigen Abweichungen gibt, so wie es bei Menschen mit einer angeborenen Krankheit der Fall ist.

Die ererbte Vielfalt hilft uns außerdem zu verstehen, wo unser Platz in unserem Familienstammbaum ist, im Stammbaum der Menschheit und in der gesamten Welt um uns herum. Bei Verwandten ist es wahrscheinlicher, daß sie gemeinsame Gene aufweisen, als bei nicht verwandten Menschen, weil sie einen gemeinsamen Vorfahren haben. Da alle Gene von einem Vorfahren abstammen, können sie zur Überprüfung eines Verwandtschaftsverhältnisses genutzt werden, ganz gleich, wie entfernt dies sein mag. Je mehr Varianten zwei Leute teilen, desto enger sind sie miteinander verwandt. Die gleiche Logik gilt auch für weit entferntere Affinitäten, wie das gemeinsame Erbe des Menschen mit anderen Lebewesen eine ist.

Diese Art von Detektivarbeit ist einfach, wenn es um enge Verwandte geht. Die US-Army hat den makabren Plan, DNS-Proben ihrer Soldaten zu lagern, um es bei der späteren Identifizierung zerfetzter Leichen leichter zu haben. Auch über Familienbande kann uns die DNS viel sagen. Bevor es solche Testmöglichkeiten gab, haben die Einwanderungsbehörden oft nicht glauben wollen, daß ein Kind tatsächlich zu der Frau gehörte, die behauptete, seine Mutter zu sein. Genvergleiche zwischen Mutter und Kind erwiesen, daß die Mutter fast immer die Wahrheit gesagt hatte. In unserer jetzigen gesellschaftlichen Situation werden solche Tests allerdings weniger häufig verwendet als früher.

Nicht alle Familien sind das, was sie zu sein vorgeben. Bei Untersuchungen zum Vergleich der Gene von Eltern und Kindern, die in den Vereinigten Staaten und in England durchgeführt wurden, zeigte sich eine ziemlich hohe Rate falscher Vaterschaft. Viele Kinder verfügen über eine Genkombination, die nicht durch das Kombinieren der Gene ihrer vermeintlichen Eltern entstanden sein kann. Für gewöhnlich stellt sich heraus, daß der biologische Vater nicht der Mann ist, mit dem die biologische Mutter verheiratet ist. In der Mittelschicht trifft diese Tatsache auf eine von zwanzig Geburten zu. Auf der positiven Seite ist zu verbuchen, daß durch DNS-Untersuchungen in den USA an Frauen, die nach einer Vergewaltigung schwanger geworden waren, in den meisten Fällen der Ehemann als Vater des Kindes nachgewiesen werden konnte.

Vaterschaft kann über das Grab hinaus getestet werden. Die DNS ist ein zäher Stoff, der noch lange nach dem Tod seines Trägers besteht. Der begeisterte Eugeniker Josef Mengele floh nach dem Zweiten Weltkrieg nach Südamerika. Er wurde – angeblich – öfter gesehen. Ende der achtziger Jahre wurden Knochen gefunden, die Mengeles Überreste sein sollten. Sein Sohn stellte eine Blutprobe zur Verfügung. Der Vergleich seiner Gene mit der DNS aus den Überresten seines mutmaßlichen Vaters ergab, daß es wirklich die Knochen von Josef Mengele waren. Man hatte ihn also gefunden, allerdings zu spät für die Gerechtigkeit. Gemeinsame genetische Eigenschaften ermöglichen es, bei der Suche nach Vorfahren Generationen zu überspringen. Während der argentinischen Militärdiktatur der siebziger und frühen achtziger Jahre sind Tausende verschwunden. Die meisten wurden ermordet. Bei einigen der Opfer handelte es sich um schwangere Frauen, die nach der Geburt ihrer Kinder umgebracht wurden. Viele dieser Kinder wurden von Militärangehörigen gestohlen. Als nach 1983 das Land wieder zivil regiert wurde, begann eine Gruppe von Müttern ermordeter Frauen mit der Suche nach ihren Enkelkindern. Die DNS der Kinder wurde mit jener der Großeltern verglichen. Die Information, die über zwei Generationen hinweg in den Genen weitergegeben worden war, führte dazu, daß über fünfzig Kinder von den Familien, die sie sich geschnappt hatten, ihren richtigen Familien zurückgegeben werden mußten.

Die gleiche Methode wäre auf Fälle von Illegitimität, Babytausch und ähnlichem anwendbar, mit denen die europäische Aristokratie sich so lange herumgeplagt hat. Ein Anfang wurde gemacht mit ein paar Knochen in einem Keller von Jekaterinenburg, die die Überreste des letzten russischen Zaren und seiner Familie sein könnten, die 1918 erschossen wurden. Einige nähere und entferntere Verwandten haben sich bereit erklärt, ihre DNS zur Verfügung zu stellen. Vergleichende Untersuchungen ihrer DNS mit der aus der Knochen könnten es ermöglichen, daß die letzten Romanows neben ihren Vorvätern begraben werden.*

* Diese Untersuchungen wurden 1994 erfolgreich abgeschlossen; sie beweisen auch, daß die berühmte ‹Anastasia› keine Romanow war (A. d. Ü.).

Jedermanns individuelle Genkombination entstammt Vorfahren, die lange vor den jeweiligen Urgroßeltern gelebt haben. Sie ist in gewissem Sinne ein genetisches Wappen. Wie beim Familienwappen der Temple-Nugent-Bridges-Chandos-Grenvilles sind Informationen darüber vorhanden, wer die Vorfahren waren und mit wem sie verwandt waren. Wenn Menschen woanders hingehen, nehmen sie ihre DNS mit, so daß Genkartierungen der modernen Menschheit mehr leisten können, als nur Abstammungsnachweise zu bieten. Die Humangenetik kann die Geschichte wiedererschaffen.

Manchmal ist die Geschichte selbst ein Hinweis darauf, wo man beginnen muß. Alex Haley verwendete für sein Buch *Roots* Dokumente über den Sklavenhandel, um seine afrikanischen Vorfahren zu suchen. Er fand nur einen mit Namen Kunta Kinte, der 1767 als Sklave aus Gambia gekommen war. Muster der genetischen Erbinformation der heutigen amerikanischen Schwarzen hätten ihm viel mehr sagen können.

Der Handel mit afrikanischen Sklaven begann in den Anfängen des Römischen Reiches. Um 800 hatten arabische Händler den Sklavenhandel nach Europa, den Mittleren Osten und nach China gebracht. Im 15. Jahrhundert begannen Spanier und Portugiesen mit ihren Massenverschleppungen zunächst von der Küste des damaligen Guinea und heutigen Mauretanien aus. Viele der Menschen landeten in Europa: Es gab schwarze Gondolieri im mittelalterlichen Venedig, und im 16. Jahrhundert war einer von zehn Einwohnern Lissabons schwarz. Der Sklavenhandel hatte die Unterstützung der Kirche. Eine päpstliche Bulle von Papst Nikolaus V. forderte dazu auf, ‹die Sarazenen, Heiden und andere Feinde von Jesus Christus südlich des Kap Bojador und entlang der gesamten Küste Guineas› zu ergreifen und der ‹immerwährenden Sklaverei› zuzuführen.

Der größte Sklavenhandel wurde mit der Neuen Welt getrieben. Ungefähr fünfzehn Millionen Afrikaner wurden in die Länder des amerikanischen Kontinents verfrachtet. Sie kamen aus ganz Westafrika, von Senegal bis Angola, und wurden in Nord- und Südamerika verstreut. Obwohl die Vereinigten Staaten weniger als ein Zwanzigstel ‹importierten›, lebte in den fünfziger Jahren unseres Jahrhunderts ein Drittel aller Menschen afrikanischer Abstammung auf dem amerikanischen Kontinent in den USA. Dies läßt den Schluß zu, daß die Sklaven dort weniger brutal behandelt wurden als in der Karibik oder in Brasilien. Sklavenhalter zeigten eindeutige Präferenzen. In South Carolina wurden Sklaven aus Gambia solchen aus Biafra vorgezogen, weil letztere als schwerer zu kontrollieren galten. In Virginia war es gerade umgekehrt. Gene können dazu benutzt werden herauszufinden, wer wohin ging und woher die Vorfahren der heutigen Afroamerikaner kamen.

Viele Afrikaner haben eine abnorme Form des roten Blutpigments Hämoglobin. Eine der Aminosäuren (der Baustein für das Molekül selbst) hat sich durch Mutation verändert. Diese ‹Sichelzelle› schützt günstigenfalls vor Malaria. Nachdem die Krankheit in den USA unter Kontrolle gebracht wurde, verlor die Sichelzelle ihre Schutzfunktion. Trotzdem tragen viele Tausende Afroamerikaner dieses Gen noch in sich als unwillkommene Erinnerung an ihre Vergangenheit. Jeder Sichelzellträger, ganz gleich, wie hellhäutig er sein mag, muß zumindest einen afrikanischen Vorfahren haben.

Der Einsatz molekularer Technologien beim Sichelzellphänomen wie beim normalen Hämoglobin hat zu einem genaueren Bild der Geschichte geführt. Bis vor kurzem wußte man lediglich, daß viele Menschen afrikanischer Herkunft Sichelzellträger sind. Daraus ließ sich wenig mehr ableiten, als daß schwarze Amerikaner aus Westafrika stammen, und das wußten wir bereits. Die Molekularbiologie hat zahlreiche erbliche Varianten in der DNS der Hämoglobingene entdeckt. Diese Varianten geben Aufschluß über die individuelle Abstammung der Afroamerikaner (und auch über die große Mehrzahl der Leute, die keine Sichelzellträger sind).

Die Anordnung der DNS-Buchstaben in diesem Teil des Genoms ist bei vielen Völkern Afrikas untersucht worden. Die Sichelzellmutation wird mit unterschiedlichen DNS-

Varianten in Sierra Leone, Nigeria und Zaire in Verbindung gebracht, möglicherweise weil sie sich mehrfach unabhängig entwickelt hat. Geographische Variationen in Afrika zeigen an, daß die detaillierte Struktur des Gens für normales Hämoglobin uns ebenfalls helfen kann herauszufinden, wo die Vorfahren jedes Afroamerikaners herkamen.

Untersuchungen an schwarzen Amerikanern haben ergeben, daß afrikanische Muster sich in der Neuen Welt fortgesetzt haben. Afroamerikaner aus dem Norden der USA weisen andere genetische Varianten auf als Schwarze aus dem Süden. Die schwarzen Nordstaatler haben ein gemeinsames Erbe mit den heutigen Nigerianern, während die Schwarzen der Südstaaten mehr Verwandtschaft mit Westafrikanern zeigen. Die unterschiedlichen Sklavenmärkte vor zweihundert Jahren haben Beweismittel hinterlassen, die heute noch gültig sind. Hätte Alex Haley seine Gene mit afrikanischen Genen verglichen, so hätte er vermutlich viel mehr über seine Ahnen erfahren, als er in geschriebenen Dokumenten zu finden hoffen konnte.

Viele der Vorfahren Alex Haleys waren wahrscheinlich gar keine Schwarzen. Es gibt die spezifisch afrikanische Form einer besonderen Blutgruppe, der Duffy-Gruppe. Europäer haben eine andere Version dieses Gens. Statistische Erhebungen an Afroamerikanern haben gezeigt, daß bis zu einem Viertel ihrer Duffy-Gene von Weißen kommen (wobei der Grad der Beimischung in den Südstaaten geringer ist), wahrscheinlich aufgrund gemischtrassischer Verbindungen in den Tagen der Sklaverei. Solche Liaisons wurden geheimgehalten, waren aber weitverbreitet. Sogar Präsident Jefferson soll mit seiner Geliebten, der Sklavin Sally Hemmings, mehrere Kinder gezeugt haben. Die biologische Vermischung fand in beide Richtungen statt, afrikanische Duffy-Gene gibt es auch in der sich als weiß betrachtenden amerikanischen Bevölkerung.

Im England des 18. Jahrhunderts existierte ebenfalls eine nennenswerte schwarze Bevölkerung. Anders als in Nordamerika ist sie jedoch inzwischen verschwunden, nicht weil sie ausgestorben wäre, sondern weil sie assimiliert wurde.

Ein Teil ihres Erbes findet sich sicher noch in der Bevölkerung des heutigen England, vermutlich nebst anderen exotischen Genen. Schließlich waren die ersten Sklaven, die den Atlantik überquerten, jene karibischen Indianer, die Kolumbus 1495 nach Spanien bringen ließ. Im 16. Jahrhundert war es große Mode, Angehörige eines neuentdeckten Volkes mit nach Europa zu nehmen. Der englische Forschungsreisende Frobisher brachte 1577 einige Eskimos mit, und mehr als tausend Indianer vom amerikanischen Kontinent (darunter ein brasilianischer Häuptling) wurden in verschiedene Teile Europas gebracht. Viele dieser unfreiwilligen Auswanderer starben früh, aber manche gründeten eine Familie. Ihr genetisches Erbe ist wahrscheinlich heute noch in der Population vorhanden.

Die Gene haben uns bereits Hunderte von Jahren in die Vergangenheit zurückgeführt – ungefähr fünfzehn Generationen weit, was die Afroamerikaner betrifft. Aber sie bringen uns noch viel ältere genealogische Botschaften. Manchmal finden sich Beweise in den Leichen unserer Vorfahren. Der ägyptische Pharao Tutenchamun wurde ungefähr zur gleichen Zeit beigesetzt wie die Mumie des Smenkhare. Ihre Blutgruppen können heute noch identifiziert werden. Das Muster der gemeinsamen Gene läßt den Schluß zu, daß die beiden Pharaonen Brüder waren.

Weniger vornehme Mumien lassen sogar noch viel mehr erkennen. Die mumifizierte Leiche eines ägyptischen Kindes, die im Sand gefunden wurde, enthielt DNS, die zweieinhalbtausend Jahre überlebt hatte. Erstaunlicherweise war einiges noch gut erhalten, darunter ein Teil der genetischen Information, die für die Variation auf der Zelloberfläche verantwortlich ist. Seitdem wurden viele Stücke DNS an menschlichen Fossilien gefunden. Einige stammen von einem fünfzehntausend Jahre alten Schädel in Australien. Schon bald könnte es möglich sein, Gene der Urahnen direkt zu bestimmen und an Ort und Stelle mit heutigen Genen zu vergleichen. In Ägypten könnte das zum Test für die Behauptung der koptischen Christen werden, sie seien die einzigen legitimen Nachkommen der alten Ägypter, die durch mehrere aufeinanderfolgende Invasionen weitgehend ausgelöscht wurden.

Es liegt in der Natur der Gene, sich selbst zu kopieren, so daß man nicht auf die Quelle zurückgreifen muß, um die Gene der Pharaonen oder die weniger bedeutender Leute zu sehen. Die biologische Beschaffenheit unserer Zeitgenossen gibt uns Hinweise auf Lebensmuster in Zeiten lange vor Tutenchamun. Aus verständlichen historischen Gründen weiß man mehr über die genetischen Eigenheiten der Bevölkerung Hiroshimas und Nagasakis als über die der Menschen irgendeines anderen Ortes der Welt. Die Amerikaner haben viele Jahre damit verbracht zu erforschen, ob durch die Atombomben die Mutationsrate angestiegen sei. Ein solcher Effekt wurde nicht festgestellt, aber es wurden dabei ungeheure Mengen Informationen gesammelt. Die beiden Städte zeigen feine Unterschiede in ihren biologischen Gegebenheiten. In jeder findet sich eine Anhäufung seltener Erbvarianten, die es in der anderen nicht gibt, und das liegt an einem historischen Relikt, das Tausende von Jahren zurückdatiert. Sowohl Hiroshima als auch Nagasaki wurden vor rund achttausend Jahren von verschiedenen kriegführenden Sippen gegründet, die sich genetisch voneinander unterschieden. Diese geringfügigen Unterschiede sind noch heute in beiden Städten vorhanden. Obwohl Nagasaki zu den wenigen Häfen gehörte, die während der Zeit der japanischen Selbstisolation für die Außenwelt offen waren, erlebte es keinen größeren Zustrom fremder Gene als Hiroshima. Die Stimmen der Ahnen aus grauer Vorzeit hallen lauter durch die beiden Städte als die der Invasoren aus jüngerer Zeit.

Solche Stimmen der Ahnen können sogar Hinweise auf die Geschlechterrollen in frühen Gesellschaften geben. Diese Information findet sich in der mitochondrialen DNS. Mitochondrien sind kleine Organellen in der Zelle, in denen der größte Teil des Energiestoffwechsels stattfindet. Jede hat ihr eigenes Stück DNS, das sich von der DNS im Zellkern unterscheidet. Es handelt sich um einen geschlossenen Kreis mit ungefähr sechzehntausend DNS-Basen. Eizellen sind mit

Mitochondrien angefüllt, Spermien enthalten fast keine, weshalb es bei solchen Genen nur die weibliche Vererbung gibt. Wie die Zugehörigkeit zum Judentum werden sie von den Müttern an Töchter und Söhne weitergegeben, doch nur die Töchter vererben sie wiederum an die folgende Generation.

Mitochondriale Gene entwickeln sich rasch und werden bei der Erforschung der Evolution gerne studiert. Ihre Veränderungsmuster sind anders beschaffen als die der Gene, die von beiden Geschlechtern vererbt werden. Diesen Unterschied kann man anhand der Verteilung von Vornamen sehr gut demonstrieren. Die Namen der Buben unterscheiden sich auch an weit voneinander entfernten Orten nicht sonderlich, die Namen der Mädchen sind lokaler geprägt und ändern sich schneller. Nur einer der zehn populärsten Vornamen für Mädchen ist in den USA der gleiche wie in England, nämlich Sarah. Fünf von zehn der beliebtesten Vornamen für Buben hingegen sind auf beiden Seiten des Atlantiks die Namen Michael, Christopher, Matthew, Daniel und David. Die mitochondriale DNS entwickelt sich wie die Mädchenvornamen: rasch und zwischen verschiedenen Orten stark divergierend.

Die Mitochondrien beweisen, daß Unterschiede im Verhalten von Männern und Frauen Tausende von Jahren zurückreichen. Bei afrikanischen Pygmäen treten gemeinsame mitochondriale Typen selten über mehr als zwanzig Kilometer Entfernung hinweg auf, während in fünfhundert Kilometer voneinander entfernten Dörfern nur geringe Unterschiede zwischen jenen Gene bestehen, die von beiden Geschlechtern weitergegeben werden. Dies läßt den Schluß zu, daß zumindest bei Pygmäen die Männer (und ihre Gene) weit herumkamen – vielleicht aus ökonomischen Gründen (darunter die Kriegführung als traditioneller Teil des männlichen Erbes) –, während die Frauen zu Hause blieben.

An Fossilien läßt sich nachweisen, daß die frühesten Vorfahren der Menschheit vor über hunderttausend Jahren in Afrika auftauchten. Auch wir haben afrikanische Verwandte. Einer von ihnen, der Schimpanse, war uns immer besonders nahe, so nahe, daß der Schimpanse Koko (ein Bewohner des Gombe-Reservats) als erstes Tier einen Nachruf in *The Times* erhielt. Wie jeder des Lesens und Schreibens kundige Angelsachse weiß, erwies sich, daß Tarzan der Sohn Lord Greystokes war, aufgrund der Tintenabdrücke seiner Finger in einem Notizbuch aus seiner Kindheit. Unabhängig von Edgar Rice Burroughs clever gesponnener Geschichte hatte Galton tatsächlich nachgewiesen, daß Schimpansen Fingerabdrücke haben, die denen eines Tarzan (oder jedes anderen menschlichen Wesens) sehr ähnlich sind. Daraus ist zu entnehmen, daß Schimpansen und Menschen gemeinsame Gene haben, und die Gemeinsamkeiten reichen weit über die Fingerspitzen hinaus. Ein berühmter und für seine Humorlosigkeit bekannter Genetiker hat in den vierziger Jahren einmal an Schimpansen ausprobiert, ob auch sie die unterschiedliche Fähigkeit zum Herausschmecken der bitteren Chemikalie PTC haben. Er fütterte im Londoner Zoo drei Affen mit dem Zeug. Zwei schluckten es mit dem größten Vergnügen, der dritte jedoch spuckte die gesamte Flüssigkeit über den berühmten Professor. Dieser – unwissenschaftlich ausgeführte – Versuch beweist immerhin eine gewisse gemeinsame Abstammung von Schimpansen und Menschen.

Tatsächlich ist die biologische Verwandtschaft enger, als man denkt. Ein Test der allgemeinen Ähnlichkeit der DNS läßt die Annahme zu, daß die Menschen achtundneunzig Prozent ihres genetischen Materials mit den Schimpansen teilen. Auch zu anderen Bewohnern des Reichs der Tiere gibt es Spuren verwandtschaftlicher Beziehungen. Seit langem ist bekannt, daß Mäuse und Menschen vieles gemeinsam haben. Dutzende menschlicher Erbkrankheiten finden sich auch bei Mäusen. Noch mehr genetische Gemeinsamkeiten gibt es mit Kaninchen – ich bin mir nicht sicher, ob wir darauf stolz sein sollten oder nicht.

Ein optimistischer Evolutionsforscher behauptet sogar, eine gemeinsame Struktur bei den Genen alles Lebendigen finden zu können, von der Bakterie bis zum Menschen. Dieses Motiv, so glaubt er, hat sich in irgendeiner Form durch alle Linien, die seit dem Beginn des Lebens vor dreitausend Millionen Jahren aufgetreten sind, erhalten. Möglicherweise wäre es sogar der Vater (oder die Mutter) sämtlicher Gene seit der Morgendämmerung der Existenz. Seine Suche nach dem ersten Wort der Gensprache entspricht dem Vorgehen des Pharaos Psamtik I., der im 17. Jahrhundert v. Chr. wirkte. Psamtik ließ einen Säugling von einer tauben Kinderschwester versorgen und notierte die Laute des Kindes. Eines der Worte (so schien es) war ‹becos›, die phrygische Bezeichnung für Brot, was den Schluß zuließ, daß womöglich die Phrygier (die damals in der heutigen Türkei lebten) die ersten Menschen überhaupt gewesen waren. Wie realistisch die Behauptung über die Ur-Sequenz der DNS ist, vermag ich nicht zu sagen. Der Wissenschaftler, der diese Idee publiziert hat, setzte die Information nützlich ein. Indem er jedem Buchstaben der DNS eine Note zuordnete, hat er eine Art ‹Symphonie des Lebens› geschrieben, deren Thema das eine Gen ist, aus dem alles andere entstand.

Genetische Gemeinsamkeiten zeugen von der Einheit des Lebens. Wichtiger jedoch ist vielleicht, daß sie die Grenzen der Biologie und ihrer Aussagefähigkeit über den Menschen schlechthin definieren. Wie die meisten Wissenschaften kann auch die Molekularbiologie den Behauptungen der Zeitungsschlagzeilen nicht das Wasser reichen. Die nach meiner Meinung beste Überschrift eines Artikels stand in einer amerikanischen Zeitung, die die ersten Untersuchungen der fossilen DNS mit ‹US-Wissenschaftler klonen Dinosaurier, um nach einem Atomkrieg weiterzukämpfen› ankündigte. Die Verfasser von Schlagzeilen müssen eine komplizierte Geschichte über das menschliche Leben zerstückeln und zu einer Botschaft aus wenigen Buchstaben machen. Natürlich möchte man gern glauben, daß die biologischen Sendschreiben, die jeder von uns aus der entferntesten Vergangenheit erhält, Informationen auf die gleiche Weise zusammenfassen, aber das ist nicht der Fall. Ein Schimpanse mag achtundneunzig Prozent seiner Gene mit einem durchschnittlichen menschlichen Wesen gemeinsam haben; deswegen ist er noch lange kein Mensch – er ist ein Schimpanse. Und sagt etwa die Tatsache, daß Mäuse oder Bananen gleiche Gene wie wir haben, etwas Neues über die menschliche Natur aus? Manche behaupten, daß wir bald auf jenes Gen stoßen werden, das uns zu Menschen macht. Die Botschaft der Ahnen soll uns dann endlich enthüllen, wer wir eigentlich sind. Mir kommt diese Idee lächerlich vor.

Wie lächerlich sie ist, sieht man an der Suche nach einem anderen wichtigen Gen, dem Gen, das ich von meinem Vater erbte, der es von seinem erbte und so weiter, bis hin zu einem entfernten Urahnen, der lange vor der Geburt unserer Spezies lebte. Ich meine die Suche nach dem Gen, das mich männlich macht. Das Gen für Männlichkeit wurde vor kurzem aufgespürt, und seine Botschaft aus den vier DNS-Buchstaben A, G, C und T wurde entziffert. Sie beginnt folgendermaßen: GAT, AGA, GTG, AAG, CGA. Es gibt insgesamt zweihundertvierzig solcher Buchstaben, und in ihnen befindet sich die gesamte ermüdende biologische Geschichte des Mannseins. Dieses knappe Ursprungs-Bulletin sagt jener Hälfte der Menschheit, die es unglückseligerweise nicht in sich trägt, gar nichts darüber aus, was es heißt, ein Mann und keine Frau zu sein. Ein Mann zu sein bedeutet nämlich entschieden mehr, als eine Sequenz aus DNS-Basen zu besitzen, und das gleiche gilt für die Tatsache, daß man ein Mensch ist.

Der angelsächsische Gelehrte Beda Venerabilis, dessen Schriften die einzige verläßliche Informationsquelle zum England vor dem 8. Jahrhundert sind, benutzte eine machtvolle Metapher für die menschliche Existenz: ‹Es ist, als ob an einem Winterabend während eines Festmahls mit deinen Ältesten und Mannen ein einzelner Spatz geschwind in den Saal geflogen käme, bei der einen Tür herein und bei der anderen rasch wieder hinaus. In jenem Augenblick im Hause berührt ihn nicht die Wut des Winters, und doch, diese winzige Spanne der Ruhe vergeht fast wie ein Wetterleuchten, vom Winter fort wieder in den Winter hinein, und schon ist er deinem Blick entschwunden. So erscheint mir auch das Leben des Menschen; denn das, was kommt, und das, was war, ist unsres Wissens nicht.› Bedas Allegorie war religiöser Art, aber sie hat eine biologische Parallele. Gene haben ihre eigene Erinnerung. Was wir aus den Genen erfahren, bringt uns neue Hoffnung, über den Saal hinausblicken zu können, in den unser kurzes Dasein eingeschlossen ist, und etwas über das herauszufinden, was vorher im Leben unserer Spezies gewesen ist – und sogar vermuten zu können, was noch viel weiter in der Vergangenheit geschehen sein mag.

ZWEITES KAPITEL
Die Spielregeln

Es ist ein äußerst verwirrender Zeitvertreib, ein Spiel zu beobachten, das man nicht kennt, und herausfinden zu wollen, um was es eigentlich geht. Obwohl ich mehrere Jahre in den Vereinigten Staaten gelebt habe und obwohl dieser Sport jetzt auch im britischen Fernsehen zu sehen ist, habe ich so gut wie keine Ahnung vom American Football. Es gibt den offenkundigen Wunsch nach Treffern, aber wieso das Spiel stoppt oder beginnt und warum die Zuschauer in den merkwürdigsten Momenten jubeln, ist für mich ein Buch mit sieben Siegeln. In meinem Fall könnte ein tiefes Desinteresse am Ballsport damit zu tun haben, aber unser Kricket ist für Sportbegeisterte anderer Länder genauso langweilig. Sie verstehen die Spielregeln einfach nicht.

Die Regeln des Spiels mit dem Namen Fortpflanzung sind aus den Spielergebnissen nicht ablesbar. Deshalb war die Vererbung bis vor erstaunlich kurzer Zeit ein weißer Fleck auf der Karte. Das liegt zum Teil daran, daß sie ganz anders funktioniert, als man meinen könnte. Über Jahrhunderte hinweg schien es klar zu sein, daß eine erworbene Eigenschaft von den Eltern an die nächste Generation weitergegeben wird. Die Kinder des Schmieds sind selbstverständlich kräftig und muskulös, die des Verbrechers nicht ehrlich. Diese schlichte Überzeugung findet sich auch in der Bibel. Als es Jakob erlaubt wurde, sich aus Labans Ziegenherde gestreifte Kitze auszusuchen, legte er gestreifte Stöcke zu den sich paarenden Ziegen, weil er hoffte, auf diese Weise mehr Jungtiere zu bekommen. Aus dem gleichen Grund sahen schwangere Frauen auf Heiligenbilder und mieden den Anblick verkrüppelter Menschen.

Es bedurfte einer ganzen Reihe schmerzvoller Experimente, bei denen Generationen von Mäusen ihrer Schwänze beraubt wurden, um zu beweisen, daß erworbene Eigenschaften tatsächlich nicht ererbt waren. Der wackere Professor wäre vermutlich deprimiert gewesen, hätte man ihn daran erinnert, daß die Juden über Tausende von Jahren das gleiche Experiment nicht weniger erfolglos an der menschlichen Anatomie vorgenommen hatten.

Ein weiterer mächtiger Mythos über die Vererbung geht davon aus, daß die Charaktereigenschaften von Eltern sich in ihrem Blut festsetzen, das dann in ihren Kindern gemischt wird, so daß die Kinder eine Mixtur aus den Eigenschaften ihrer Eltern sind. Diese Auffassung – eine Art Genetik des Durchschnitts – kann zwar nicht erklären, warum ein Kind manchmal einem entfernten Verwandten ähnelt statt Vater oder Mutter, aber auf Eigenschaften wie Größe oder Gewicht ist sie anwendbar. Die Überzeugung von der Vermischung des Blutes, so falsch sie sein mag, hielt sich bis vor wenigen Jahren. Züchter von Rennpferden führen Zuchtbücher. Eine Stute, die ein Fohlen von einem gewöhnlichen Hengst geboren hatte, wurde erschossen, weil man glaubte, ihr Blut sei nun verdorben und sie könne kein reinrassiges Fohlen mehr zur Welt bringen. Eine 1973 in Bristol durchgeführte Befragung älterer Frauen ergab, daß die Hälfte von ihnen glaubte, eine Frau könne möglicherweise ein schwarzes Baby bekommen, auch wenn der Kontakt mit einem schwarzen Mann schon Jahre zurücklag. Die Pferdezüchter und die alten Weiber von Bristol hatten einfach die Anleitung zum Spiel der Fortpflanzung nicht begriffen.

Auch Darwin propagierte die Idee der Vererbung durch Blutvermischung. Das einzige Kapitel in seinem Buch *Die Entstehung der Arten durch natürliche Zuchtwahl*, mit dem man heute nicht mehr einverstanden sein kann, ist Kapitel 6, ‹Die Schwierigkeiten der Theorie›. Darwin täuschte sich. Er glaubte an sogenannte ‹Gemmulen›, in denen die Organe der Eltern kleine Partikel an das Blut und dann an Spermie und Eizelle abgeben sollen. Kinder, so glaubte er, befänden sich in ihrem Aussehen zwischen Vater und Mutter.

Würde die Vererbung wirklich so funktionieren, dann wäre dies (wie Darwin später erkannte) für den Evolutionsgedanken fatal. Das Problem wurde von Fleeming Jenkin verdeutlicht, dem ersten Professor für Maschinenbau an der Universität von Edinburgh. In einer 1867 entstandenen Schrift stellte Jenkin sich mit robustem Ignorieren heutiger sozialer Anstandsregeln folgendes vor: ‹Ein weißer Schiffbrüchiger auf einer von Negern bewohnten Insel. Gehen wir davon aus, daß er die Körperkraft, Energie und Fähigkeiten einer dominierenden weißen Rasse besitzt [...]. Hieraus ist nicht zu schlußfolgern, daß nach einer [...] Reihe von Generationen die Einwohner der Insel alle weiß sein werden. Unser schiffbrüchiger Held würde vermutlich König; [...] er würde viele Frauen und Kinder haben [...] die den Negern in durchschnittlicher Intelligenz weit überlegen wären [...] aber kann irgend jemand glauben, daß die ganze Insel nach und nach eine weiße oder sogar gelbe Bevölkerung haben würde? Ein hochgradig favorisierter Weißer kann keine Nation von Negern ausbleichen.›

Jenkins verwies darauf, daß die Eigenschaften eines entfernten Vorfahren, so wertvoll sie sein mögen, spätere Generationen wenig beeinflussen, wenn das Blut vieler Ahnen sich mischt. In so einem Fall würden Charakteristika miteinander verschmelzen, sich mit der Zeit verdünnen und ihre Wirkung schließlich verschwinden. Der Effekt ist eher einem Tropfen Tinte in einem Kübel Wasser vergleichbar. Wie sehr die Tinte irgendwann in der Zukunft auch gebraucht werden mag, es gibt keinen Weg, das Tröpfchen zurückzuerhalten. Würde die Vererbung auf diese Weise vor sich gehen, wäre Darwins Theorie nicht haltbar. Jede vorteilhafte Eigenschaft würde in der folgenden Generation verdünnt. Glücklicherweise ist der Blutmythos falsch.

Galton selbst entlarvte ihn mit einem simplen Experiment. Er übertrug Blut von einem schwarzen Kaninchen auf ein weißes Kaninchen, um herauszufinden, ob letzteres schwarze Nachkommen haben würde. Dem war nicht so. Die Vererbung durch Verdünnung war widerlegt worden – aber Galton verfügte über keine wirkliche Alternative.

Weder Darwin noch Galton konnten wissen, daß die Regeln der Genetik bereits gefunden worden waren. Diese Forschungsarbeit hatte ein anderes biologisches Genie des 19. Jahrhunderts geleistet, der Augustinermönch Gregor Mendel. Er lebte in Böhmen und publizierte ein etwas obskures wissenschaftliches Journal, das von der naturwissenschaftlichen Gesellschaft in Brünn herausgegeben wurde. Seine wegweisenden Erkenntnisse wurden 1865 erstmals veröffentlicht und dann für fünfunddreißig Jahre vergessen. Mendel strebte einen akademischen Grad in Naturwissenschaften an, brach aber sein Studium ab. Wie Darwin und Galton war er anfällig für Depressionen, die ihn monatelang daran hinderten, konstruktiv zu arbeiten. Dennoch führte er seine Versuche weiter. Er stellte fest, daß die Erbinformation durch einen einfachen Regelsatz vermittelt wird – durch die Grammatik der Gene. Später in seinem Leben (und damit ist er ein Präzedenzfall für heutige Verhältnisse) konnte er wegen bürokratischer Hemmnisse seine Studien nicht mehr fortsetzen. Die Erforschung der Vererbung kam fast für ein halbes Jahrhundert zum Stillstand.

Grammatik ist immer langweiliger als Vokabeln lernen. Trotzdem ist sie unverzichtbar. Die folgenden Seiten dieses Kapitels befassen sich mit den Grundregeln der Genetik. Leute, die Genetik unterrichten, sind immer noch von Mendel und seinen Erbsen besessen, und ich scheue mich nicht, Ihnen diese Erbsen als Vorspeise zu servieren.

Mendel gelang ein konzeptioneller Durchbruch. Statt sich wie seine Vorläufer mit der Vererbung von Eigenschaften wie Größe und Gewicht zu befassen (die man nur messen konnte), war Mendel eigentlich der erste Biologe, der etwas zählte, und das brachte ihn zu seiner großen Entdeckung.

Erbsen kommen wie viele Gartenpflanzen in reinen Züchtungen vor, bei denen jedes Exemplar dem anderen gleicht. Unterschiedliche Varietäten differieren in Eigenschaften wie Saatgutform (die rund oder schrumpelig sein kann) und Saatgutfarbe, die gelb oder grün sein kann. Erbsen haben außerdem den Vorteil, daß jede Pflanze sowohl männliche wie weibliche Organe besitzt. Mit Hilfe eines Pinsels kann man jede weibliche Blüte mit jedem männlichen Pollen befruchten. Selbst eine männliche Blüte derselben Pflanze kann verwendet werden. Dieser Prozeß, eine Art botanischer Inzest, heißt Selbstbefruchtung.

Mendel übertrug Pollen (die männliche Keimzelle) einer Varietät von gelben Erbsen auf den weiblichen Teil der Blüte einer Varietät von grüner Erbsen. In der nächsten Generation erhielt er ein faszinierendes Ergebnis. Statt intermediär zu sein, sahen alle Pflanzen der neuen Generation aus wie einer der Elternteile und nicht wie der andere. Sie hatten alle gelbe Erbsen. Das aber wäre ganz und gar nicht zu erwarten gewesen, wenn das ‹Blut› der beiden Stämme sich zu einer gelblich-grünen Mixtur vermischt hätte.

Der nächste Schritt bestand in der Selbstbefruchtung dieser gelben Pflanzen der ersten Generation, wobei Eizellen mit Pollen jeweils derselben Pflanze befruchtet wurden, und wieder kam es zu einem unerwarteten Ergebnis. Beide Ausgangsfarben, Gelb und Grün, traten in der folgenden Generation auf. Was immer das Grün hervorbrachte, war dazu immer noch in der Lage, obwohl es eine Generation in einer Pflanze mit gelben Erbsen verbracht hatte. Das paßte überhaupt nicht zu der Idee, daß die unterschiedlichen Eigenschaften der Elternteile miteinander vermischt würden. Die Vererbung schien eher auf Partikeln als auf Flüssigkeiten zu beruhen.

Mendel tat noch mehr. Er addierte die Anzahl gelber und grüner Erbsen in jeder Generation. In der ersten Generation (bei den Nachkommen aus der ersten Kreuzung der reinen Züchtungen) hatten sämtliche Pflanzen gelbe Erbsen. In der zweiten Generation, die durch Selbstbefruchtung der gelbfruchtenden Pflanzen der ersten Generation entstanden war, gab es im Durchschnitt drei gelbe Erbsen auf ein grünes Individuum. Aus diesem schlichten Resultat leitete Mendel die Grundregel der Genetik ab.

Er nahm an, daß die Erbsenfarbe durch *Paare* von Faktoren (später als Gene bezeichnet) geregelt würde. Jede erwachsene Pflanze verfügte über zwei Faktoren für die Farbe der Erbsen, doch Pollen oder Eizelle erhielten nur einen. Bei der Befruchtung – wenn Pollen und Eizelle aufeinandertreffen – wurde wiederum eine neue Pflanze mit zwei Faktoren (oder Genen) geboren. Die Farbe der Erbsen wurde durch die Gene der Pflanze bestimmt. Bei den ersten, reinen Züchtungen hatte jede einzelne Pflanze entweder zwei ‹gelbe› oder zwei ‹grüne› Gene, je nachdem von welcher Varietät sie abstammte. Bei Kreuzungen innerhalb der reinen Varietät wurde in jeder Generation eine neue, mit ihren Eltern identische Pflanzenfamilie erzeugt.

Wenn Pollen von einer reinen Züchtung Eizellen einer anderen Varietät befruchteten, kamen dabei neue Pflanzen mit zwei unterschiedlichen Faktoren heraus, je einem von jedem Elternteil. Bei Mendels Versuchen waren diese Pflanzen gelb, obwohl jede einen Satz verborgener Instruktionen zur Erzeugung grüner Erbsen in sich trug. Mit anderen Worten: Die Wirkung des Gens für Gelb überlagerte jene des Gens für Grün. Das Gen für Gelb ist also, wie wir es nennen, *dominant*; das Gen für Grün ist *rezessiv*.

Pflanzen mit beiden Genen erzeugen zwei Arten von Pollen oder Eizellen; die Hälfte davon enthält die Instruktionen zur Erzeugung grüner Erbsen, die andere die für gelbe. Also gibt es vier Möglichkeiten, wie Pollen und Eizelle zusammengebracht werden können, wenn zwei Pflanzen dieser Sorte gepaart werden. Ein Viertel der Befruchtungen ergibt Gelb mit Gelb, ein Viertel Grün mit Grün, und zwei Viertel – also die Hälfte – ergeben Gelb mit Grün.

Mendel hatte bereits bewiesen, daß die Kombination von Gelb mit Grün ein Individuum mit gelben Erbsen hervorbringt. Gelb mit Gelb produziert natürlich Pflanzen mit gelben Erbsen, und bei einer Pflanze mit zwei Genen für Grün kommen grüne Erbsen heraus. Also ist das Verhältnis in dieser zweiten Generation das von dreimal Gelb zu einmal Grün. Aufgrund dieser Verhältnismäßigkeit konnte Mendel Rückkreuzungen zur Definition dieser Grundregel der Vererbung vornehmen.

Mendel führte Kreuzungsversuche anhand vieler verschiedener Eigenschaften – Blütenfarbe, Pflanzenhöhe und Erbsenform – durch und fand heraus, daß das ermittelte Verhältnis auf alle Eigenarten zutraf. Er konstatierte zudem die gemeinsame Vererbung recht unterschiedlicher Eigenschaftspaare. Er kreuzte beispielsweise Pflanzen mit gelben und glatten Erbsen mit anderen, die grüne und schrumpelige Erbsen aufwiesen, und wieder traf das Gesetz zu. Es kam zu keiner Vermischung; die Vererbungsmuster für Farbe wurden von denen für die Vererbung von Formen nicht beeinflußt. Daraus leitete er die Erkenntnis ab, daß völlig verschiedene Gene (und nicht alternative Formen desselben Gens) für jedes Charakteristikum zuständig sein müssen. Sowohl für ausgeprägte Formen derselben Eigenschaft (gelbe oder grüne Farbe zum Beispiel) wie für recht unterschiedliche Eigenschaften (Erbsenfarbe und Erbsenform) schien die Vererbung auf der Trennung physikalischer Einheiten zu beruhen. Mendel wies als erster nach, daß Nachkommen nicht den Durchschnitt ihrer Eltern bilden und daß die Vererbung Unterschiede statt Ähnlichkeiten betrifft.

Seit Mendels Zeiten haben die Biologen mit großem Vergnügen seine Resultate zerpflückt. (Manchmal bezichtigte man ihn des Betrugs, weil einige seiner Ergebnisse seine Theorien zu sehr bestätigten.) Sie streiten darüber, was seine Faktoren eigentlich hätten sein sollen und wieso er ignoriert wurde. Was auch der Grund für das lange Vergessen gewesen sein mag, Mendels Werk wurde jedenfalls in den ersten Jahren unseres Jahrhunderts von einigen Pflanzenzüchtern zur gleichen Zeit wiederentdeckt. Ziemlich bald stellte sich heraus, daß seine Regeln auf Hunderte von Eigenschaften bei Tieren wie Pflanzen zutrafen. Mendel hatte das Glück oder das Genie, das man braucht, um recht zu haben, wenn alle Vorläufer sich irren. Es gibt keine andere Wissenschaft, deren Ursprünge so sehr auf einen einzigen Menschen zurückgehen, wie die Genetik, und heute noch ist Mendels Werk der Grundstein des gesamten riesigen Fachgebiets, zu dem sie geworden ist.

Mendel rettete Darwin aus seinem Dilemma (obwohl keiner von beiden das je erfuhr). Ein Gen für grüne Erbsen oder weiße Haut, ganz gleich wie selten es sein mag, wird durch das Vorhandensein vieler Genkopien anderer Farben nicht verwässert. Statt dessen kann es sich über viele Generationen unverändert erhalten und wieder häufiger auftreten, wenn günstige Bedingungen es erlauben.

Bald nachdem die Mendelschen Regeln wiederentdeckt worden waren, nutzte man sie zur Interpretation menschlicher Vererbungsmuster. Natürlich können wir keine Züchtungsversuche an unseren Mitmenschen vornehmen. Sie würden außerdem zu lange dauern. Statt dessen müssen Biologen auf Experimente vertrauen, die bereits durchgeführt wurden, während die Menschheit ihr sexuelles Alltagsleben führte. Sie benutzen Stammbäume oder *pedigrees* – abgeleitet vom französischen *pied de grue*, Kranichfuß, nach einer vermeintlichen Ähnlichkeit der frühesten aristokratischen Ahnentafeln (die in konzentrischen Kreisen angeordnet waren) mit den Krallen des Vogels. Einige dieser Stammbäume sind recht kurios, sie reichen bis auf Adam zurück. Genetiker haben im allgemeinen weniger Generationen zur Verfügung, mit denen sie herumspielen können, obwohl der eine oder andere Stammbaum Hunderte von Jahren zurückreicht.

Der erste genetische Stammbaum von Menschen wurde 1905 veröffentlicht. Er zeigt die Vererbung verkürzter Hände und Finger in einem norwegischen Dorf. Verkürzte Finger mit einem klaren Erscheinungsbild waren ein Kennzeichen vieler Familien. Keine Generation war ausgelassen. Jeder der Betroffenen hatte einen Elternteil, Großelternteil und so weiter mit den gleichen Fingern. Wenn einer von ihnen jemanden heiratete, der diese Eigenschaft nicht aufwies (was die meisten taten), war die Hälfte der Kinder von der Deformität betroffen. Wenn ein nicht betroffenes Kind jemanden mit normalen Fingern heiratete, waren die Nachkommen völlig normal, und das Charakteristikum trat in diesem Zweig der Familie nicht mehr auf.

Genau dieses Muster würden wir bei einem dominanten Gen erwarten. Es benötigt nur eine Kopie (wie die gelbe Erbsenfarbe), um Wirkung zu zeigen. Die meisten Menschen, die an einem solchen Erbe leiden und der Ehe eines normalen Elternteils mit einem betroffenen Elternteil entstammen, besitzen eine Kopie des normalen und eine Kopie des abnormen Gens, eine von jedem Elternteil. Und deshalb sind ihre Spermien – oder Eizellen – von zweierlei Art, die eine Hälfte hat das normale, die andere Hälfte das abnorme Gen. Wenn sie heiraten, trägt die Hälfte ihrer Kinder eine Kopie des geschädigten Gens. Also liegt die Wahrscheinlichkeit, daß jedes Kind aus der Verbindung einer normalen mit einer betroffenen Person kurze Finger bekommt, bei eins zu zwei. Ein von der Erbkrankheit nicht betroffenes Paar wird niemals ein Kind haben, das die Auswirkung des geschädigten Gens aufweist, weil keiner der Eltern Träger dieses Gens ist.

Es gibt andere erbliche Besonderheiten, die sich nicht so eindeutig verhalten. Sie sind rezessiv. Sie treten nur dann auf, wenn es zwei Kopien des Erbfaktors gibt, nämlich eine von jedem Elternteil. Die Eltern selbst haben üblicherweise jeweils nur eine Kopie und erscheinen normal. Meistens wissen sie gar nicht, daß sie das Risiko in sich tragen, ein erbkrankes Kind zu bekommen. Manchmal sieht dieses Kind eher aus wie ein entfernter Verwandter oder ein Vorfahre. Vor Mendel war das alles sehr verwirrend. Solche Kinder wurden bisweilen als ‹Ausschuß› oder als atavistisch bezeichnet. Heute wissen wir, daß sie einfach den Mendelschen Regeln entsprechen. Sie haben zufällig zwei Kopien eines rezessiven Gens geerbt, während ihre Eltern nur je eine Kopie aufweisen.

Das klassische Beispiel für ein rezessives Erbteil ist der Albinismus. In England ist eines von mehreren tausend Kindern ein Albino, dem jegliches Pigment für Augen, Haare oder Haut fehlt. In anderen Teilen der Welt gibt es mehr Albinos. Bei einigen Indianervölkern Nordamerikas leidet einer unter fünfzig an diesem Erbmangel. Wenn stimmt, was im Buch Henoch (einer der apokryphen Schriften der Bibel) behauptet wird, dann war selbst Noah ein Albino. Allerdings gibt es bei seinen Nachkommen kaum Hinweise auf das Gen.

Fast alle Albinokinder haben Eltern mit normaler Hautfarbe. Diese Eltern müssen folglich Träger einer Kopie des Albinogens, gepaart mit einer Kopie des Gens für volle Pigmentierung, sein. Die Hälfte der väterlichen Spermien enthält das Albinogen. Wenn eine dieser Spermien eine Eizelle der Partnerin befruchtet, die das gleiche Gen trägt, dann werden auf das Kind zwei Kopien des rezessiven Gens übertragen, und es wird als Albino auf die Welt kommen. In einer solchen Ehe ist die Wahrscheinlichkeit, daß ein Albino geboren wird, die Hälfte einer Hälfte. Diese Eventualität im Ausmaß von fünfundzwanzig Prozent besteht für alle Kinder aus einer derartigen Verbindung. Es trifft nicht zu (wie manche Eltern glauben), daß die nächsten drei Kinder nach einem Albino normal sein werden.

Demnach können Vererbungsmuster beim Menschen den gleichen Regeln unterworfen sein, wie es die Erbsen sind. Aber die Biologie ist selten so klar und niemals einfach. Es wird deshalb kaum überraschen, daß es in der Geschichte der Humangenetik Entdeckungen gegeben hat, die sich als Ausnahmen von den Mendelschen Regeln erwiesen haben.

Gene müssen zum Beispiel nicht unbedingt dominant oder rezessiv sein. In manchen Blutgruppen gibt es beides. Jemand mit einem Gen für die Gruppe A und einem für die Gruppe B hat die Blutgruppe AB, die die Eigenschaften von beiden aufweist. Wenn man die Vererbung auf der Molekularebene betrachtet, verflüchtigt sich das gesamte Konzept von Dominanz und Rezessivität. Eine Veränderung in der Anordnung der DNS-Basen kann ohne Schwierigkeit identifiziert werden. Menschen mit zwei Kopien des normalen Gens unterscheiden sich eindeutig sowohl von denen mit einer normalen und einer abnormen DNS-Kette als auch von denen, die zwei Dosierungen der veränderten DNS-Sequenz geerbt haben. Die Molekularbiologie macht es möglich, das Verhalten der Gene direkt zu verfolgen, statt, wie Mendel es tat, Schlüsse aus dem Erbe dessen ziehen zu müssen, was die Gene produzieren.

Auch ein weiteres Resultat hätte Mendel überrascht – daß nämlich ein Gen viele verschiedene Eigenschaften bestimmen kann. Die Genvariante des Sichelzellhämoglobins zum Beispiel hat sehr viele Nebenwirkungen. Menschen mit zwei Kopien davon können an Hirnschäden, Herzfehlern oder Skelettveränderungen leiden. Im Unterschied dazu werden manche Eigenschaften (wie Körpergröße oder Gewicht) von vielen Genen bestimmt. Darüber hinaus ändert sich manchmal das Verhältnis der Mendelschen Gesetzmäßigkeit, weil der eine oder andere Genotyp entweder tödlich oder besonders vorteilhaft ist.

All dies (und noch vieles mehr) bedeutet, daß die Vererbungslehre zu einem komplizierten Forschungsgebiet geworden ist. Dennoch treffen die Mendelschen Regeln auf Menschen ebenso zu wie auf jedes andere Lebewesen, und sie sind von betörender Schlichtheit. Bald nachdem sie wiederentdeckt worden waren, wurden sie zur Erklärung aller vorstellbaren und unvorstellbaren Familienähnlichkeiten herangezogen. Lange Stammbäume tauchten auf, um den Nachweis zu erbringen, daß Ausbrüche von Jähzorn von einem dominanten Gen hervorgerufen wurden, daß der Wunsch, zur See zu fahren, ebenso genetisch bedingt sei wie die Draptomanie – das pathologisch bedingte Weglaufen von Sklaven. Dieser Hang zu einfachen Erklärungen existiert heute noch, allerdings hauptsächlich bei Nichtbiologen. Die meisten Biologen haben sich die Finger zu oft verbrannt, um noch glauben zu können, daß der Mendelismus alles erklären kann.

Mendel interessierte sich nicht dafür, woraus seine erblichen Teilchen bestanden oder wo sie zu finden sein mochten. Er sah sie einfach als Einheiten, die von Eltern an ihre Nachkommen weitergegeben wurden. Andere Wissenschaftler fragten jedoch danach. 1909 suchte der amerikanische Genetiker Thomas Hunt Morgan einen geeigneten Kandidaten für Züchtungsexperimente und stieß auf die bescheidene Fruchtfliege. Er hatte eine glänzende Wahl getroffen, und seine Arbeit mit *Drosophila melanogaster* (dem schwarzbäuchigen Honigliebhaber, so lautet die Übersetzung) war der erste Schritt zur Erstellung der Genkarte des Menschen.

Viele Eigenschaften der Fruchtfliege werden nach einfachen Mendelschen Regeln vererbt. Morgan fand jedoch einige merkwürdige Vererbungsmuster, die nicht so eindeutig waren wie bei Mendel. Bei der Kreuzung von Erbsen machte es keinen Unterschied, welcher Elternteil grünes oder gelbes Saatgut hatte. Die Ergebnisse waren gleich, ob die männliche Pflanze grün war und die weibliche gelb oder umgekehrt. Charakteristika der Fruchtfliege zeigten andere Ergebnisse. Bei gewissen Genen – zum Beispiel bei dem, das die Augenfarbe von Rot zu Weiß verändert – kam es darauf an, ob die Mutter oder der Vater weiße Augen hatte. Bei der Kreuzung weißäugiger Väter mit rotäugigen Müttern hatten sämtliche Nachkommen rote Augen, bei der umgekehrten Kreuzung (weißäugige Mütter mit rotäugigen Vätern) kam es zu einem anderen Resultat: Alle Söhne hatten weiße Augen und die Töchter rote. Morgan stellte erstaunt fest, daß das Geschlecht des Elternteils, der Träger eines bestimmten Gens war, Einfluß auf das Aussehen der Kinder hatte.

Morgan wußte, daß die männliche und die weibliche Fruchtfliege sich auch noch auf andere Weise unterscheiden. Chromosomen sind paarförmige Gebilde im Zellkern, die als dunkle Streifen aufscheinen. Die meisten Chromosomen beider Geschlechter gleichen einander mit Ausnahme eines Paares – der Geschlechtschromosomen. Weibchen haben zwei große X-Chromosomen, Männchen ein einzelnes X-Chromosom und ein kleineres Y-Chromosom.

Morgan stellte fest, daß die Vererbung der Augenfarbe dem X-Chromosom entspricht. Die Männchen mit nur einer Kopie des X-Chromosoms (das sie von ihrer Mutter haben, vom Vater kommt das Y-Chromosom) sahen immer aus wie die Mutter. Bei den Weibchen kam zur Kopie des X-Chromosoms von der Mutter noch eine weitere vom Vater. Bei der Kreuzung weißäugiger Mütter mit rotäugigen Vätern haben die Töchter ein X-Chromosom für ‹Weiß› und eines für ‹Rot›. So wie Mendel es erwartet haben würde, erhalten sie die

Augenfarbe eines ihrer Elternteile, in diesem Fall dessen mit roten Augen.

Das Gen der Augenfarbe und das X-Chromosom zeigten genau das gleiche Vererbungsmuster. Morgan vertrat deshalb die Ansicht, daß das Gen für die Augenfarbe sich auf dem X-Chromosom befand. Er nannte dieses Muster ‹Geschlechtskopplung›. Die Chromosomen waren sicher gute Trägerkandidaten für die Gene, da ihre Anzahl – wie Mendels hypothetische Teilchen – in Spermie und Eizelle im Vergleich zu den Körperzellen halbiert wird.

Das gleiche gilt für den Menschen. Jeder von uns hat sechsundvierzig Chromosomen in jeder Körperzelle. Davon treten zweiundzwanzig paarweise auf, die Geschlechtschromosomen X und Y sind getrennt. Da sich auf dem Y-Chromosom nur wenige Gene befinden, treffen die Mendelschen Regeln von Dominanz und Rezessivität auf Männer nicht zu. Jedes Gen auf dem einzelnen X-Chromosom wird Auswirkungen auf den Mann haben, ob es in Frauen rezessiv ist oder nicht.

Die Vererbung der Farbenblindheit erfolgt auf gleiche Weise wie die der Augenfarbe bei der *Drosophila*. Wenn ein farbenblinder Mann eine normale Frau heiratet, wird keines seiner Kinder davon betroffen sein; eine farbenblinde Frau hingegen, deren Ehemann normal sieht, gibt die Krankheit an alle ihre Söhne weiter, nicht aber an die Töchter. Weil alle Männer mit dem abnormen X-Chromosom die Krankheit aufweisen (während bei den meisten Frauen dieses Gen von einem Gen für normale Sehfähigkeit überlagert wird), kommt die Farbenblindheit häufiger bei Buben vor als bei Mädchen.

Andere Erbkrankheiten zeigen kein anderes Muster. Die Duchennesche Muskeldystrophie ist eine Form des Muskelschwunds. Die Symptome zeigen sich bereits bei Dreijährigen, und die Patienten müssen oft schon im Alter von sieben Jahren Beinschienen tragen, sitzen mit elf im Rollstuhl und sterben meistens vor ihrem fünfundzwanzigsten Lebensjahr. Weil das entsprechende Gen geschlechtsgekoppelt ist, tritt das Syndrom – wie die Farbenblindheit – viel häufiger bei Buben auf als bei Mädchen. Eltern, die einen ihrer Söhne an Muskeldystrophie haben sterben sehen, befinden sich in der verzweifelten Lage zu wissen, daß ihre anderen Söhne mit fünfzigprozentiger Wahrscheinlichkeit die Krankheit geerbt haben.

Die Geschlechtskopplung von Genen führt zu interessanten Unterschieden zwischen den Geschlechtern. Für das X-Chromosom haben Frauen zwei Kopien jedes Gens, Männer jedoch nur eine. Frauen tragen also mehr Erbinformationen als Männer. Wie wir im vorhergehenden Kapitel gesehen haben, gibt es zwei unterschiedliche Rezeptoren für die Wahrnehmung von Rot. Da sich das Gen auf dem X-Chromosom befindet, müssen viele Frauen beide Rezeptoren besitzen, von denen jeder auf geringfügig unterschiedliche Punkte des Farbspektrums anspricht, wogegen Männer nur einen aufweisen. Solche Frauen verfügen über eine größere sinnliche Erlebnisfähigkeit – zumindest für Farben –, als dies einem Mann je gegeben sein wird.

Was immer die Vorteile sein mögen, die Welt auf andere Weise sehen zu können, sind Frauen potentiell benachteiligt, wenn es um die Geschlechtskoppelung geht. Jedes Übermaß an einem so großen Chromosom wie dem X-Chromosom ist normalerweise tödlich. Wie aber werden Frauen dann mit zwei Exemplaren fertig, wenn bereits eines alle Informationen enthält, die es braucht, um ein normales menschliches (oder zumindest männliches) Wesen hervorzubringen? Die Antwort ist erstaunlich. In fast jeder Körperzelle einer Frau ist das eine oder das andere ihrer zwei X-Chromosomen ausgeschaltet. Dieser Vorgang wurde von der Genetikerin Mary Lyon entdeckt und nach ihr ‹Lyonisation› genannt. Passenderweise findet sich das beste Beispiel hierfür bei Katzen. Die sogenannte Schildpattkatze ist gefleckt, weil kleine Büschel gelber und schwarzer Haare miteinander vermischt sind. Alle Schildpatts sind Weibchen und entstammen einer Kreuzung, bei der ein Elternteil ein Gen für schwarze und der andere eines für gelbe Haare weitergibt. Das Gen für die Katzenfellfarbe ist geschlechtsgekoppelt. Etwa die Hälfte der Hautzellen des Kätzchens schaltet das X-Chromosom aus, auf dem das schwarze Gen sich befindet, die andere Hälfte das Chromosom für Gelb. Daraus ergibt sich das aus zwei Haartypen gemischte Fell, wobei die Größe der Flecken von Katze zu Katze variiert.

Das gleiche passiert bei den Menschen. Eine Frau, die einen farbenblinden Sohn hat, muß selbst Gene für einen normalen und einen abnormen Rot-Rezeptor in sich tragen. Wenn ein kleiner Strahl roten oder grünen Lichts über ihre Netzhaut gelangt, ändert sich ihre Fähigkeit, die Farbe des Lichtstrahls zu erkennen, der von einer Zellgruppe zur nächsten geht. Die Hälfte der Zeit funktioniert es, in der anderen Hälfte kann sie Rot und Grün genauso wenig voneinander unterscheiden wie ihr farbenblinder Sohn. In jeder farbempfindlichen Zelle wurden unterschiedliche X-Chromosomen ausgeschaltet, entweder das normale Chromosom oder das mit dem Gen für Farbenblindheit.

Ein weiterer wichtiger Unterschied in den Vererbungsmustern der Geschlechter hängt mit den Mitochondrien zusammen. Wenn eine Eizelle befruchtet wird, wird ein Großteil ihres Zytoplasmas (darunter die Mitochondrien) an den Embryo, der sich bildet, weitergegeben. Spermien geben so gut wie keine Mitochondrien weiter. Wie wir im vorhergehenden Kapitel gesehen haben, hat die mitochondriale DNS ihr eigenes Vererbungsmuster: Sie wird in weiblicher Linie weitergegeben. Die mitochondriale DNS von Königin Elizabeth II. stammt nicht von Königin Victoria ab (die in der männlichen Linie zu ihren Vorfahren gehört), sondern von Victorias weniger berühmter Zeitgenossin Anne Caroline, die 1881 starb. Einige Erbkrankheiten (wie Blindheit aufgrund der Zerstörung des Sehnervs) entstehen durch einen Fehler in der mitochondrialen DNS und werden durch die weibliche Linie weitervererbt. Mütter geben das Gen an ihre Söhne und Töchter weiter, aber nur die Töchter vererben es an die nächste Generation. Dieser Umstand unterscheidet sich deutlich vom Muster der geschlechtsgekoppelten Vererbung.

Dies sind also die Regeln des Genetikspiels. Von jetzt an haben wir es mit der Molekularbiologie zu tun: mit Mechanik statt Physik. Woraus die Gene bestehen, stellte man fest, als man entdeckte, daß es möglich war, die Form von Bakterienkolonien zu ändern, indem man ein ‹Transformationsprinzip› aus einem Verwandten mit unterschiedlich beschaffenen Kolonien extrahierte. Dieses ‹Transformationsprinzip› war die DNS, die bereits Jahre zuvor bei ziemlich unappetitlichen Experimenten mit eiterdurchtränkten Verbänden entdeckt worden war, und sie war die wichtigste Substanz der Biologie.

Die Geschichte der Desoxyribonucleinsäure, der Doppelhelix, ist so bekannt, daß sie hier nicht wiederholt werden muß. Das Molekül besteht aus zwei spiralförmigen Strängen, die wiederum aus einer Kette chemischer Basen – Adenin, Guanin, Cytosin und Thymin (abgekürzt A, G, C und T) – sowie aus Zucker und anderen Stoffen bestehen. Die Basen bilden Paare – Adenin mit Guanin und Cytosin mit Thymin. Jeder Strang ergänzt den anderen. Wenn sie sich trennen, agiert jeder als Schablone zur Herstellung des ihm entsprechenden passenden Stranges. Die Anordnung der Basen entlang der DNS ermöglicht die nötige Information zur Herstellung von Proteinen. Jedes Protein besteht aus einer Reihe unterschiedlicher Bausteine, den Aminosäuren. Die Anweisungen zur Herstellung jeder Aminosäure sind in einer Sequenz aus drei Buchstaben im DNS-Alphabet eincodiert.

Die auf der DNS enthaltene ererbte Botschaft wird an das Protoplasma der Zelle weitergegeben, und zwar durch den Vermittler RNS. Diese Ribonucleinsäure tritt in mehreren unterschiedlichen Formen auf, die jeweils genetische Informationen von der DNS zu den Proteinen transferieren. Die Proteine werden in den Zellen hergestellt.

Die Struktur des DNS-Moleküls ist mittlerweile Teil unseres kulturellen Erbes. Die DNS ist der rote Faden, der die Generationen miteinander verbindet. Unsere neue Fähigkeit, ihre Botschaft zu lesen – und in sie einzugreifen –, hat die Sicht verändert, mit der wir unseren Platz in der Natur und unsere Herrschaft über ihre Geschöpfe betrachten. Man sollte nicht vergessen, daß die Regeln des Genetikspiels herausgefunden wurden, ohne daß bekannt gewesen wäre, wo die ererbten Einheiten sich befinden oder woraus sie bestehen. Wie Newton hatte auch Mendel kein Interesse an Details. Er war zufrieden mit einem Universum sich gegenseitig beeinflussender unabhängiger Teilchen, die sich einfachen Regeln gemäß verhielten. Diese Regeln funktionierten für ihn sehr gut, und oft tun sie es heute noch.

Abermals wie Newton hatte auch Mendel auf triumphale Weise recht, allerdings nur bis zu einem gewissen Punkt. Die Molekularbiologie hat aus einer wundervollen Erzählung über Erbsen eine schwer durchdringliche Geschichte gemacht, die eher wie ein Erbseneintopf aussieht. Im folgenden Kapitel befassen wir uns mit diesem neuen genetischen Dickicht.

DRITTES KAPITEL
Herodot auf dem Prüfstand

Der weitgereiste griechische Geschichtsschreiber Herodot glaubte die Welt gut zu kennen. Er segelte die Mittelmeerküste entlang und hörte viel über die Reisen der Phönizier nach Afrika. Nachdem er die ihm bekannten Landmarken der Welt zusammengezählt hatte, kam er zu dem Schluß, Europa sei so lang wie Afrika und Asien miteinander, in der Breite jedoch könne es nicht annähernd mit ihnen verglichen werden. Herodots Vorstellungen stimmten ungefähr, was die Lage der Kontinente betraf, in den Entfernungen hatte er sich jedoch gründlich verschätzt.

Zweitausend Jahre lang war niemand fähig, Landkarten auf eine andere als die griechische Weise herzustellen. Es handelte sich um relative Gebilde, bei denen man versuchte, Landmarken zusammenzubringen, ohne absolute Distanzen zu berücksichtigen. Bekannte Merkmale einer Landschaft traten viel größer in Erscheinung, als ihnen zukam. Im Mittelalter waren die Karten kaum besser. Die Umrisse Afrikas sind auf ihnen zwar erkennbar, aber sehr verzerrt. Die Vorstellung, die Kartographen von Entfernungen hatten, wurde davon bestimmt, wie lange man von A nach B brauchte, nicht davon, wie weit sie tatsächlich voneinander entfernt waren.

Wie bei der Geographie dreht es sich auch bei der Genetik um Landkarten, in diesem Fall um die Karte unserer Gene. Erst mit der Entwicklung genauer Uhren und Kompasse zweitausend Jahre nach Herodot wurde es möglich, die wahren Distanzen auf der Erdoberfläche zu messen. Die Werkzeuge wurden perfektioniert, bald gab es gute und zuverlässige Landkarten, und Herodot sah ein wenig alt aus. Genau das gleiche findet jetzt in der Biologie statt. Genetiker, so scheint es, haben bis vor wenigen Jahren noch die gleichen Fehler gemacht wie die Griechen der Antike.

Wie beim Kartographieren der Welt mußte der Fortschritt auch beim Kartieren der Gene auf die Technologie warten. Seit es sie gibt, hat sich der biologische Atlas rasch verändert. Was vor zwanzig Jahren noch eine einfache und zuverlässige Darstellung des Genoms war (basierend auf Vererbungsmerkmalen wie der Farbe der Erbsen oder angeborenen Krankheiten), sieht heute ganz anders aus.

Morgan entdeckte bei seinen Fruchtfliegen viele Eigenschaften, die sich entsprechend den Mendelschen Regeln verhielten. Ihre Vererbungslinien zu den nachfolgenden Generationen waren nicht miteinander verbunden. Allerdings gab es eine große Ausnahme: Gewisse Kombinationen von Eigenschaften, nämlich jene auf den Geschlechtschromosomen, verhielten sich nicht so. Mendel hatte herausgefunden, daß das Verhältnis der Vererbung bei der Erbsenfarbe nicht davon beeinflußt wurde, ob die Erbsen rund oder schrumpelig waren. Morgan entdeckte, daß Eigenschaftspaare (wie Augenfarbe und Geschlecht) häufig gemeinsam vererbt wurden. Bei den Fruchtfliegen fand man schon bald unterschiedliche Gene (so für Augenfarbe, Stummelflügel und gespaltene Körperhaare), die ein gemeinsames Vererbungsmuster mit dem Geschlecht und dem X-Chromosom aufwiesen. Sie waren also – in schändlicher Mißachtung Mendelscher Regeln – nicht frei kombiniert, sondern, um es mit Morgan zu sagen, gekoppelt.

Innerhalb weniger Jahre fand man weitere Eigenschaften, die gemeinsam vererbt wurden, obwohl sie sich nicht auf dem Geschlechtschromosom befanden. Endlose Züchtungsexperimente mit Millionen von Fliegen zeigten, daß alle *Drosophila*-Gene in Gruppen angeordnet werden konnten, ob sie nun auf Mendelsche Weise in freier Kombination ererbt worden waren oder nicht. Einige Kombinationen verhielten sich genauso, wie Mendel es erwartet hatte. Bei anderen blieb ein ganzer Satz von Eigenschaften in der nächsten sowie den folgenden Generationen beisammen. Die sie beherrschenden Gene entstammten derselben Kopplungsgruppe, wie Morgan es nannte. Bald fand man heraus, daß die Anzahl dieser Gruppen der Anzahl der Chromosomen entsprach. Diese Entdeckung bildete den Anfang für die Herstellung der ‹Kopplungskarte› der *Drosophila*. Sie wurde später zum Anknüpfungspunkt zwischen Mendelismus und Molekularbiologie.

Kopplung ist die Veranlagung von Gengruppen, über Generationen hinweg gemeinsam zu reisen. Dies ist jedoch nicht unumstößlich. Gene können für Generationen lose miteinander assoziiert sein oder nur eine leichte Präferenz für die Gesellschaft eines anderen Gens zeigen. Diese unvollständige Kopplung erklärt sich anhand einiger Merkwürdigkeiten bei der Entstehung von Spermie und Eizelle: Jede Zelle enthält zwei Kopien eines jeden Chromosoms. Diese Anzahl wird in Testikel oder Ovum durch eine spezielle Art der Zellteilung halbiert. Während des Vorgangs liegen die Chromosomenpaare beieinander und tauschen Teile ihrer Struktur aus. Spermien oder Eizellen enthalten demnach Kombinationen aus Chromosomenmaterial, die sich von denen in den Zellen der Elterngeneration unterscheiden.

Vielleicht, so dachte Morgan, erklärt sich daraus, warum innerhalb einer Kopplungsgruppe gewisse Gene in enger Gemeinschaft vererbt werden, während andere weniger eng assoziiert sind. Wenn Gene auf einem Chromosom sehr nahe angeordnet sind, sei es weniger wahrscheinlich, so Morgan, daß sie getrennt werden, wenn die Chromosomen im Entstehungsprozeß von Spermie und Eizelle ihr Material austauschen. Wenn sie weiter voneinander entfernt sind, trennen sie sich auch öfter. Gene, die unabhängig voneinander vererbt werden, befinden sich auf unterschiedlichen Chromosomen.

Diesen Prozeß nennt man Rekombination. Er verläuft ähnlich wie das Mischen von roten mit schwarzen Spielkarten. Wenn man zwei rote Karten voneinander entfernt in der Hand hält, werden sie beim Austeilen neuer Karten vermutlich auch auseinander bleiben; wenn sie von Anfang an zusammen waren, vermutlich nicht. Die Rekombination ist die Neuordnung des Erbguts jedes Elternteils. Nachdem sie stattgefunden hat, repräsentiert jedes Chromosom der folgenden Generation eine neue Mischung des genetischen Materials aus neugeordneten Stücken des passenden Chromosomenpaars.

Die Rekombination wurde zur Herstellung der ersten genetischen Karten benutzt. Auf ihnen war wenig mehr als die Anordnung der Gene zu sehen. Wie die Karten in der Hand eines geübten Spielers sind auch die Gene in einer Sequenz angeordnet. Ihre Position wird dadurch bestimmt, wie sehr diese Anordnung durch das Mischen der ererbten Karten in jeder Generation gestört wird. Morgan war der Ansicht, daß zwei Gene, die nur selten durch Rekombination getrennt werden, auf dem Chromosom nahe beieinander sein müssen, während die anderen weiter voneinander entfernt sind. Das Kombinieren der Information aus kleinen Gruppen ererbter Charakteristika führte zur Erstellung einer Kopplungskarte der *Drosophila*-Gene.

Morgans Vorgehen – eine Karte, die auf Ausnahmen zu den Mendelschen Regeln basierte – war von großer Bedeutung. Es war Grundlage für die Forschung mit Bakterien, Tomaten, Mäusen und vielen anderen Lebewesen. Abertausende von Genen sind auf diese Weise kartiert worden. Bei *Drosophila* sind fast alle entlang den Chromosomen angeordnet.

Weil diese Arbeit Züchtungsexperimente voraussetzt, blieb die Kopplungskarte des Menschen bis vor kurzem fast völlig blank. Die meisten Familien sind zu klein, um Abweichungen von den Mendelschen Regeln feststellen zu lassen. Es gab also wenig Hoffnung, jemals eine Genkarte der Menschheit anfertigen zu können.

Die einzige Ausnahme auf dieser *terra incognita* war die Geschlechtskopplung. Wenn Gene an das X-Chromosom gekoppelt sind, dann müssen sie auch aneinander gekoppelt sein. Es dauerte nicht lange, bis viele menschliche Eigenschaften auf dem X-Chromosom kartiert werden konnten. Dennoch war das Anfertigen dieser Genkarte ein schmerzlich langsamer Prozeß. Das Gen für Farbenblindheit wurde bereits 1911 dem X-Chromosom zugeordnet. Die ersten Beispiele für Kopplung auf anderen Chromosomen gab es erst 1955, als sich herausstellte, daß das Gen für die Blutgruppe ABO an eine Skelettabnormität gekoppelt war. Die tatsächliche Anzahl menschlicher Chromosomen wurde im folgenden Jahr festgelegt, und das erste nicht an das Geschlecht gekoppelte Gen wurde 1968 einem spezifischen Chromosom zugeordnet. Die Kopplungskartierung der Genkopplung beim Menschen hat sehr lange gebraucht, bis sie endlich vorankam, und sie hat noch einen weiten Weg vor sich.

Die Genetik wurde schließlich auf eine zwar weniger erfinderische, aber effektivere Weise verändert, bei der keine Züchtungsexperimente mehr vonnöten waren. Man verwendet eine viel konventionellere Darstellung, eine physikalische Karte, die die tatsächliche Anordnung aller Basen entlang der DNS zeigt, statt der biologischen Karte, die auf Vererbungsmustern basiert. Diese neue Darstellung hat unsere Sicht der Gene revolutioniert.

Die technische Revolution in der Molekularbiologie zeigte in erstaunlich kurzer Zeit, wie die DNS aussieht und wie sie – ungefähr – funktioniert. Vor dreißig Jahren waren die Molekularbiologen noch recht hochmütig. Sie glaubten, die Antwort auf sämtliche Fragen der Vererbungslehre gefunden zu haben. Besonders die neue Möglichkeit zur Entzifferung der DNS sollte in naher Zukunft alle Rätsel lösen, die die Familienforschung offenließ. Sie würden herausfinden, wo all unsere Gene liegen und wie sie angeordnet sind. Das Gefüge, dessen Grundstein Mendel gelegt hatte, würde vollkommen sein. Damals war solcher Optimismus verständlich. Die Vermutung, daß die physikalische Genkarte ähnlich aussah wie eine auf Vererbungsmustern basierende biologische Karte und daß sie diese mit der Zeit ersetzen könnte, schien nicht unlogisch zu sein. Die Zuversicht der Molekularbiologen wurde von einem grenzenlosen Talent zur Selbstvermarktung ergänzt, das den Begründern der Genetik fremd gewesen wäre.

Zumindest ihr forscher Optimismus wurde bald gedämpft. Die ersten Untersuchungen des unbekannten Gebiets entlang der DNS-Kette ergaben, daß die physikalische Karte sich deutlich von der biologischen Karte unterscheidet. Gene waren keine chromosomale Perlenkette, sondern Gebilde von komplizierter und unerwarteter Struktur.

Vor zwanzig Jahren, als die Humangenetik noch in den Kinderschuhen steckte, hatten die Biologen eine kindliche Sicht der Welt. Wie bei der geistigen Vorstellung eines Elfjährigen (oder wie bei Herodot) waren auf der biologischen Karte nur einige bekannte Landmarken im Verhältnis zueinander eingezeichnet. Der mühsame, aber objektive Einsatz eines Entfernungsmessers hat all das geändert.

Der Erfolg der molekularen Erkunder hing wie der ihrer Vorläufer in der Geographie von neuen Meßinstrumenten ab, die die Welt größer und komplizierter werden ließen. Die Werkzeuge der molekularen Geographie sind es wert, erwähnt zu werden.

Das erste ist die *Elektrophorese*, die Trennung von Molekülen in einem elektrischen Feld. Viele biologische Substanzen, darunter auch die DNS, sind elektrisch aufgeladen. Wenn man sie zwischen einen positiv geladenen und einen negativ geladenen Pol bringt, bewegen sie sich auf den einen oder anderen zu. Ein Gel (das als Sieb fungiert) fördert die Trennung. Solche Gele wurden früher aus Kartoffelstärke hergestellt, heute macht man sie aus chemischen Polymeren. Ich selbst habe Erdbeergelee verwendet, das auch recht gut funktioniert. Das Gel trennt die Moleküle nach Größe und Form. Große Moleküle bewegen sich langsamer, wenn sie durch das Sieb gezogen werden. Es gibt einige Tricks zur Verbesserung dieses Vorgangs, wie zum Beispiel die Umkehr des Stroms alle paar Sekunden. So können lange DNS-Stücke der Elektrophorese zugeführt werden, während sie sich bei jedem Einschalten des Stroms auf- und abspulen.

Der Computer, an dem ich dieses Buch schreibe, kann einige ziemlich nutzlose Dinge tun. Eines seiner Talente – wenn man ihn darum bittet – ist die Fähigkeit, alle Sätze nach ihrer Länge zu ordnen. Dieser Satz mit seinen zwanzig Wörtern käme in eine Reihe mit vielen anderen Sätzen dieses Buches, die ansonsten nichts miteinander gemein haben. Das gleiche macht die Elektrophorese mit den Molekülen. Die Länge jedes DNS-Stücks kann daran gemessen werden, wie weit es sich in das Gel hineinbewegt hat. Seine Position wird mit Hilfe von ultraviolettem Licht (das von der DNS absorbiert wird), chemischer Färbung oder radioaktiver Markierung bestimmt. Jedes Stück begibt sich in eine Reihe mit allen anderen, die die gleiche Anzahl von DNS-Buchstaben enthalten.

Eine weitere Methode zur Untersuchung der DNS setzt aus Bakterien extrahierte Enzyme ein. Bakterien werden von Viren attackiert, die in ihre DNS eindringen und sie zwingen, Kopien ihrer Invasoren herzustellen. Sie haben einen Verteidiger: Enzyme, die fremde DNS zerschneiden. Diese ‹Restriktionsenzyme› kann man dazu einsetzen, menschliche Gene in Stücke zu schneiden. Es gibt Dutzende Enzyme, deren jedes eine spezifische Gruppe von DNS-Buchstaben schneidet. Die Länge der geschnittenen Stücke hängt davon ab, wie oft sich eine Gruppe wiederholt. Wenn jeder Satz in diesem Buch zerschnitten würde, sobald das Wort ‹und› erscheint, dann gäbe es tausend kurze Fragmente. Wenn das Enzym das Wort ‹aber› erkennen würde, gäbe es weniger und längere Abschnitte; und wenn ein Enzym beim viel selteneren Wort ‹Banane› (das, Sie dürfen mir glauben, gelegentlich durchaus vorkommt) schneiden würde, kämen einige wenige Fragmente mit einer Länge von Tausenden von Buchstaben heraus.

Die Positionen dieser Schnitte (wie die der Worte ‹und›, ‹aber› und ‹Banane›) liefern eine Reihe von Orientierungsmarken entlang der DNS. Wenn wir einmal wissen, wo sie sind, haben wir den ersten Schritt zu einer physikalischen Kartierung des Buches getan, die auf der Anordnung seiner Buchstaben und Wörter basiert. Dieser Prozeß erinnert an jenen, den die Studenten vornahmen, die nach dem Sturz des Schahs die amerikanische Botschaft in Teheran stürmten.

Unter größter Anstrengung fügten sie Geheimdokumente Stück für Stück wieder zusammen, die bereits den Reißwolf passiert hatten. Sie sahen, wie die einzelnen Fragmente zusammenpaßten, und rekonstruierten eine lange, komplizierte und kompromittierende Botschaft.

Die Molekularbiologie tut genau das gleiche. Es gibt verschiedene Tricks, mit denen man geschnittene DNS-Stücke in die DNS eines Bakteriums oder einer Hefe einbauen kann. Die DNS ist dann *kloniert* worden. Wenn das Bakterium sich teilt, multipliziert es nicht nur seine eigene genetische Botschaft, sondern auch das fremde, eingepflanzte Gen. Auf diese Weise können Millionen Kopien des ursprünglichen DNS-Stücks hergestellt und so genau studiert werden, wie es für die genetische Geographie erforderlich ist.

Das Klonieren war für die ersten Schritte zur Anfertigung der physikalischen Genkarte von größter Bedeutung. Es wurde durch ein anderes Vorgehen ersetzt, nämlich die *Polymerase-Kettenreaktion* (PCR). Hierbei wird ein Enzym aus dem natürlichen Kopiervorgang der DNS verwendet, um das Molekül im Labor zu vervielfältigen. Um unsere etwas gequälte Analogie zur Literatur weiter zu bemühen: Die PCR ist ein biologischer Fotokopierer, der so viele Duplikate einer einzigen Seite des genetischen Handbuchs herzustellen vermag, wie benötigt werden. Das Fotokopierenzym wird aus einem Bakterium gewonnen, das in heißen Quellen lebt und hohen Temperaturen standhält. Indem man die Reaktionsmischung erhitzt, abkühlt und mit den vier DNS-Basen füttert, können Millionen Kopien des ursprünglichen DNS-Stücks hergestellt werden.

Ein weiteres Requisit aus der Trickkiste der Kartierer nutzt den Vorteil, daß die DNS sich an ihre eigene Kopie binden kann. Die DNS-Basen bestehen aus zwei Paaren: A paart sich mit T und G mit C. Um ein Gen zu finden, stellt man die komplementäre Kopie seiner DNS im Labor her. Wenn man diese Kopie in eine Zelle einbaut, sucht sie sich ihr Äquivalent auf dem Chromosom und bindet sich daran. Das Gen ist kartiert. Mein Computer macht das gleiche. Auf ein einfaches Kommando hin sucht er nach jedem von mir vorgegebenen Wort und unterlegt es mit einer hübschen lila Farbe. Er tut dies am besten, wenn es sich um ein seltenes Wort wie ‹Banane› handelt. Wenn eine DNS-Probe mit Hilfe einer fluoreszierenden Färbung sichtbar gemacht wird, dann können auch Gene auf dieselbe Weise hervorgehoben werden. Diese Methode heißt FISHen (fluoreszente *In-situ*-Hybridisierung) nach Genen.

All dies hat das Kartieren der menschlichen DNS revolutioniert. Vererbungsmuster kurzer DNS-Sequenzen können ebensogut über Generationen hinweg zurückverfolgt werden wie Farbenblindheit oder kurze Finger. Es gibt Millionen Punkte auf der DNS, die von Mensch zu Mensch unterschiedlich sind. Alle können zur Abstammungsforschung verwendet werden. Weil die meisten Familien heutzutage eher klein sind, arbeiten die Genetiker mit Mormonen in den USA und mit Bengalen in England, die sich aufgrund ihrer hohen Kinderzahl für die Erstellung von Stammbäumen anbieten. Ein weiteres ausgeklügeltes System nutzt die Polymerase-Kettenreaktion zur Vervielfältigung von DNS-Kopien aus einzelnen Spermien. Die physikalische Genkarte entsteht aus dem Vergleich der neu angeordneten Chromosomen in der Spermie mit denen des Mannes, von dem sie stammt. Dadurch kann man das Problem der Familiengröße völlig umgehen.

Das Erstellen physikalischer Genkarten des Menschen ist immer noch ein recht mühsames Geschäft. Die Biologen hatten stets den Wunsch, eine andere Form von Karte herzustellen – ähnlich denen, die die Geographen benutzen –, die nicht auf der Rekombination basierte, sondern auf der direkten physikalischen Beschreibung des genetischen Materials. Das höchste Ziel ist eine Karte, auf der jeder der über dreitausend Millionen DNS-Buchstaben richtig eingezeichnet wäre. Ein gigantisches Vorhaben, gewissermaßen eine Überraschungsattacke auf das Genom mit Zeit, Geld und viel Arbeitswut im Gepäck, bis das ganze Ding vom einen bis zum anderen Ende abgelesen werden kann. Hierbei hat es bereits große Fortschritte gegeben. Bis zum Ende des Jahrhunderts könnte der Blitzkrieg beendet sein.

Der erste Schritt zur Verbindung der physikalischen Karte mit einer auf der Molekularbiologie basierenden Karte ergab sich aus einem glücklichen Zufall. Morgan bemerkte, daß bei einem Volk seiner Fruchtfliegen ein üblicherweise geschlechtsgekoppeltes Gen sich merkwürdig verhielt: Es tat so, als befände es sich gar nicht auf dem X-Chromosom. Ein Blick durchs Mikroskop zeigte, was geschehen war: Das X-Chromosom klebte auf einem der anderen Chromosomen und wurde mit ihm weitervererbt. Die Veränderung in den Koppelungsbeziehungen des Gens war das Ergebnis einer Verlagerung seiner physikalischen Position.

Solche chromosomalen Zufälle nutzte man für die ersten Schritte zur Anfertigung einer physikalischen Genkarte des Menschen. Manchmal kommt es bei der Bildung von Spermie oder Eizelle zu einem Fehler, und ein Teil eines Chromosoms verlagert sich in ein neues Zuhause. Die diesen Vorgang begleitende Veränderung im Vererbungsmuster eines bestimmten Gens gibt den Hinweis darauf, wo der Fehler sich befinden muß.

Manchmal fehlt ein winziges Segment eines Chromosoms. Bei Menschen, auf die das zutrifft, können dann gleichzeitig mehrere angeborene Krankheiten auftreten. Ein sehr bedauernswerter amerikanischer Bub litt an einer Schwäche des Immunsystems, einer ererbten Form der Blindheit und an Muskelschwund. Ihm fehlte ein winziger Teil seines X-Chromosoms, der auch jenen DNS-Abschnitt enthalten haben muß, auf dem diese Gene sich befanden. Dieser junge amerikanische Patient gab den ersten wichtigen Hinweis darauf, wo das Gen für Muskelschwund – eine der häufigsten und schlimmsten Erbkrankheiten – zu lokalisieren ist. Der fehlende Teil des Chromosoms war ein Orientierungspunkt, an dem eine physikalische Karte dieses Genbereichs verankert werden konnte.

Doch braucht man bei der Genkartierung mittels der Suche nach chromosomalen Veränderungen nicht auf biologische Zufälle der Natur zu warten. Menschliche Zellkulturen können im Labor gezogen werden. Die Zellen von Mäusen und Hamstern auch. Wenn man Mischungen aus Menschen- und Mäusezellen züchtet, können sie sich zu einer Kreuzung aus den Chromosomen beider Spezies vereinigen. Wenn diese Kreuzungen sich teilen, verlieren sie die Chromosomen (und die auf ihnen befindlichen Gene) der einen oder anderen Spezies. Jedesmal, wenn ein menschliches Chromosom abgestoßen wird, gehen einige spezifisch menschliche Gene verloren. Auf diese Weise zeigt sich, wo sie sich befunden haben. Manchmal können kleine Chromosomenfragmente und die auf ihnen befindlichen Gene auf die gleiche Weise miteinander assoziiert werden.

Die ungefähre chromosomale Position fast aller weitverbreiteten Erbkrankheiten, die aus Defekten in einfachen Kontrollmechanismen entstehen, ist inzwischen kartiert worden. Um sie weiter zurückzuverfolgen, brauchen wir eine Reihe neuer Kartierungssysteme mit kleinem Maßstab. Die Techniken dieses ‹stumpfsinnigen Sequenzierens›, wie es liebevoll genannt wird, sind einfach. Eine davon baut auf die Fähigkeit der DNS, sich selbst zu kopieren, wenn ein bestimmtes Enzym geliefert und die Mischung mit den Basen A, G, C und T gefüttert wird. Die Reaktion involviert das ‹Ziehen› von Kopien langsam wachsender Stücke eines DNS-Strangs von einem Ende zum anderen. Vier unabhängige Versuche (jeder mit einer anderen Base) werden gleichzeitig gestartet. Jeder beginnt an derselben Stelle auf der DNS. Durch einen chemischen Trick werden einige der wachsenden Stränge jedesmal gestoppt, wenn eine Base hinzugefügt wird. So entsteht eine Serie DNS-Stücke von unterschiedlicher Länge, von denen jedes bei einem A, einem G, einem C oder T gestoppt wurde. Die Elektrophorese der Mischungen auf demselben Gel ergibt vier parallel verlaufende Linien aus DNS-Fragmenten, die nach wachsender Länge geordnet sind. Indem man jetzt das Gel von rechts nach links und von oben nach unten abliest, findet man die Anordnung der Basen.

Das Ganze ist eine unglaublich mühsame Arbeit. In einem einzelnen Labor kann höchstens ein winziger Teil der Gesamtaufgabe erledigt werden – wie das Kartieren eines kleinen Ausschnitts vom Gebiet jenes Gens, nach dem man sucht. Diese lokalen Karten – die Stadtpläne gewissermaßen – müssen richtig zusammengesetzt werden, damit eine größere Karte der DNS angelegt werden kann. Eine Methode ist die, eine Reihe überlappender Sequenzen kurzer DNS-Stücke herzustellen. Das ist in etwa so, wie wenn man Seiten aus einem Straßenatlas herausgerissen hat und diese nun wieder an ihrem richtigen Platz einfügen will, indem man an den jeweiligen Seitenrändern nachschaut, wo sich die Straßen überschneiden.

Diese Methode verlangt ein gewisses Maß an Computerhexerei. Aber wir kennen einige Abkürzungen. Ein Trick besteht darin, mehrere Seiten im Straßenatlas zu überschlagen in der Hoffnung, besonders langweilige Ecken im Viertel auslassen zu können. Das alles ist eine furchtbar monotone, sich endlos wiederholende Angelegenheit, und es wurde schon einmal der – nicht nur scherzhaft gemeinte – Vorschlag gemacht, Biologen, die nachweislich bei ihren Ergebnissen geschwindelt haben, zur Sequenzierung von eintausend, zehntausend oder hunderttausend DNS-Basen zu verurteilen.

Den Angriff auf die physikalische Karte muß man sich so vorstellen, als ob man mit einem 15 cm langen Lineal ein Land von Ost nach West und von Nord nach Süd vermessen wollte. Das Sequenzieren muß schneller werden, wenn es erfolgreich sein soll. Denn es bleibt die unumstößliche Gewißheit, daß der mit Abstand größte Teil der dreitausend Millionen Basen noch kartiert werden muß. Allerdings beginnt die Technologie langsam zu greifen. Vor fünfzehn Jahren, als man mit dieser Arbeit begann, konnte eine Person ungefähr fünftausend DNS-Basen im Jahr bearbeiten. Heutzutage ist das Zwanzigfache zur Routine geworden. Es existiert bereits eine Reihe überlappender Karten mit großem Maßstab für zwei der kleineren menschlichen Chromosomen. Man hat sie durch Segment-Insertion in Hefezellen hergestellt (eine Technik des Klonierens, die mit sehr langen DNS-Stücken umgehen kann). Über neun Zehntel des gesamten Genoms sind inzwischen in eine physikalische Karte eingezeichnet, auf der die Anordnung und die relative Position eines kurzen, wiederholten DNS-Abschnitts festgehalten sind. Neue Methoden könnten diesen Prozeß beschleunigen. Vielleicht wird es bald möglich sein, durch Sortieren der Chromosomen mit einem Hochenergie-Elektronenmikroskop die Anordnung der Basen in einer Art molekularer Blindenschrift zu lesen.

Alles zu kartieren wird sehr viel Zeit beanspruchen – und, so meinen einige, es sei der ganzen Mühe nicht wert. Schließlich wird kein Forscher, der ein neues Territorium betritt, mit der Vermessung des ersten Dorfes beginnen und sich dann minuziös durch das ganze Land hindurcharbeiten. Er wird statt dessen die wichtigsten Orientierungspunkte auswählen und eine detaillierte Karte erst dann erstellen, wenn er alles kennt, was interessant zu sein scheint. Also sollte man sich vielleicht auf die wichtigsten Dinge konzentrieren – nämlich auf die Gene, die tatsächlich Proteine produzieren.

Von diesen gibt es fünfzig- bis hunderttausend. In den meisten Zellen sind die meisten von ihnen abgeschaltet, im Gehirn jedoch arbeiten ständig dreißigtausend dieser Gene – mehr als in jedem anderen Gewebe. Vielleicht liegt hier die Erklärung, warum mehr als ein Viertel aller Erbkrankheiten zu einer Geistesschwäche führt. Wenn ein Gen etwas produziert, erzeugt es eine Boten-RNS, kurz mRNA (ein komplementäres Molekül, das die genetische Information von der DNS auf den Hauptteil der Zelle überträgt). Da sie nichts produziert, erzeugt die meiste DNS überhaupt keine mRNA. Deshalb ist die Extraktion der mRNA eine ausgezeichnete Methode bei der Suche nach aktiven Genen. Auf diese Weise sind bereits dreitausend neue aktive Gene im Gehirn entdeckt worden. Was die meisten von ihnen tatsächlich tun, ist noch nicht bekannt.

Irgendwann wird es eine vollständige Karte geben, und ihre Anfertigung wird sich ganz einfach deswegen lohnen, weil man nie weiß, was man unterwegs findet. Allerdings wird man sich für die Fertigstellung dieser Karte wieder einmal auf einen der am meisten ignorierten Fakten in der Wissenschaft besinnen müssen: daß es nämlich generell *möglich ist*, ein Problem zu lösen, wenn man genug Geld dafür lockermacht.

Inzwischen weiß man, daß die physikalische Karte den aus der Familienforschung entstandenen biologischen Genkarten nicht sehr ähnlich ist. Die größte Schwierigkeit bildet der Maßstab. Ein Mensch hat bis zu hunderttausend produzierende Gene, aber dreitausend Millionen DNS-Buchstaben. Da die meisten Gene zur Herstellung eines Proteins lediglich die Information brauchen, die in ein paar tausend Basen eincodiert ist, scheint es weit mehr DNS zu geben, als benötigt wird. Physikalische Kartierungen zeigen, daß nur ungefähr fünf Prozent der gesamten DNS genetische Funktion hat. Das menschliche Genom hat eine außergewöhnliche Struktur, und auf den Kopplungskarten fehlen die meisten ihrer bizarren Eigenschaften.

Wir können uns eine solche physikalische Karte anhand einer geographischen Analogie ungefähr verdeutlichen: Stellen Sie sich die Reise entlang Ihrer DNS wie eine Fahrt von Land's End über London nach John o'Groat's vor. Das sind ungefähr tausend Meilen (in Amerika wäre das ungefähr die Strecke von New York nach Chicago). Um auf einer Straßenkarte im entsprechenden Maßstab alle DNS-Buchstaben einzuzeichnen, kämen fünfzig DNS-Basen auf den Zoll oder drei Millionen auf die Meile. Die Strecke führt durch dreiundzwanzig Bezirke unterschiedlicher Größe. Diese praktische Aufteilung nach Verwaltungseinheiten entspricht in ihrer Anzahl praktischerweise den dreiundzwanzig Chromosomen, in die die menschliche DNS verpackt ist. Die bisher vollständig sequenzierte DNS reicht über die Distanz eines Spaziergangs von Land's End nach Penzance, also einige Meilen – in Amerika entspräche das der Länge der Insel Manhattan. Es liegt also noch ein weiter Weg vor uns.

Die Landschaft, durch die uns diese Reise führt, ist großenteils sehr langweilig. Wie große Gebiete im heutigen England scheint sie völlig unproduktiv zu sein. Rund ein Drittel der gesamten Strecke zeigt nur Wiederholungen der immer gleichen Botschaft. Ungefähr fünfzig Meilen sind mit Wörtern von fünf, sechs oder mehr Buchstaben angefüllt, die nebeneinander endlos wiederholt werden. Viele sind Palindrome. Sie können vorwärts und rückwärts gelesen werden wie der Nachruf auf Ferdinand de Lesseps: ‹A man, a plan, a canal: Panama!› Einige dieser ‹Tandem-Wiederholungen› sind in Blöcken über das ganze Genom verstreut. Position und Länge der einzelnen Blöcke sind von Mensch zu Mensch verschieden. Der berühmte ‹genetische Fingerabdruck›, jene einzigartige, ererbte Signatur – unverzichtbar für die heutige forensische Arbeit –, beruht auf Variationen in Anzahl und Position der Tandem-Wiederholungen. Für einen solchen Fingerabdruck wird ein Enzym benutzt, das einen bestimmten, wiederholten Abschnitt abtrennt. Es schneidet die DNS in Dutzende Fragmente. Andere wiederholte Sequenzen haben nur die beiden Buchstaben C und A, die Tausende Male vervielfältigt sind. Ein größerer Teil des Genoms jedoch zeigt gelegentlich lange und komplizierte Botschaften, die gar nichts zu besagen scheinen.

Man sollte sich aber davor hüten, diese DNS als nutzlos zu bezeichnen, bloß weil wir sie nicht verstehen. Es heißt, der chinesische Begriff ‹Shi› habe je nach Betonung dreiundsiebzig verschiedene Bedeutungen. Durch häufiges Wiederholen des Wortes ‹Shi› ist es zum Beispiel möglich, einen Satz wie: ‹Der Meister leckt gern Löwenspeichel› zu konstruieren. Den meisten von uns, die kein Chinesisch verstehen, käme das wie eine völlig sinnlose Litanei vor.

Große Landstriche unserer Erblandschaft sind mit den Leichen zurückgelassener Gene übersät; manchmal ist es immer und immer wieder dasselbe Gen. Die DNS-Sequenzen dieser ‹Pseudogene› sehen ihren aktiven Verwandten ziemlich ähnlich, aber sie sind vom Zerfall zerfressen und produzieren nichts mehr. Irgendwann im Verlauf ihrer Geschichte wurde ein wesentlicher Teil ihrer Maschinerie beschädigt. Seitdem rosten sie langsam vor sich hin. Erstaunlicherweise kann man auf unserer Reise denselben Pseudogenen immer wieder begegnen.

Nach vielen Meilen langweiliger und sich ständig wiederholender DNS-Landschaft kommen wir an Plätze, an denen etwas geschieht. Hier finden wir die produzierenden Gene. Auch in ihrer Struktur gibt es einige Überraschungen. Ein funktionierendes Gen erkennt man an der Anordnung der Buchstaben im DNS-Alphabet, die sich zu Wörtern aus drei im genetischen Code geschriebenen Buchstaben fügen, was bedeutet, daß das Gen ein Protein produzieren kann. Meist gibt es nur wenige Hinweise darauf, was das Protein tatsächlich tut, obwohl seine Struktur aus der Anordnung der DNS-Buchstaben, die es hervorbringen, abgeleitet und seine Form erkannt werden kann.

Viele aktive Gene sind in Gruppen arrangiert, die verwandte Produkte herstellen. Es gibt insgesamt ungefähr eintausend solcher ‹Genfamilien›. Die am besten bekannte Familie ist für die Fabrikation des roten Blutfarbstoffs zuständig. Fast die gesamte DNS in den Knochenmarkzellen, die die roten Blutkörperchen herstellen, ist abgeschaltet. Doch es gibt eine kleine, äußerst fleißige Gruppe von Genen, die man deswegen besser als alle anderen kennt. Die Molekularbiologie des Menschen stützt sich zum großen Teil auf dieses besondere genetische Industriezentrum, die Beta-Globin-Gene.

Sie befinden sich ungefähr auf der Hälfte der gesamten DNS-Strecke – also in der Mitte zwischen Land's End und John o'Groat's, etwa in Leeds. Sie stellen einige der Proteine her, die als Sauerstoffträger dienen. Die Globin-Industrieanlage enthält ungefähr ein halbes Dutzend DNS-Abschnitte, die verwandte Produkte herstellen. Der Abschnitt, der für eine Teilproduktion des Hämoglobinmoleküls zuständig ist, nämlich für den roten Blutfarbstoff, ist recht klein: nach dem Maßstab dieser Landkarte etwas über einen Meter lang. Ziemlich in der Nähe gibt es einen anderen Abschnitt, der ein Globin herstellt, das sich ausschließlich im Embryo findet.

Gleich daneben liegen die verrosteten Teile einer Ausrüstung, die schon seit Jahren nicht mehr funktioniert. Die Globinfabrik ist insgesamt gut dreißig Meter lang, wobei die meiste Strecke ungenutzt zwischen aktiven Genen zu verlaufen scheint. Die Globinfabrik kooperiert mit einer anderen, etwa gleichgroßen Fabrik, die sehr weit weg ist (in der Nähe von London, um bei unserem Bild zu bleiben) und ein verwandtes Protein produziert. Vereinigt ergeben die beiden Produkte den roten Blutfarbstoff. Die meisten aktiven Gene treten als Familien auf, entweder nahe beieinander oder über das ganze Genom verteilt.

Ein weiterer überraschender Aspekt unserer Genkarte ist die Größe der Gene, die von etwa fünfhundert bis zu über zwei Millionen Buchstaben reicht. In fast allen Genen werden die aktiven Teile durch lange Strecken nicht-codierender DNS unterbrochen. Bei sehr großen Genen (wie jenem ‹kranken› Gen, das zu Muskelschwund führt) ist auf dem größten Teil der DNS gar nichts eincodiert. Die nicht-codierende DNS ist am ersten Teil des Produktionsprozesses beteiligt, aber dieses Stück der genetischen Botschaft wird aus der mRNA herausgeschnipselt, bevor das Protein zusammengebaut wird. Es ist zweifellos ein sehr außergewöhnlicher Weg, den die Evolution hier gewählt hat.

Sicherlich wird es für die Forscher auf ihrem Weg nach John o'Groat's noch viel mehr Überraschungen geben. Möglicherweise ändert sich erneut das Bild, das wir vom Verhältnis zwischen biologischer und physikalischer Genkarte haben. Die Gengeographen haben bereits einige Triumphe verbuchen können. Der wichtigste ist begrifflicher Art: Weil man den aus drei Buchstaben bestehenden Code jeder Aminosäure kennt, kann man die Anordnung der Aminosäuren, die von einem aktiven Stück DNS produziert werden, aus dessen Basensequenz ableiten.

Was das neuentdeckte Gen tatsächlich tut, kann aus dem Vergleich dieser Sequenz mit den Computerdaten anderer Sequenzen abgeleitet werden, deren Aufgabe man kennt. Das Ganze ist etwa so, wie wenn man etwas in einer fremden

Sprache liest und die Bedeutung der Wörter im Lexikon nachschlägt.

Es gibt verblüffende Ähnlichkeiten zwischen dem ererbten Vokabular völlig unterschiedlicher Lebewesen. Menschen haben Gene, die mit jenen, die die Entwicklung der Fruchtfliege steuern, fast identisch sind, so daß man bei beiden vom gleichen Grundprozeß ausgehen kann. Die für das Gehirn der Fruchtfliege zuständigen Gene befinden sich in peinlicher Nähe zu denen, die unser Gehirn produzieren. Es gibt noch weitere ebenso erstaunliche Parallelen. Einige Gene, die – wenn sie mutieren – Krebs hervorrufen können, sind anderen sehr ähnlich, die für Hormone codieren, und merkwürdigerweise ist eines unserer eigenen Gene fast identisch mit einem anderen, dessen einzig bekannte Funktion darin besteht, die Aderstruktur in einem Insektenflügel zu ändern. Das Übersetzen einer biologischen Sprache in eine andere durch Nachschlagen der Begriffe im Computer ist bereits so weit fortgeschritten, daß die fünfzigprozentige Chance besteht, daß eine neuentdeckte DNS-Sequenz sich als einem anderen menschlichen Gen oder dem eines weit entfernten Lebewesens verwandt herausstellt.

Dieser Ansatz hat die Humangenetik verändert. Statt bei einer ererbten Veränderung (wie einer Erbkrankheit) zu beginnen und mühsam nach ihrer Position zu suchen, wird die entgegengesetzte Strategie angewandt: Man definiert, wo ein Gen sich befindet, und liest mit etwas Glück aus seiner DNS-Sequenz heraus, was es tut. Die Genetik ist die erste Wissenschaft, die sich beschleunigt hat, indem sie rückwärts geht. Die meisten Gene des Menschen werden durch eine Logik entdeckt werden, die genau umgekehrt wie Mendel verfährt: vom ererbten Teilchen zur Funktion statt umgekehrt.

Der erste und vielleicht größte Durchbruch dieser neuen Methode gelang 1990 mit dem Aufspüren des Gens für die zystische Fibrose. Die Kosten beliefen sich auf hundertfünfzig Millionen Dollar, aber der technologische Fortschritt bedeutet, daß die Kosten für das Aufspüren weiterer Gene wesentlich geringer sein werden. Die zystische Fibrose ist die am häufigsten auftretende Erbkrankheit bei Menschen weißer Hautfarbe. In Europa ist ungefähr eines von zweitausendfünfhundert Kindern davon betroffen. Ihre Gefahren sind seit langem bekannt. Schweizer Kinder singen ein Lied, in dem es heißt, daß jenes Kind sterben wird, dessen Braue bei einem Kuß salzig schmeckt. Die Symptome der Krankheit scheinen zunächst nichts miteinander zu tun zu haben, aber sie resultieren sämtlich daraus, daß kein Salz in die zellumgebenden Membranen gepumpt wird. Bis vor wenigen Jahren starben die betroffenen Menschen noch als Jugendliche. Ihre Lungen füllten sich mit Eiter, entzündeten sich, und häufig kam ein schlechter Ernährungszustand hinzu, weil die Patienten nicht genügend Verdauungsenzyme bilden konnten. Die Medizin hat das Leben der Menschen mit zystischer Fibrose verbessern können, aber noch immer werden nur wenige älter als fünfunddreißig Jahre.

In der genetischen Familienforschung hat man schon vor Jahren herausgefunden, daß die Krankheit durch ein rezessives Gen ausgelöst wird, das sich nicht auf den Geschlechtschromosomen befindet. 1985 ergaben Stammbaumanalysen, daß dieses Gen an eine DNS-Sequenz gebunden ist, die ein Leberenzym steuert, aber man wußte noch nicht wo. Im Verlauf eines Jahres zeigte sich bei einer Familie, daß dieses Genpaar wiederum an eine DNS-Variante auf dem Chromosom 7 gebunden war. Das Chromosomenstück mit dem ZF-Gen wurde – gemeinsam mit vielen anderen Genen – in eine Mäusezellinie eingesetzt. Es wurde in kleine Stücke zerschnitten, und die mühsame Arbeit des Sequenzierens begann. 1988 war man bis zur Kernregion, einem DNS-Segment von der Länge von eineinhalb Million Basenpaaren, vorgedrungen. Fragmente wurden getestet, weil man sehen wollte, ob sich gemeinsame Sequenzen mit der DNS anderer Lebewesen (wie zum Beispiel Mäuse) finden ließen. Wenn dies der Fall war, dann mußte es einen Nutzen haben, daß sich die Anordnung der Buchstaben durch die Evolution erhalten hatte. Man fand mehrere solcher gemeinsamer

Abschnitte. Einer zeigte eine Anordnung von DNS-Buchstaben, ähnlich der von anderen Proteinen, die in den Membrantransport involviert sind. Dieses Genomstück verhielt sich genau nach dem Vererbungsmuster der zystischen Fibrose. Das Gen war gefunden worden.

Genau wie beim Kartographieren der Welt war auch das Finden dieses Gens nur der erste Schritt zum Verständnis dessen, was in der Nachbarschaft vor sich geht. Die Anordnung der DNS-Buchstaben gab Aufschluß darüber, wie das fehlerhafte Protein aussieht. Wenn auch das Gen selbst zweihundertfünfzigtausend DNS-Basen lang ist, so hat das Protein nur ungefähr eineinhalbtausend Aminosäuren. Computermodelle seiner Form zeigen, daß es die Zellmembran mehrere Male umspannt und als Pumpe agieren könnte.

Bei vielen Familien mit zystischer Fibrose findet sich nur eine einzige Veränderung im Protein: Eine Aminosäure fehlt ungefähr auf einem Drittel des Weges entlang dem Molekül. Man kann also sofort testen, ob gesunde Menschen eine Kopie des Gens in sich tragen, ohne davon zu wissen, oder – und das ist viel wichtiger – ob ein Fötus vielleicht zwei Kopien aufweist. Leider zeigen die Genkarten, daß die zystische Fibrose, die man zunächst für eine einfach aufzuspürende Krankheit hielt, durch mehr als zweihundert verschiedene DNS-Veränderungen hervorgerufen werden kann. Es ist also nicht so leicht, wie man gehofft hatte, mit Hilfe der Genkarte die Risikoträger zu finden.

Einigen der schwerwiegendsten Erbkrankheiten ist man inzwischen auf die Spur gekommen, andere erweisen sich als sehr widerspenstig. Die Huntingtonsche Chorea oder der Veitstanz führt zur Degeneration des Nervensystems und zum Tod im fünften oder sechsten Lebensjahrzehnt. Die Krankheit erhielt ihren Namen nach den unfreiwilligen, tanzähnlichen Bewegungen, die die Patienten ausführen. Es ist ein besonders heimtückisches Leiden, da sich die Symptome erst spät zeigen und die Risikoträger viele Jahre über ihr Schicksal im unklaren sind. 1983 kam es mit Hilfe einer großen Portion Glück für die Genkartierer zu einem Durchbruch. Fast unmittelbar nach Beginn der Suche wurde die annähernde Position des Chorea-Huntington-Gens dadurch gefunden, daß man seiner Assoziierung mit einer gekoppelten DNS-Variante, die sich etwas entfernt auf demselben Chromosom befand, folgte. Seitdem hat es keinen solchen Glücksfall mehr gegeben, und zehn Jahre später konnte das Gen selbst noch nicht lokalisiert werden. Zumindest die Region des beteiligten Chromosoms – nämlich ein Ende von Chromosom 4 – gilt als ziemlich sicher. Wenn das Gen eines Tages kartiert und sequenziert sein wird, ist es vielleicht möglich herauszufinden, was mit den Nervenzellen geschehen ist. Dies ist bis heute noch ein Geheimnis.

Das Erstellen der physikalischen Genkarte ist inzwischen eher eine Sache der Transpiration als der Inspiration. Der industrielle Anfang wurde bereits gemacht. Ein Henry Ford unter den Molekularbiologen schätzt, daß die Automation bald zu einer hundertfachen Beschleunigung beim Kartieren und einem ebenso raschen Abbau der Kosten führen wird. Die Franzosen sind besonders pragmatisch mit ihrem ‹Genethon›-Projekt, einer Fabrik für Humangenetik, für deren Unterstützung sie in Fernsehspots werben. All das bedeutet, daß die physikalische Karte zur Jahrtausendwende vermutlich fertig sein wird – ein durchaus passender Zeitpunkt.

Es gibt einen Plan, das Verfahren durch eine zentrale Organisation namens ‹Humane-Genome-Project› managen zu lassen. Seine Anhänger sehen das Projekt als Befolgung der antiken Ermahnung ‹Erkenne dich selbst›. Ohne Furcht vor einem abgedroschenen Image vergleichen sie ihren Sequenzierungs-Kreuzzug mit der Suche nach dem Heiligen Gral. Bis jetzt war das Hauptergebnis milde Erheiterung beim Publikum. Es gibt viele Grabenkämpfe zwischen jenen, die entschlossen sind, dem amerikanischen (und in sehr geringem Ausmaß auch dem britischen) Steuerzahler die Rolle von Ferdinand und Isabella bei den konquistadorischen Ambitionen der Kartierer zu übertragen, und denen, die genauso entschlossen dagegen ankämpfen.

Die Gegner unterstellen dem Projekt, nur Reklametrick einer Gruppe zu sein, die für sich selbst Mittel abgezweigt hat, die anderen, gründlicher arbeitenden Wissenschaftlern fehlen. Das Budget für Grundlagenforschung in den amerikanischen Gesundheitsinstitutionen ist tatsächlich gekürzt worden, während das für die Herstellung einer Genkarte des Menschen um das Fünffache gestiegen ist. Geldzuwendungs-Biologie hat sich breitgemacht, seit Senatoren miteinander darin wetteifern, Regierungsaufträge in ihre Heimatstaaten zu dirigieren. Es ist zu einer Art Neostalinismus in der Wissenschaftspolitik gekommen. Leute mit dem Ego des Wissenschaftlers und guten Verbindungen zu Politikern haben ein schrumpfendes Budget in Programme, Institutionen und Zentren verschoben, um dem Voraussehbaren auf Kosten des Unerwarteten neues Leben einzuhauchen. Andere, die keine politischen Günstlinge sind, werden zwar nicht physisch, aber intellektuell ins Exil gedrängt. Der freie Markt der Wissenschaft wird zugunsten der Planwirtschaft aufgegeben – ein merkwürdiges Phänomen, treten doch die Budgetverteiler ansonsten überall vehement für die freie Marktwirtschaft ein.

Die Kartierer verteidigen sich mit Hinweisen auf die zu erwartenden Vorteile, deren ökonomische Bedeutung sich allein schon am Run auf die Patentämter zeigt, sobald ein genetisches Produkt entdeckt wird. Die Patente werden denen, die eine Behandlung – oder auch nur Tests – für eine Erbkrankheit entwickeln, ein Vermögen einbringen. Große Summen wechseln bereits die Besitzer. Die Rechte an der Polymerase-Kettenreaktion wurden für dreihundert Millionen Dollar an eine Schweizer Gesellschaft verkauft. Ein ungewöhnlich offen argumentierender Verteidiger des Genom-Projekts gab zwar zu, daß es wissenschaftlich sinnvoller sein könnte, die DNS von Mäusen statt die von Menschen zu untersuchen, meinte aber, das menschliche Genom sei insofern einzigartig, als es der einzigen Spezies gehöre, die die Rechnung bezahlen könne. Die Kosten des Vorhabens sind wesentlich geringer, als es die des Wettrennens zum Mond waren – dessen mageres Ergebnis nach fünfundzwanzig Jahren ‹Na, und?› heißt. Und wenn es den Vermessern gelingt, auch nur ein Stück auf der DNS-Straße voranzukommen, dann wird das sehr viel wichtiger sein, als den Mond geknipst zu haben.

Sich uralte Karten anzusehen – und seien sie so falsch wie die des Herodot –, heißt zu begreifen, daß diese Karten viel über das Leben der Menschen aussagen, die sie gezeichnet haben. Sie zeigen Größe und Lage der Städte, die Pfade menschlicher Migration und berichten über längst untergegangene Völker. Die Genkarte der Menschheit bildet da keine Ausnahme; und vielleicht birgt sie das Geheimnis vieler Krankheiten, die uns befallen. Wenn die heutigen Medizinstudenten einmal Ärzte sind – Ärzte, für die die Genetik eine entscheidende Rolle spielen wird –, sollten sie eine fertige Karte in Händen halten können.

VIERTES KAPITEL
Veränderung oder Zerfall

Wenn Sie dieses Kapitel gelesen haben, werden Sie ein anderer Mensch sein. Damit meine ich nicht, daß Ihre Sicht des Lebens – oder der Gene – sich ändern wird, obwohl sogar das der Fall sein könnte. Ich meine etwas anderes. In der nächsten halben Stunde werden Ihre Gene und Ihr Leben durch eine Mutation verändert – durch Irrtümer in Ihrer persönlichen genetischen Botschaft. Mutation oder Veränderung findet ständig statt, in uns selbst und über Generationen hinweg. Wir werden unentwegt von ihr zersetzt, doch wir werden sehen, daß uns die Biologie einen Ausweg aus der Unvermeidlichkeit des genetischen Niedergangs bietet.

Dieses Kapitel handelt von der biologischen Veränderung, der Perpetuierung des Irrtums und davon, wie aus Zerfall Fortschritt erwachsen kann. Die Mutation ist der Kern menschlicher Erfahrung. Sie bewirkt Alter und Tod, aber auch das Geschlecht, die Wiedergeburt und die Evolution. Alle Religionen lehren, daß die Menschheit das heruntergekommene Überbleibsel von etwas einstmals Vollkommenem sei und daß sie durch einen Prozeß der Erlösung, durch einen völligen Neubeginn, auf eine höhere Ebene zurückgeführt werden müsse. Die Mutation verkörpert in sich selbst sowohl Zerfall wie auch Veränderung: den Niedergang des einzelnen, aber die Erlösung der Menschheit.

Das erste Leben und die ersten Gene traten vor dreitausend Millionen Jahren als kurze Molekülstränge auf, die einfache Kopien von sich selbst anfertigen konnten. Etwas verwegen geschätzt, ist das Originalmolekül des ersten Menüganges des Lebens, die Ursuppe, durch dreitausend Millionen Vorfahren hindurchgegangen, bevor es in Ihnen oder mir (in einem Schimpansen oder einer Eiche) landete. Jedes einzelne von Milliarden unterschiedlicher Gene, die es seitdem gab, ist durch den Prozeß der Mutation entstanden. Die Botschaft der Ahnen seit dem Heraufdämmern des Lebens ist zu einem Handbuch mit dreitausend Millionen Buchstaben geworden, die auf der DNS codiert sind. Jeder besitzt eine Einzelausgabe dieses Handbuchs, die sich in millionenfacher Weise von der Ausgabe anderer Leute unterscheidet. Diese ganze Vielfalt stammt aus den angesammelten Irrtümern beim Kopieren der ererbten Botschaft.

Wie willkürliche Veränderungen eines Uhrwerks sind auch einige dieser ererbten Zwischenfälle schädlich, doch die meisten haben keine Wirkung, und einige können sogar nützlich sein. Es gibt fünftausend Erbkrankheiten, die durch Mutationen hervorgerufen werden. Einige zeigen sich bei nur einer Veränderung auf der DNS, andere, wenn zwei identische Irrtümer vererbt werden, also einer pro Elternteil. Wieder andere manifestieren sich erst, wenn mehrere unterschiedliche Veränderungen in der genetischen Botschaft vorhanden sind. Nachdem es der Medizin – zumindest in der westlichen Welt – inzwischen großenteils gelungen ist, die Infektionskrankheiten zu besiegen, sind Mutationen noch wichtiger geworden. Ungefähr eins von dreißig in England geborenen Kindern hat irgendeinen angeborenen Fehler, und ein Drittel aller kleinen Kinder, die ins Krankenhaus müssen, leidet an einer Erbkrankheit. Manche der geschädigten Gene entstammen lange zurückliegenden Veränderungen, aber viele andere sind das Ergebnis von Fehlern in Spermie oder Eizelle der Eltern. Jeder trägt einzelne Kopien bestimmter mutierter Gene in sich, die er von Ururahnen geerbt hat – bei zwei Kopien wäre dies tödlich. Keiner ist vollkommen, und jeder hat mindestens eine Leiche in seinem genetischen Keller.

Weil es so viele verschiedene Gene gibt, ist die Chance, eine genetische Mutation in einem von ihnen zu entdecken, relativ gering. Es gibt Fälle, wo neu aufkommende Mutationen geortet werden können. Ich werde mich auf nur einen konzentrieren. Vor Königin Victorias Zeit war die Erbkrankheit

Hämophilie noch nie in der britischen Herrscherfamilie aufgetreten. Einige Nachkommen Victorias litten daran. Die Mutation fand vermutlich in den erhabenen Hoden ihres Vaters Edward, Herzog von Kent, statt. Das Hämophilie-Gen befindet sich auf dem X-Chromosom, es ist also geschlechtsgekoppelt. Um ein Bluter zu sein, braucht ein Mann nur eine Kopie des Gens zu erben. Eine Frau bräuchte zwei. Deshalb ist die Krankheit bei Buben viel häufiger verbreitet als bei Mädchen. Die Juden wußten das schon vor dreitausend Jahren. Jüdische Mütter durften ihre Söhne nicht beschneiden lassen, wenn der ältere Bruder bei der Zeremonie stark geblutet hatte oder – und das ist wirklich bemerkenswert – wenn die Söhne ihrer Schwester das gleiche Problem hatten.

Über das Offenkundige hinaus richtet die Hämophilie noch mehr Schaden an. Die betroffenen Kinder neigen zu blauen Flecken und möglicherweise zu inneren Blutungen, die die Gelenke schädigen oder sogar tödlich sein können. Bis vor kurzem starb über die Hälfte der Buben mit Hämophilie vor dem fünften Lebensjahr. Mittlerweile stehen verschiedene Behandlungsmethoden (darunter das Injizieren des Blutgerinnungsfaktors, der viele Symptome heilt) zur Verfügung, und die Überlebensrate ist stark gestiegen.

Einige der Enkelsöhne Königin Victorias waren Bluter. Ihr Sohn Leopold litt an Hämophilie, und die königliche Familiengeschichte läßt darauf schließen, daß zwei ihrer Töchter – Beatrice und Alice – Trägerinnen gewesen sein müssen. Die Königin meinte, ihre arme Familie werde von dieser Krankheit, der schrecklichsten, die sie kannte, verfolgt. Ihre spanischen Nachkommen polsterten die Bäume im königlichen Park, damit ihr Sohn nicht Gefahr lief, sich blaue Flecken zu holen. Der berühmteste Bluter war Alexis, Sohn des Zaren Nikolaus II. und der Zarin Alexandra von Rußland, Königin Victorias Enkelin. Manche behaupten, einer der Gründe für Rasputins verderblichen Einfluß am russischen Hof sei seine Fähigkeit gewesen, den bedauernswerten Alexis zu beruhigen. Inzwischen ist das Gen aus der britischen Königsfamilie verschwunden, obwohl es heute noch Hämophile unter den dreihundert Nachkommen Königin Victorias gibt. In England leidet ungefähr einer von fünftausend Männern an dieser Krankheit.

Übrigens heißt es, daß ein weiterer britischer Monarch, König George III., eine andere Mutation trug. Das Gen, das Porphyrie hervorruft, kann Geistesgestörtheit verursachen. Möglicherweise war es für den bekannten Wahnsinn Georges verantwortlich, der schließlich zu seiner Absetzung führte. Die rückblickende Diagnose ergibt sich aus den Aufzeichnungen des Leibarztes, der festgestellt hatte, daß der königliche Urin die dunkelrote ‹Portweinfarbe› zeigte – ein, wie wir heute wissen, typisches Symptom dieser Krankheit. Ein wenig segensreicher Entschluß des Königs war es, Lord North zum Premierminister zu ernennen, denn er sollte die Hauptverantwortung für den Abfall der amerikanischen Kolonien tragen. Es ist schon eine merkwürdige Vorstellung, daß die russische und die amerikanische Revolution das Ergebnis von Zwischenfällen auf der königlichen DNS gewesen sein können.

Bis vor etwa fünf Jahren war die Erforschung der Genmutation beim Menschen in erster Linie frustrierend und wurde höchstens durch Anekdoten wie die obigen aufgelockert. Durch die erstaunlichen Fortschritte in der Molekularbiologie ist sie inzwischen auf den Kopf gestellt worden. Damals, in den achtziger Jahren, konnte man den Prozeß nur studieren, wenn man einen Patienten mit einer Erbkrankheit fand und herauszufinden suchte, was mit dem entsprechenden Protein geschehen war. Die Veränderung auf der DNS war so gut wie unbekannt. Das traf sowohl auf das Gen für die Hämophilie wie auf jedes andere Gen zu. Die Hämophilie schien sogar eine ziemlich klare und einfache genetische Abweichung zu sein. Obwohl unterschiedliche Patienten auch gewisse unterschiedliche Symptome zeigten, schienen sie alle die gleiche Erbkrankheit mit einem klaren Vererbungsmodus aufzuweisen.

Heute können wir ganze DNS-Abschnitte von gesunden

und hämophilen Familien miteinander vergleichen und genau herausfinden, was passiert ist. Wie die Genkarte selbst sind die Dinge dadurch viel komplizierter geworden. Die Hämophilie zeigt, wie das Leben der Genetiker durch die Molekularbiologie schwieriger geworden ist. Zunächst einmal ist das unkontrollierte Bluten nicht auf eine, sondern auf mehrere Krankheiten zurückzuführen, denn die Blutgerinnung ist eine komplizierte Angelegenheit. Von der Verletzung bis zur Gerinnung sind es mehrere Schritte. Unterschiedliche Proteine sind in einer Kaskade angeordnet, die auf die Verletzung reagiert, das Material zur Gerinnung produziert, es dann mobilisiert und schließlich zu einer harten Schutzmauer zusammenfügt. Ein Dutzend oder mehr verschiedene Gene, die überall auf der DNS verstreut sind, kooperieren bei dieser Fließbandproduktion.

Besonders zwei von ihnen neigen zum Ausscheren. Eines bildet den Faktor VIII der Gerinnungskaskade. Fehler bei diesem Gen führen zur Hämophilie A, die neun Zehntel aller Bluterkrankungen ausmacht. Bei Hämophilie B ist Faktor XI beteiligt, bei einer selteneren Form der Krankheit Faktor VII.

Faktor VIII ist ein Protein, das 2351 Aminosäuren enthält. Das Gen ist größer als die meisten anderen – ungefähr 186 000 DNS-Basen lang, was bei einem Maßstab von fünfzig Basen auf einen Zoll (also dem Maßstab, bei dem sich die DNS von Land's End bis John o'Groat's oder von New York bis Chicago erstreckt) bedeutet, daß das einzelne Gen ungefähr einhundert Meter lang ist. Den größten Teil der Strecke produziert es keinerlei sinnvolle Botschaft. Nur ungefähr ein Zwanzigstel seiner DNS codiert Protein. Die Maschinerie ist in Dutzende Produktionsabschnitte aufgeteilt, die durch Segmente anscheinend informationsloser DNS voneinander getrennt sind. Ein Großteil dieses Materials besteht aus einer unterschiedlich großen Anzahl Kopien derselben Botschaft aus zwei Buchstaben: einer ‹CA-Wiederholung›. Seltsamerweise scheint es sogar ein ‹Gen im Gen› in der Maschinerie des Faktors VIII zu geben (das etwas ganz anderes produziert).

Die zur Hämophilie A führende Mutation, die man einst für eine einfache erbliche Veränderung hielt, stellt sich also als viel komplizierter heraus als angenommen. Alle möglichen Fehler können passieren. Mindestens hundertfünfzig verschiedene Irrtümer sind inzwischen entdeckt worden. Ihre Virulenz hängt davon ab, was falschgelaufen ist. Manchmal hat sich nur ein wichtiger Buchstabe im aktiven Teil des Gens verändert – meistens verschiedene Buchstaben bei unterschiedlichen Patienten. Die Stückchen in der Maschinerie, die die funktionellen Teile des Produkts zusammenfügen, sind für Zwischenfälle dieser Art besonders anfällig. Bei manchen Patienten ist die Region des Faktors VIII zum Teil oder sogar ganz verschwunden. Besonders auffällig bei manchen Blutern ist die Insertion eines zusätzlichen DNS-Segments in die Maschinerie, eines Segments, das erst in jüngster Vergangenheit von irgendwo anders auf dem Genom zugewandert zu sein scheint.

Bis vor kurzem gab es nur eine Möglichkeit, die Rate neuer Mutationen bei der Hämophilie (oder bei irgendeinem anderen menschlichen Gen) zu messen: Man mußte die Anzahl der Erkrankten feststellen, den genetischen Defekt definieren, die Wahrscheinlichkeit der Weitergabe schätzen und daraus ableiten, wie oft dies der Fall sein würde. Die Technologie hat das alles verändert. Heute benutzen wir die Polymerase-Kettenreaktion, um Tausende Kopien der veränderten Gene herzustellen, und können die Gene hämophiler Buben mit denen ihrer Eltern und Großeltern (sofern diese noch leben) vergleichen.

Wenn die Mutter eines solchen Buben die Hämophiliemutation auf einem ihrer beiden X-Chromosomen aufweist, dann hat sie selbst sie bereits geerbt, und die Schädigung muß irgendwann in der Vergangenheit stattgefunden haben. Wenn das nicht der Fall ist, dann hatte ihr Sohn einen genetischen Unfall, der sich zutrug, als die Eizelle, aus der er entstand, sich in ihrem Körper formierte. Bei einer Untersuchung aller schwedischen Familien, in denen es einen Sohn mit Hämophilie B gab, wurden einige neue Mutationen dieser Art gefunden. Allerdings hatten die meisten Mütter eine bereits vorher existierende Mutation geerbt. Erstaunlicherweise waren die meisten der veränderten Gene bei ihren Vätern (also den Großvätern der Patienten) nicht feststellbar. Dies bedeutet, daß der Irrtum auf der DNS während seiner Spermienbildung stattgefunden haben muß.

Eine schnelle Berechnung der Anzahl neuer Mutationen, gemessen an der schwedischen Bevölkerung, ergibt eine Rate von Hämophilie B von ungefähr viermal in einer Million. Die Rate ist bei Männern elfmal höher als bei Frauen, vermutlich weil die Wahrscheinlichkeit, daß etwas schiefläuft, bei Männern größer ist. (Männer produzieren nämlich während ihres ganzen Lebens Geschlechtszellen, Frauen hingegen legen sich in der Pubertät einen Vorrat an.) Wenn dies – und das könnte durchaus zutreffen – auch für andere Gene gilt, dann wird das Rohmaterial für die Evolution (nichts anderes sind die Mutationen) im wesentlichen vom männlichen Geschlecht geliefert.

Die meisten Menschen mit einer schweren Form der Hämophilie leiden an unterschiedlichen genetischen Irrtümern. Diese schwerwiegenden Fehler sind vermutlich auf Spermie oder Eizelle zurückzuführen, die das kranke Kind hervorgebracht haben, und sie werden rasch wieder verschwinden, weil dieses Kind jung sterben wird. Menschen mit einer schwächeren Form der Krankheit weisen häufig eine ähnlich geartete Veränderung auf ihrer DNS auf. Der sie betreffende genetische Irrtum fand vor langer Zeit statt und hat sich auf viele Menschen verteilt. Das gemeinsame Merkmal der Mutation ist oft der erste Hinweis darauf, daß diese Menschen einen gemeinsamen Vorfahren haben.

Die nicht-funktionelle DNS, die im Hämophiliegen enthalten ist und es umgibt, zeigt zahlreiche Veränderungen, die keinerlei Wirkung zu haben scheinen und möglicherweise über Hunderte von Generationen weitergegeben wurden, ohne daß ihre Träger sich dessen bewußt waren. Neben dem Gen selbst befindet sich eines jener langweiligen Gebiete mit vielen Wiederholungen der ständig gleichen Botschaft. Die Anzahl der Kopien dieser Wiederholung ändert sich oft, was eine sehr hohe Mutationsrate in diesem Teil des Hämophiliegens bedeutet. Die Veränderungen scheinen aber keinen Schaden anzurichten.

Manchmal jedoch kann diese mobile DNS auch schädlich sein. Ein berühmter Zeitgenosse Königin Victorias war Joseph Merrick, der Elefantenmensch. Sein Schädel war durch eine große Knochenwucherung deformiert und brachte ihm diesen grausamen Spitznamen ein. Für viele Zeitgenossen war der Grund für sein Elend ganz offenkundig: Während der Schwangerschaft soll seine Mutter von einem Elefanten bedrängt worden sein. Joseph Merricks Skelett kann im London Hospital heute noch als stummer Zeuge einer Zeit besichtigt werden, als eine Erbkrankheit Grund zum Verspotten war. Nach einem Leben voll Hohn und Verfolgung freundete sich ein prominenter Chirurg mit ihm an und besorgte ihm eine Unterkunft in dem Krankenhaus, wo er sogar von Victorias Tochter besucht wurde. Er litt an Neurofibromatose, einer genetisch bedingten Krankheit, deren Auswirkungen von leicht bis völlig entstellend reichen. Merrick war besonders schwer betroffen. DNS-Untersuchungen an heutigen Patienten zeigen, daß ihre Krankheit auf dem zufälligen Eindringen einer der wiederholten Sequenzen in den aktiven Teil eines Gens beruht, dessen Funktion damit unterbrochen wird.

Diese neue Fluidität der DNS alarmiert die Genetiker, da sie die Vorstellung vom Gen als einem Teilchen (einem Teilchen, das sich zugegebenermaßen manchmal irrt) zerstört, die von so großer Bedeutung für ihr ganzes Leben war. Mendels Erbe ist so mächtig, daß seine Nachfolger sich bisweilen geweigert haben, Resultate zu akzeptieren, die nicht dem entsprechen, was man sie zu glauben gelehrt hat. Dies gilt insbesondere für einige der neuen und bizarren Eigenschaften des Mutationsprozesses.

Wissenschaftler empfinden für Ärzte im allgemeinen hauptsächlich Verachtung. Viele Jahre lang berichteten die Mediziner von einem merkwürdigen genetischen Effekt, den sie ‹Antizipation› nannten. Die schädlichen Auswirkungen einer ererbten Krankheit schienen sich von Generation zu

Generation in jüngeren Jahren zu zeigen. Diese Theorie wurde vor siebzig Jahren von einem begeisterten Anhänger der Eugenik namens Mott aufgestellt. Seiner Ansicht nach kündigte sich darin die unvermeidliche Degeneration der Gesellschaft an: ‹Das Gesetz der Antizipation bedeutet [...] morsche Zweige, die ständig vom Baum des Lebens herunterfallen.› Es überrascht nicht, daß spätere Genetiker dieser Idee wenig abzugewinnen vermochten und daß sie schließlich verschwand. Heute steht sie eher für eine neue Art der Mutation – für einen genetischen Irrtum, der sich mit jeder nachfolgenden Generation verschlimmert.

Die Antizipation wurde zunächst bei einer Krankheit festgestellt, die als Fragiles-X-Syndrom bezeichnet wird. Sie ist die wichtigste Einzelursache für angeborene geistige Defekte. Viele Menschen mit den entsprechenden Symptomen haben eine Verengung an einem Ende des X-Chromosoms. Ungefähr ein männlicher Fötus unter tausend ist davon betroffen. Bei der Tochter einer Mutter mit fragilem X-Chromosom ist die Wahrscheinlichkeit, daß sie ein krankes Kind zur Welt bringt, höher als bei ihrer eigenen Mutter, obwohl sie scheinbar genau das gleiche Gen weitergibt. Hier ist eine ganz besondere und überraschende Form der Mutation am Werk. Die Krankheit entsteht aus der Insertion eines Stücks replizierter DNS in ein aktives Gen auf dem X-Chromosom. In jeder Generation ändert sich die Anzahl der Kopien: Sie wächst, wenn die Weitergabe durch die Mutter erfolgt, sie bleibt gleich oder nimmt ab, wenn der Vater das geschädigte Chromosom vererbt. So kommt es, daß das fragile X-Chromosom durch die Weitergabe von Mutter zu Kind zerstörerischer wird. Hier haben wir eine völlig unerwartete genetische Veränderung vor uns, die sich möglicherweise sehr weit ausbreiten kann.

Auch eine Form des Muskelschwunds zeigt zunehmend virulente Auswirkungen von einer Generation zur nächsten. Wieder ist eine replizierte DNS-Sequenz beteiligt. Stammbaumforschungen an schwedischen Kindern, die an der Krankheit leiden, weisen bei vielen von ihnen auf einen gemeinsamen Vorfahren hin, der im 17. Jahrhundert lebte.

Zweihundert Jahre lang waren seine Nachkommen völlig normal, doch plötzlich trat bei einigen, inzwischen ja sehr entfernten Verwandten die ererbte Muskeldystrophie auf. Untersuchungen des Genbereichs erbrachten, daß von Generation zu Generation mehr Kopien einer DNS-Wiederholung hergestellt werden. Sobald eine kritische Anzahl erreicht ist, treten die Symptome auf. In jeder neuen Generation sind sie zahlreicher, und auch die Auswirkungen des geschädigten Gens werden mit jeder Weitergabe schwerwiegender. Fehler auf der DNS sind viel komplizierter, als es früher einmal den Anschein hatte.

Wenn man die Mutationsrate der Hämophilie als typisch betrachtet, dann tritt beim Menschen alle fünf Generationen eine neue DNS-Veränderung in einem funktionellen Gen auf. In England wären das pro Generation etwa zehn Millionen Veränderungen in den aktiven Genen – eine nicht gerade kleine Zahl. Das tatsächliche Vorkommen kann noch höher sein. Untersuchungen hormoneller Veränderungen an Frauen, die versuchen, schwanger zu werden, haben gezeigt, daß acht von zehn befruchteten Eizellen spontan abgestoßen werden, meistens ohne daß die Frau überhaupt etwas merkt. Viele dieser Zellen sind möglicherweise Träger letaler Mutationen. Oft gehen Chromosomenteile oder ein ganzes Chromosom während der Entstehung von Spermie oder Eizelle verloren. Die Häufigkeit solcher chromosomaler Irrtümer ist bei totgeborenen Kindern zehnmal so groß wie bei lebendgeborenen.

Warum jedes Gen seine eigene Mutationsrate hat und warum es überhaupt so viele Mutationen gibt, wissen wir nicht. Es gibt bis zu tausend Variationen von Gen zu Gen. Bei größeren Genen mit mehr durchsetzten DNS-Stücken geht öfter etwas schief als bei kleineren, und manche DNS-Basenkombinationen ändern sich häufiger als andere. Die kurzen Segmente replizierter DNS außerhalb der funktionellen Gene (wie die des ‹genetischen Fingerabdrucks›) zeigen eine hohe Irrtumsrate. Es kann sein, daß bis zu zehn Prozent der Menschen eine Veränderung in diesem Teil ihrer DNS weitergeben. Vermutlich hat auch die Mutationsrate selbst eine Evolution durchgemacht. Es gibt Enzyme, die den Schaden reparieren können, aber wenn sie fehlen, wird er größer.

Die Zahl der Mutationen sowohl in Körperzellen wie in Spermie oder Eizelle kann auf vielfache Weise erhöht werden. Bei Tieren haben Strahlungen (Röntgenstrahlen beispielsweise) dramatische Auswirkungen. Am 6. August 1945 fiel eine Atombombe auf Hiroshima, zwei Tage danach eine zweite Bombe auf Nagasaki. Sie beendeten effektiv den Krieg mit Japan – und, wie der japanische Kaiser in seiner ersten Radiostellungnahme mit einem gewissen Understatement seinem Volk mitteilte, ‹die Situation wird sich nicht unbedingt zu Japans Vorteil entwickeln›. Bald darauf sandten die Amerikaner ein Wissenschaftlerteam, eine Kommission für die Opfer der Atombombe, in die zerstörten Städte. Man wollte in Erfahrung bringen, ob die Kinder verstrahlter Überlebender neue genetische Schäden aufwiesen.

Man entwickelte ein System, um alle Frauen, die schwanger wurden, und ihre Kinder zu untersuchen. In den ersten Jahren mußte man sich darauf beschränken, Geburtsschäden und verlangsamtes Wachstum zu beobachten. Erst gegen 1950 war die Technologie so weit fortgeschritten, daß man chromosomale Veränderungen bei Kindern verstrahlter Eltern feststellen konnte, und ab Mitte der sechziger Jahre suchte man zwanzig Jahre lang intensiv nach Veränderungen in den Proteinstrukturen.

Der abschließende Bericht der Kommission (die inzwischen Forschungsstiftung für Strahlungsauswirkungen hieß) erschien 1991. Die Kinder wurden in zwei Gruppen aufgeteilt: jene, deren Eltern weniger als zweieinhalb Kilometer von der Explosion entfernt gewesen waren, und jene, deren Eltern weiter weg gewesen waren. Die Aufgabe wurde erschwert, als man vor einigen Jahren feststellte, daß die Bombe nicht genau da explodiert war, wo man es vermutet hatte. Jeder Überlebende wurde interviewt, um herauszufinden, wo er sich zum Zeitpunkt der Explosion befunden hatte, ob ein Gebäude ihn geschützt hatte und wo er im Verhältnis zur Strahlungsquelle gestanden hatte. Die meisten konnten sich sehr gut an den Augenblick erinnern, als die Bombe fiel, und daher war es möglich, die Dosis zu schätzen, die sie abbekommen hatten.

Man überprüfte über eine Million proteincodierende Gene und testete Tausende Elektrophorese-Gels, um herauszufinden, ob es zu irgendwelchen Verschiebungen der Bandenpositionen bei Kindern im Vergleich zu denen ihrer Eltern gekommen war. Es fanden sich drei Mutationen bei Kindern, deren Eltern während der Explosion in einer der Städte gewesen waren, und drei bei Kindern, deren Eltern sich außerhalb der Fallout-Zone befunden hatten. Diese Leute haben vermutlich eine höhere Strahlendosis abbekommen als irgend jemand anderes in der Geschichte der Menschheit. In welchem Ausmaß ein jeder von ihnen betroffen war, ist schwer zu sagen. Neue Untersuchungen der chemischen Veränderungen im Beton, der von 1945 übriggeblieben ist, lassen darauf schließen, daß die Dosis sogar noch höher war als angenommen. Dennoch scheint die Rate der DNS-Schädigungen nicht sehr gestiegen zu sein.

Mutationen bei diesen proteincodierenden Genen sind so selten, daß sogar die doppelte Rate an Mutationen in der der Strahlung ausgesetzten Bevölkerung bei der Reihenuntersuchung durch die Kommission für die Opfer der Atombombe hätte übersehen werden können, ganz gleich wie groß der Untersuchungseinsatz war. Die Überprüfung von zweihundertfünfzigtausend Neugeborenen in Ungarn nach der Katastrophe von Tschernobyl ergab ebenfalls keine Hinweise auf eine Zunahme der Anzahl genetisch bedingter Krankheiten.

Es besteht allerdings kein Zweifel daran, daß Strahlung vererbbare Mutationen beim Menschen hervorrufen kann. Bis zu zwei Drittel der Spermien von Krebspatienten, die intensiv bestrahlt wurden, zeigen chromosomale Veränderungen. Außerdem wissen wir anhand anderer Lebewesen, daß auch niedrigere Strahlendosen Anlaß zu ernster Sorge geben, zumal es eine klare Verbindung gibt zwischen Wirkstoffen, die Mutationen in Spermie und Eizelle hervorrufen können, und solchen, die zu Krebs führen (vgl. S. 107). Die in

England am ehesten vermeidbare Strahlenquelle ist Radon, ein Gas, das aus Granit ausströmt. Die Leute in Cornwall in ihren Granithäusern sind unter Umständen einer stärkeren Strahlung ausgesetzt als die Arbeiter in Atomkraftwerken. In den Vereinigten Staaten baute man Häuser auf Fundamenten, für die radioaktiver Sand verwendet wurde. Die Bewohner waren einer zwanzigfach höheren Strahlendosis ausgesetzt, als es sonst im Alltag üblich ist, und ihre Häuser werden inzwischen abgerissen. Bisher war das in England noch nicht der Fall, aber man rät den Leuten, zur Vermeidung von Gasansammlungen Ventilatoren einzubauen. Es gibt noch etliche andere Strahlungsquellen (wie das Fliegen, das Röntgen und sogar das Leuchtzifferblatt der Armbanduhr), aber bei den meisten Menschen fallen sie nicht sehr ins Gewicht.

Chemikalien haben vermutlich eine größere Bedeutung. Die Anzahl chromosomaler Irrtümer ist bei Arbeitern in Atomkraftwerken etwas höher als in der Bevölkerung im allgemeinen. Bei Leuten, die in Kohlekraftwerken arbeiten, ist sie noch höher aufgrund der chemischen Schadstoffe, die bei der Kohleverbrennung entstehen. Ein Durchbruch auf diesem Gebiet war der Einsatz von Bakterien, um die Schädlichkeit von Chemikalien zu testen. Alle möglichen und unmöglichen Wirkstoffe wurden überprüft. Einige wie zum Beispiel ein Mittel, das man früher zum Haarefärben benutzte, wurden verboten. Auch andere, darunter Wirkstoffe im Pfeffer, im Earl Grey-Tee und in manchen Pestiziden, verursachten Mutationen. Manche der wirksamsten Stoffe kommen in der Natur vor. Das ist gar nicht erstaunlich, denn Pflanzen produzieren viele giftige Stoffe, um sich vor Insekten zu schützen. Zyniker behaupten, Naturkost, auf der giftiger Schimmel wächst, sei viel gefährlicher als gespritzte Nahrung. Glücklicherweise scheinen Obst und Gemüse die Mutationsraten zu senken. Selbst ein Temperaturanstieg kann zu mehr Mutationen führen, und in der Granitstadt Aberdeen könnte der Kilt durch das Kühlen der unteren Regionen dazu beitragen, eventuelle Auswirkungen von Radon aufzuwiegen.

Mutationen, ganz gleich wie sie entstehen, sind das Rohmaterial der Evolution. Die Menschen – und alle anderen Lebewesen – verändern sich im Lauf der Zeit, indem sie sie speichern. Sie verändern sich, aber sie degenerieren nicht. Das Leben schreitet fort, es zerfällt nicht. Dennoch ist jeder einzelne sterblich. Das Älterwerden führt zur zunehmenden Korrosion der Körpermaschinerie, bis sie schließlich zusammenbricht.

Ein Teil dieser Erosion entsteht aus den genetischen Veränderungen in unserem Körper. Um aus einer befruchteten Eizelle einen Menschen zu machen, braucht es Hunderte Millionen Zellen, von denen jede ihre eigene Kopie der ursprünglichen Erbinformation enthält. Da der Kopierprozeß nicht perfekt vor sich geht, gibt es viele Fehlermöglichkeiten. Auch beim erwachsenen Menschen kommt es bei den meisten Zellen noch zu ständigen Zellteilungen. Die roten Blutkörperchen zum Beispiel erneuern sich ungefähr alle vier Monate. Millionen Zellen teilen sich in jeder Sekunde, und in jeder Minute produziert jeder Mensch Tausende Meilen frisch kopierte DNS. Hieraus ergibt sich, daß jeder im Lauf seines Lebens eine enorme Anzahl neuer Mutationen in seinen Körperzellen speichert. Jeder einzelne stellt ein System dar, das sich ständig weiterentwickelt und dessen Identität sich von Tag zu Tag ändert.

Einige dieser Veränderungen können Katastrophen auslösen. Viele Krebsarten sind auf ähnliche genetische Zwischenfälle zurückzuführen wie angeborene körperliche Defekte. In den letzten zehn Jahren hat sich bei einigen Krebsformen der Verdacht erhärtet, daß sie genetisch bedingt sind. Sie entstehen entweder als schlichte Irrtümer der Körperzellen-DNS oder aus einer ererbten Veranlagung, die durch irgendeinen äußeren Einfluß aktiviert wird. Es gibt ungefähr einhundert spezialisierte Gene, die das Zellwachstum kontrollieren. Wenn sie mutieren, kann es zu völlig unkontrollierter Zellvermehrung kommen und, wie bei der Hämophilie, zu allen möglichen Fehlern. Vielleicht verändert sich eine einzige DNS-Base, oder es gehen ganze Informationsabschnitte verloren. Manchmal passiert der Irrtum bei

Genen, die von einem Chromosom zum nächsten unterwegs sind, und gelegentlich finden sich erstaunlicherweise Viren als Träger von Krebsgenen, die denen des Menschen ähnlich sind und über die Viren in die DNS gelangen. Oft sind mehrere verschiedene genetische Zwischenfälle an der Entstehung einer Krebserkrankung beteiligt. Das allgemeine Bild unterscheidet sich nicht sonderlich von dem der Mutation in Spermie oder Eizelle.

Was auf die ererbten Mutationen in den Keimzellen zutrifft, gilt ebenso für die erhöhte Wahrscheinlichkeit einer Schädigung durch Strahlung und Chemikalien. Bei manchen genetisch benachteiligten Menschen kann schon geringe Sonneneinwirkung zu Hautkrebs führen. Manche haben ein fehlerhaftes Gen, das sie daran hindert, eine geschädigte DNS zu reparieren. Für die meisten entsteht das Risiko jedoch aus ihrer Kombination aus Genen für rotes Haar und für blasse Haut, die mehr ultraviolette Strahlen in die Zellen einläßt. Im Ersten Weltkrieg wurden die Leuchtzifferblätter von Armbanduhren mit einem radioaktiven Material bestrichen. Viele der bedauernswerten Frauen, die diese Arbeit verrichteten, leckten den feinen Pinsel, den sie dazu benutzten, immer wieder ab. Die meisten starben an einer ‹Phosphor-Kinn› genannten Krebserkrankung. Bis zu zweitausend Fälle von Lungenkrebs in England – ein Zwanzigstel der Gesamtzahl – sind jährlich auf Radon zurückzuführen. In der Nähe einiger Atomkraftwerke ist es offenbar zu erhöhtem Auftreten von Leukämie bei Kindern gekommen, obwohl die Menge der Emissionen viel zu niedrig zu sein scheint, um diesen Effekt direkt hervorzurufen. Die meisten Leute sind Strahlungen in so geringem Maße ausgesetzt, daß sie als Hauptursache für eine Krebserkrankung kaum in Frage kommen.

Wiederum spielt die Chemie eine Rolle. Chemikalien im Tabakrauch sind potente Träger genetischer Schäden, wie sich an Bakterien gezeigt hat. Einige Industriechemikalien sind genauso gefährlich. Auch Alkohol ist nicht unschuldig, besonders wenn er, wie es häufig geschieht, von einer Zigarette begleitet wird. Gewisse Chemikalien binden sich an die

DNS, um ihren Schaden einzubringen. Wenn man die Menge der gebundenen Chemikalien mißt, kommt man zu einer Einschätzung dessen, wie sehr die Menschen Mutagenen ausgesetzt sind. An manchen Orten ist dies geradezu beängstigend. Die polnische Stadt Gliwice ist einer der am meisten verschmutzten Orte der Welt. Ein großer Teil dieser Verschmutzung kommt aus dem Steinkohlebergbau. Gliwice hat eine sehr hohe Krebsrate. Bei vielen Einwohnern wurden große Mengen giftiger Chemikalien in ihrer DNS nachgewiesen. Im Winter, wenn die Verschmutzung am höchsten ist, steigern sich diese Mengen erheblich. Die Wahrscheinlichkeit, daß auch die Krebsrate weiter steigt, ist groß.

Krebs steht für den Zerfall der genetischen Information und den Verlust der Zellkontrolle durch die zelleigene DNS. Auch das Alter spiegelt diesen Prozeß wider. Unser Körper befindet sich in einem ständigen Fieber der DNS-Replikation, und je älter wir werden, desto mehr Teilungen und Fehlermöglichkeiten hat es gegeben. Die Zellen eines Neugeborenen sind nur durch einige hundert Teilungen von der Eizelle entfernt. Meine jedoch, im Alter von neunundvierzig Jahren, sind Tausende entfernt. Meine Gene haben viel mehr Möglichkeiten zur Mutation gehabt als die eines Babys. Erschwerend kommt hinzu, daß sie den Schaden längst nicht mehr so leicht reparieren können. Mutationsauswirkungen bei älteren Menschen sind direkt erkennbar. Ihre Zellen können veränderte Gene enthalten, die unpassende Proteine produzieren. Viele ältere Europäer haben zum Beispiel einen zwar geringen, aber deutlich sichtbaren Anteil an Sichelzellenhämoglobin in ihrem Blut. Dieses Gen findet sich üblicherweise nur bei Afrikanern und gilt im Fall der Europäer als eine Alterungsmutation.

Hier finden sich viele Erklärungen dafür, daß Krebs großenteils eine Alterserscheinung ist. Die biologische Identitätskrise, die wir als Alter bezeichnen und die vom Tod behoben wird, tritt dann ein, wenn die genetische Botschaft so degeneriert ist, daß ihre Instruktionen keinen Sinn mehr ergeben. Die Alterungsrate ist vorgegeben. Mäusezellen in der Zellkultur teilen sich nach ungefähr vier Jahren nicht mehr, wohingegen die Zellen des Menschen fast hundert Jahre lang weitermachen können.

Wie bei einer Serie von Fotokopien geht auch bei der Zellteilung bei jeder neuen Kopie ein kleines Stückchen Information verloren. Teile der Information verschwinden im Lauf der Zeit völlig. Die DNS ist in Chromosomen gepackt, die an ihrem Ende ein Stück DNS von spezifischer Länge besitzen, das mit zunehmendem Alter kürzer wird. In einem Baby beträgt es ungefähr zwanzigtausend Buchstaben, bei einem Sechzigjährigen weniger als die Hälfte davon. Tumorzellen haben sogar noch mehr DNS von ihren Chromosomenenden eingebüßt. Ungefähr vier Buchstaben dieses Abschnitts der genetischen Information gehen bei jeder Zellteilung verloren; ein alter Körper verfügt also nur noch über ein unvollständiges Instruktionshandbuch mit vielen Druckfehlern. Das gleiche geschieht mit den mitochondrialen Genen, die mit Irrtümern vollgepumpt werden, während das Alter unerbittlich fortschreitet.

Möglicherweise ist das Alter überhaupt das Ergebnis einer Akkumulation genetischer Zwischenfälle. Menschliche Zellen in der Zellkultur altern schneller, wenn sie einen Defekt tragen, der die Mutationsrate erhöht. Manche Kinder, die eine Krebsveranlagung geerbt haben, zeigen früh Senilitätssymptome. Das Immunsystem, das die höchste Mutationsrate unter allen Körperzellen aufweist, gehört zu den ersten Zellen, die im Alter versagen. Es sieht so aus, als sei unser Zerfall im Alter zumindest teilweise auf Mutationen zurückzuführen.

Im Alter nehmen auch die genetischen Irrtümer in Spermie und Eizelle zu. In einer schwedischen Untersuchung der Hämophilie waren Väter, deren Töchter neue Mutationen zeigten, acht Jahre älter als der schwedische Durchschnittsvater. Es ist mehr als ein Zufall, daß Königin Victorias Vater bereits über fünfzig war, als sie auf die Welt kam. Die Spermien eines alten Vaters sind durch viel mehr Generationen von Zellteilungen von der befruchteten Eizelle entfernt, die ihn hervorgebracht hat, als die eines jüngeren Mannes.

Die Auswirkungen des Alters sind bemerkenswert. Die

chromosomale Mutation, die zum Down-Syndrom führt, ist bei Müttern über fünfundvierzig dreißigmal verbreiteter als bei Teenagern. Auch die Anzahl von Fehlgeburten ist im Alter zwischen fünfunddreißig und fünfundvierzig Jahren um ein Fünffaches höher als bei jüngeren Frauen, vermutlich aufgrund der Akkumulation chromosomaler Schäden.

All diese Fakten werfen ein etwas ironisches Licht auf die Absichten einer Institution, die es sich zur Aufgabe gemacht hat, den Zerfall der menschlichen Rasse aufzuhalten und umzukehren: Ich meine das *Centre for Germinal Choice* in Kalifornien, in dem Nobelpreisträger ein genetisches Depot für hoffnungsvolle Mütter anlegen. Die Deponierer hatten möglicherweise irgendwann einmal, wie sie behaupten, die genetische Perfektion erreicht. Da sie inzwischen älter geworden sind, ist diese Perfektion allerdings durch das Alter ruiniert worden.

Wenn unsere Gene sich also während unseres Lebens ändern und zerfallen, warum degeneriert die menschliche Rasse dann nicht im Verlauf der Generationen? Die Antwort scheint in der Sexualität zu liegen. Sie zu definieren, ist einfach: Es ist die Möglichkeit, Gene verschiedener Vorfahren in ein und derselben Person zusammenzubringen. Wie das folgende Kapitel zeigt, gibt sie uns die Möglichkeit, uns von den schädlichen Mutationen, die in jeder Generation neu auftreten, zu befreien. Sexualität ist die Antithese zum Alter – und das in mehrfacher Hinsicht.

Fast alle Romane, Theaterstücke oder Kunstwerke drehen sich um das ewige Dreieck aus Sexualität, Alter und Tod. Alle drei sind – wie unsere Existenz an sich – Aspekte derselben Sache: Aspekte der Irrtümer bei der Transmission von Genen – der Mutation. Die Menschheit ist kein zerfallendes Überbleibsel einer einstmals großen Rasse. Wir sind das Produkt der Evolution, einer Serie erfolgreicher Fehler. Die Genetik hat die Antwort auf eine unserer ältesten Fragen geliefert: Warum zerfällt der Mensch, nicht aber die Menschheit? Zumindest in einer Hinsicht liegt unsere Rettung in unseren Genen.

FÜNFTES KAPITEL
Der Kampf der Geschlechter

Biologen sind auf kindliche Weise von der Sexualität fasziniert. Wie Teenager macht sie das Ganze verlegen, weil sie keine Ahnung davon haben. Was Sexualität bedeutet, warum sie entstand und wie sie funktioniert, sind die größten unbeantworteten Fragen in der Biologie. Aber sie muß wichtig sein, denn schließlich ist sie sehr aufwendig. Wenn einige Arten damit zurechtkommen, daß es nur Weibchen gibt, deren jedes Kopien von sich selbst anfertigt, warum geben sich so viele andere mit Männchen ab? Wenn ein Weibchen die Männer aufgäbe, könnte es doppelt so viele Töchter wie zuvor produzieren – Töchter, die seine sämtlichen Gene tragen würden. Statt dessen verschwendet das weibliche Geschlecht Zeit: zunächst mit der Partnersuche und dann mit dem Produzieren von Söhnen, die nur die Hälfte des weiblichen Erbes übernehmen. Wir wissen immer noch nicht genau, warum es überhaupt Männchen gibt. Und wenn die Natur sie schon braucht, warum dann so viele? Eines oder zwei würden sicher zur Befruchtung sämtlicher Weibchen ausreichen, doch von wenigen Ausnahmen abgesehen bleibt das Verhältnis der Männchen zu den Weibchen bei allen Lebewesen auf der Welt ein unverändert gleichgewichtiges.

Die Obsession mit dem Geschlechtlichen ist uralt. Die frühesten Kunstwerke sind unverhohlen sexueller Art. Die ‹tanzende Venus vom Galgenberg›, eine elegante, schlangenähnliche Statuette ohne die übertrieben betonten Brüste und Pobacken der späteren Venusfiguren, ist ungefähr dreißigtausend Jahre alt. Das Interesse an weiblichen Formen ist noch viel älter. Ein kleiner Kiesel, bei Ausgrabungen in Israel gefunden, ist so eingekerbt worden, daß er dem Körper einer Frau ähnelt. Er ist möglicherweise achthunderttausend Jahre alt und damit das älteste bekannte Kunstwerk der Welt. Auch die Neugier auf alles, was mit Sex zusammenhängt, ist nicht neu. In seinem *Symposion* vertritt Plato die Theorie, daß es einstmals drei Geschlechter gegeben habe – Männer, Frauen und Androgyne oder Hermaphroditen. Das dritte Geschlecht wurde vom erzürnten Zeus gespalten und dazu verdammt, bis in alle Ewigkeit seinen Partner zu suchen. Dies ermöglichte Plato nicht nur eine Erklärung für den Ursprung der Geschlechter und das Zahlenverhältnis zwischen Männern und Frauen, sondern auch eine einleuchtende Deutung der Verschiedenartigkeit sexueller Attraktivität und Präferenzen, an der sich von der Antike bis heute nichts verändert hat. Zweitausend Jahre später hatte der englische Witzbold Sydney Smith die gleiche Idee, allerdings waren seine drei Geschlechter Männer, Frauen und Kleriker.

Die Sexualität zu definieren, ist nicht schwer: Sie ermöglicht es, Individuen zu produzieren, die Gene von mehr als einer Abstammungslinie enthalten, so daß die Erbinformationen verschiedener Vorfahren in jeder Generation zusammenkommen. Bei nichtgeschlechtlichen Wesen hat jedes eine Mutter, eine Großmutter, eine Urgroßmutter und so fort in einer ununterbrochenen Kette direkter Abstammung bis zu jener Urmutter, die am Anfang der Linie steht. Organismen mit Geschlecht sind anders: Die Anzahl der Vorfahren verdoppelt sich in jeder Generation. Jeder hat zwei Eltern, vier Großeltern und so weiter. Bei der Entstehung von Spermie oder Eizelle werden in beiden die Gene mittels Rekombination neu angeordnet (vgl. S. 72). Nach der Befruchtung kommen diese neuen Anordnungen zusammen, um ein neues und einzigartiges Individuum hervorzubringen. Das neue Mischen der Erbinformation bildet den Kern der sexuellen Reproduktion.

Die Bedeutung der Sexualität zeigt sich an zwei gleichnamigen Helden der britischen Geschichte, nämlich König Edward VII. (der in den Jahren vor dem Ersten Weltkrieg wirkte) und der König-Edward-Kartoffel (die seit ungefähr der gleichen Zeit die britische Arbeiterklasse ernährt hat). Im Unterschied zur königlichen Familie pflanzt sich die Kartoffel ungeschlechtlich fort. Jede König-Edward-Kartoffel ist identisch mit jeder anderen und hat die gleichen Gene wie der ehrwürdige Ahne aller Kartoffeln dieses Namens. Das ist gleichermaßen praktisch für Kartoffelbauer wie Gemüsehändler, und deshalb wird Sexualität bei Kartoffeln nicht gefördert. Bei König Edward sieht es anders aus. Die Hälfte seiner Gene kam von seiner Mutter, Königin Victoria, die andere Hälfte von seinem Vater, Prinz Albert. Er selbst war eine neue und einzigartige genetische Mischung, zusammengesetzt aus Eigenschaften seiner Eltern und denen eines immer breiter werdenden Aufgebots an Vorfahren.

Das ist die Sexualität. Warum es sie gibt, ist schwerer zu begreifen. Eine Theorie darüber, warum das Leben nicht weiblich ist, hat mit der Mutation zu tun. Wenn es in einem geschlechtslosen Organismus zu einer schädlichen Veränderung der DNS kommt, wird diese an sämtliche Nachkommen weitergegeben. Keiner kann sich je von ihr befreien, ganz gleich wie zerstörerisch sie ist, es sei denn, es käme irgendwann zu einer gegenläufigen Veränderung im selben Gen, was höchst unwahrscheinlich ist. Mit der Zeit wird sich ein weiterer schädlicher Irrtum auf einem anderen Gen einstellen, und nach und nach setzt im Verlauf der Generationen ein Zerfall der Erbinformation ein, ganz ähnlich dem Zerfall in unseren alternden Körpern, in denen die Zellen sich ohne die wohltätigen Effekte der Sexualität teilen. Bei einem geschlechtlichen Wesen kann die neue Mutation dadurch unterdrückt werden, daß sie nicht an alle Nachkommen weitergegeben wird. Geschlechtlichkeit ist außerdem gut für die Evolution: Wenn die Umwelt sich ändert (und das tut sie oft), sind einige der neuen Genkombinationen besonders gut geeignet, mit den neuen Herausforderungen fertig zu werden.

Bisher haben nur wenige Geschöpfe dem Sex abgeschworen, darunter die eine oder andere Eidechse oder auch ein paar Fische, aber keiner unserer nahen Verwandten. Selbst die grüne Blattlaus, die die längste Zeit ohne Sex auskommt, überkommt ungefähr einmal im Jahr das Bedürfnis, sich geschlechtlich zu vermehren. Mit gelegentlichen Ausnahmen wie den Rädertierchen (winzige Frischwasserkreaturen, bei denen niemals ein Männchen gesichtet wurde) scheinen alle ungeschlechtlichen Linien von Vorvätern mit einem normalen Sexualleben abzustammen, die vor nicht allzu langer Zeit existierten. Also ist die Enthaltsamkeit vermutlich eine evolutionäre Sackgasse. Warum sie von Übel ist, wissen wir nicht wirklich, denn trotz der betörenden Mutationstheorie müssen wir uns eingestehen, daß der Grund für die Existenz von Frauen offensichtlich klar ist, während kein Mensch eine genaue Vorstellung davon hat, welchen Sinn es haben soll, ein Mann zu sein.

Männer (und die meisten Wissenschaftler sind natürlich Männer) haben viele Versuche unternommen, ihre Existenz zu rechtfertigen. Sie verweisen auf die Probleme jener Geschöpfe, die auf Männchen verzichtet haben. Fast alle ungeschlechtlichen Pflanzen sind nur für einige Jahre brauchbar. Sie werden so sehr mit genetischen Schäden belastet, daß sie nicht länger gedeihen oder das evolutionäre Rennen gegen ihre Parasiten verlieren. Ihre Linie ist dem Altern ausgesetzt.

Kartoffeln sind ein gutes Beispiel für die Risiken des Zölibats. Die irische Kartoffel-Hungersnot ist darauf zurückzuführen, daß die Kartoffeln fast ausnahmslos einer alten und geschlechtslosen Sorte angehörten. Mitte des 19. Jahrhunderts entstammte jede europäische Kartoffel einer oder zwei Sorten, die dreihundert Jahre zuvor aus der Neuen Welt eingeführt worden waren. Die neue Frucht verbreitete sich rasch in ganz Europa. Ludwig XVI. von Frankreich hatte in schlauer Kenntnis des bäuerlichen Denkens die ersten Kartoffeläcker tagsüber bewachen lassen und die Wächter nachts abgezogen. Die Bauern, beeindruckt vom offensichtlichen Wert der Pflanze, schlichen sich nachts auf die Äcker und stahlen sie für ihre eigenen Felder. In Irland aß um 1840 jeder Erwachsene ungefähr zehn Pfund Kartoffeln pro Tag (hauptsächlich deshalb, weil das Getreide als Steuern an die

Grundherren in England abgetreten werden mußte). Die Hungersnot schlug schnell und mit verheerender Wirkung zu. 1845 schrieb das irische Blatt *Freeman's Journal*: ‹Wir bedauern mitteilen zu müssen, daß wir von mehr als einem Korrespondenten Berichte aus Irland über eine sogenannte «Cholera» bei Kartoffeln erhalten haben, besonders im Norden des Landes. In einem Fall hatte der Betreffende bis zum letzten Montag Kartoffeln – die schönsten, die er je sah – aus einer Furche eines bestimmten Ackers ausgegraben. Am Dienstag fand er, daß die Knollen in derselben Furche alle verdorben waren und ungenießbar für Mensch oder Vieh.› In den folgenden fünf Jahren verhungerten eineinhalb Millionen Menschen in Irland. Ihre Ernte war von einem Pilz befallen worden, dem Kartoffelbrand. Der Pilz ist geschlechtlich; viele Generationen des Pilzes kommen auf eine Generation der Wirtspflanze, und der Parasit entwickelte sich rascher, als es die Kartoffel konnte. Heutzutage wird alle paar Jahre mit Pflanzen mit anderen Genen experimentiert, um solche Katastrophen zu verhindern. Andere ungeschlechtliche Früchte wie die Banane sind dem Schicksal der irischen Kartoffel bisher entkommen (obgleich es nicht für immer aufgehalten werden kann). Die Kartoffeln sind in eine evolutionäre Sackgasse gezwungen worden, aus der nur Sex herausführt.

Die Gefahren der Abstinenz zeigen sich auch an einem unserer (zumindest meiner) Chromosomen, einem Chromosom, das sich vom Sex abgewandt hat, jedenfalls im strikt genetischen Sinne. Das ist das Y-Chromosom, das nur Männer haben. Wenn Keimzellen entstehen, reihen sich alle Chromosomen nebeneinander auf – Chromosom 21 mit Chromosom 21 oder X mit X zum Beispiel – und schwelgen in der Rekombination, der Orgie von genetischem Materialaustausch, die im dritten Kapitel beschrieben wurde. Beim Mann stellt sich das Y-Chromosom mit dem X-Chromosom auf, aber diese Umarmung ist sehr lau. Nur die Spitze des Y-Chromosoms tauscht mit dem X-Chromosom genetisches Material aus. Der Rest des Chromosoms verharrt in einer Art genetischer Unberührbarkeit zum Schutz vor Angriffen anderer Gene.

Dieses Abwenden vom Sex hatte schreckliche Auswirkungen auf das Y-Chromosom. Außer den zur Bestimmung der Maskulinität erforderlichen Funktionen hat es kaum welche aufzuweisen. Statt dessen gibt es lange Sequenzen scheinbar sinnloser DNS-Buchstaben, von denen viele sich Tausende Male wiederholen. Vielleicht ist das ein Hinweis darauf, was mit ungeschlechtlichen Linien geschehen könnte, wenn die Abstinenz lange genug dauert. Mutationen akkumulieren sich und können nicht abgestoßen werden, und nutzlose DNS schleicht sich ein, die sich nicht mehr vertreiben läßt. Neben seiner bescheidenen Rolle beim Sichern des Fortdauerns der Männer verkörpert das Y-Chromosom eine furchtbare Warnung vor den Gefahren der Enthaltsamkeit.

Sexualität bedeutet, daß ständig neue Genmischungen in der Rekombination der Chromosomen beider Elternteile entstehen. Jede Generation produziert gelungene Individuen mit guten Spielkarten der Mutation, während andere weniger gute Karten erhalten, die sie nicht weitergeben können. George Bernard Shaw veranschaulichte dies mit einem abgedroschenen, aber biologisch zutreffenden Satz. Als eine Schauspielerin ihm vorschlug, ein Kind von ihm zu bekommen, das ihre Schönheit und seinen Geist erben sollte, verwies Shaw auf die Gefahr, daß das Kind mit ihrem Geist und seiner Schönheit auf die Welt kommen könnte. Die Sexualität mischt die Karten des Lebens neu: Sie bringt schöne Genies hervor, die überdauern, und häßliche Narren, die es nicht tun.

Sie steuert das Schicksal Tausender neuer genetischer Irrtümer, die in jeder Generation auftreten. Manche sind schädlich, andere nicht. Die Sexualität ist ein einfaches Verfahren, die Besten zusammenzubringen (von denen einige vielleicht besser als alles vorherige sind) und die Schlechtesten auszumerzen. Sie ist eine Art Erlösung, die in jeder Generation den biologischen Zerfall aufhebt. In gewisser Weise ist sie der Schlüssel zur Unsterblichkeit. Sie ist der Jungbrunnen – nicht für diejenigen, die sich an ihr gütlich tun, aber für ihre Gene. Geschlechtlichkeit beschleunigt die Evolution, weil jede Generation aus neuen und einzigartigen Genmischungen und nicht aus tausenden Kopien desselben Gens besteht. Statt jedesmal denselben Trumpf im Kartenspiel des Lebens auszuspielen (was vielleicht einmal funktioniert, aber wohl kaum bei allen Spielen), erhält jede befruchtete Eizelle neue Karten und eine neue Chance, den Kampf ums Überleben zu gewinnen. Vielleicht ist es nur eine kleine Chance, aber da so viele Karten verteilt werden, ist Sex eine zwar teure, aber durchaus lohnende Art, gegen eine feindliche Welt zu spielen.

Sexualität ist universell, faszinierend und kompliziert. Eine der überraschendsten Entdeckungen beim Vergleich der physikalischen DNS-Karte mit der biologischen Karte (die auf der Rekombination basiert, wie wir im dritten Kapitel gesehen haben) bestand darin, daß einige Teile unserer DNS erotischer sind als andere, jedenfalls in dem Sinne, daß an diesen passenderweise als *hot-spot* bezeichneten Stellen mehr Rekombinationen stattfinden.

Ein weiteres verwirrendes und delikates Problem berührt die Frage: Wenn schon Sexualität, warum dann Geschlechter? Wenn die Rekombination – das Vermischen des genetischen Materials zweier Individuen – eine so gute Sache ist, warum hat dann die Evolution keine Methode hervorgebracht, bei der jeder sich mit jedem paaren kann? Da wir auf Partner des anderen Geschlechts angewiesen sind, kommt einem die Zahl von nur zwei Geschlechtern sehr ineffizient vor. Fast alle Organismen (mit Ausnahme einiger einzelliger Kreaturen, die bis zu sechs Geschlechter haben) existieren nur in Form von Mann und Frau. Also steht auch nur die Hälfte der Population als potentielle Partner zur Verfügung. Bei drei Geschlechtern stünden zwei Drittel zur Verfügung, und bei hundert verschiedenen Geschlechtern könnten wir neunundneunzig Prozent unserer Mitwesen als mögliche Partner betrachten. Eine Antwort (nur eine von mehreren) hat mit dem zu tun, was zunächst wie die Antithese zur Sexualität aussieht – mit Konflikt.

Männer werden am besten als das Geschlecht mit den kleinen Geschlechtszellen definiert, den Spermien, Frauen als das mit den großen, den Eizellen. Körperzellen enthalten nicht nur die DNS im Zellkern, sondern noch erheblich mehr im Zytoplasma, das ihn umgibt. Ein Teil der DNS ist mit Mitochondrien assoziiert (die ihre eigenen Gene haben, vgl. S. 47f.). Bei vielen Lebewesen ist überhaupt viel mehr DNS im Zytoplasma vorhanden. Sie hat früher vielleicht einmal zu einfachen, selbständigen Lebewesen gehört, die mittlerweile in den Zellen als Trittbrettfahrer leben. Diese DNS hat (wie die im Zellkern) ihr eigenes Programm, das kopiert und an die folgende Generation weitergegeben wird. Das Zytoplasma ist ihr Territorium, und wie eine Amsel oder ein Tiger verteidigt sie ihr Revier gegen Eindringlinge. Wären Spermie und Eizelle gleich groß (und hätte jedes seine eigene äußere DNS-Population), dann bestünde die Gefahr eines Befruchtungskrieges. Dann würden plötzlich zwei Sätze zytoplasmischer Gene dasselbe Gebiet in der befruchteten Eizelle besetzen. Wie Tiger (und wie jene wenigen einfachen Pflanzen, die über Geschlechter mit gleich großen Geschlechtszellen verfügen) könnte ein Gensatz den anderen angreifen und überwältigen. Das wäre kostspielig und zeitraubend und könnte sogar die Gene im Zellkern schädigen.

Dieser Streit wird durch ein Geschlecht entschieden – nämlich das männliche –, indem es den Kampf einseitig aufgibt. Das kapitulierende Geschlecht gibt keines seiner zytoplasmischen Gene (die von der winzigen Spermie ausgeschlossen sind) weiter, während der Gewinner, der die Eizelle herstellt, eine große Anzahl Gene in seinem Zytoplasma weitergibt. Wie bei den meisten Kriegen ist auch hier die Zwei die einzige Zahl für eine stabile Gegnerschaft. Und die Existenz des Männlichen und Weiblichen (statt dutzender verschiedener Geschlechter) bedeutet Waffenstillstand im Kampf der Geschlechter.

Obgleich die Biologie nur eine vage Vorstellung davon hat, warum es Geschlechtlichkeit gibt und warum sie auf den langweiligen Dualismus von männlich und weiblich beschränkt ist, findet sie immer mehr darüber heraus, wie sie funktioniert. Die technische Revolution in der Genetik hat gezeigt, was für eine simple Angelegenheit die Sexualität für die (und während der) Empfängnis ist und zu was für einem komplizierten Wirrwar sie später im Leben wird.

Das Leben scheint im wesentlichen weiblich und die Maskulinität nur eine Modifizierung des Weiblichen zu sein. Das Gen, das Männlichkeit hervorbringt, ist einfach – so einfach, daß es Anstoß für eine neue (und für einige von uns recht deprimierende) Theorie über den Ursprung der Geschlechtlichkeit gegeben hat, die nämlich, daß das Männliche aus einem egoistischen Stück DNS entstanden sein könnte. Diese Theorie würde besagen, daß Männer lediglich Parasiten der Frauen sind, Individuen, die das Vergnügen haben, sich zu reproduzieren (und ihr männliches Gen weiterzugeben), ohne viel von den Schmerzen abzubekommen.

Das Y-Chromosom zwingt einen sich entwickelnden Embryo in die Maskulinität. Wenn es aus irgendwelchen Gründen nicht vorhanden ist, entwickelt sich der Fötus zu einem weiblichen Wesen. Manche Kinder werden mit einem zusätzlichen X-Chromosom geboren. Ihr Chromosomensatz lautet XXY. Solche Menschen sind männlich, aber sie sind unfruchtbar. Man hat Menschen mit mehreren X-Chromosomen und einem Y-Chromosom gefunden; auch sie sind männlich, was die Macht dieses kleinen Chromosoms beweist, seine Funktion dem X-Chromosom aufzuzwängen.

Das Gen, welches das Geschlecht beim Menschen bestimmt, wurde aufgespürt, nachdem man einige wenige Männer mit zwei X-Chromosomen entdeckt hatte. (Dies steht in scheinbarem Gegensatz zu der Regel, daß man ein Y-Chromosom braucht, um männlich zu sein.) Bei diesen Männern (die meisten wissen nichts davon) ist ein winziges Teilchen des Y-Chromosoms abgebrochen und an ein X-Chromosom gebunden. Dieses X-Chromosom wurde dann mit der Information ausgestattet, die Männlichkeit zu verhängen vermag. Weil das Segment des übertragenen Y-Chromosoms so winzig ist, war das vergrößerte X-Chromosom sehr nützlich zum Aufspüren des entscheidenden Gens, das nur 240 DNS-Basen lang ist. Es findet sich in allen Säugetieren und ähnelt einem Gen, das die sogenannte Maskulinität in der Hefe bestimmt.

Die Maschinerie zur Entscheidung über das Geschlecht einer befruchteten Eizelle ist also einfach, doch der Weg zum ausgewachsenen männlichen oder weiblichen Exemplar ist kompliziert und umständlich. Sexualität ist eine flexible Sache. Bei manchen Lebewesen ist dies offenkundig. Bei Krokodilen wird das Geschlecht durch die Temperatur bestimmt, bei der die Eier reifen. Die Weibchen müssen ihr Gelege an einem Platz deponieren, wo die Temperatur sowohl Männchen als auch Weibchen zuläßt. Bei manchen Fischen spielt Verlegenheit – oder sozialer Druck – die entscheidende Rolle. Ein Weibchenschwarm wird von einem Männchen bewacht. Wenn das Männchen verlorengeht, gibt es eine Zeit des Durcheinanders, bis eines der Weibchen das Geschlecht ändert und die entscheidende Rolle übernimmt.

Die Bestimmung des Geschlechts eines Menschen ist also weniger strikt programmiert, als es zunächst den Anschein hat. Das Umschalten von weiblich auf männlich variiert von Spezies zu Spezies. Selbst dort, wo sie – wie bei uns – am Anfang der Entwicklung stattfindet, gibt es viele Möglichkeiten, auf dem Weg zur Reife die eine oder andere Abzweigung zu nehmen. Das die Männlichkeit bestimmende Gen schaltet eine Kaskade verschiedener Hormone ein. Manchmal läuft etwas schief, und es gibt eine ganze Reihe von Hermaphroditen und Transsexuellen, die aus Fehlern im einen oder anderen Glied der Geschlechtskette entstanden sind. Man hat sogar von einem Gen für Homosexualität gemunkelt, aber dies scheint (wie alle Behauptungen, daß Abweichungen vom normalen menschlichen Verhalten genetisch bedingt seien) eher in den Bereich des Phantastischen zu gehören.

Nachdem die Entwicklung zu einem Geschlecht begonnen hat, ergeben sich enorme Konsequenzen. Die Naturgeschichte ist hauptsächlich mit der wissenschaftlichen Erforschung der Sexualität befaßt, denn das, was Vögel, Insekten und Blumen voneinander unterscheidet, hängt weitgehend mit ihrer Fortpflanzung zusammen. Die Vielfalt sexueller Entscheidungen bei allen Lebewesen bedeutet, daß der Vergleich des Sexuallebens verschiedener Arten viel darüber aussagen kann, wie Geschlechtlichkeit entstanden ist und warum Tiere sich so verhalten, wie sie es tun. Wenn sich der Mensch auch auf vielerlei Weise vom Rest der Schöpfung unterscheidet, könnte es doch möglich sein, etwas über unser eigenes Reproduktionsverhalten zu erfahren, indem wir uns andere Spezies anschauen.

Viele haben versucht, aus Studien über das Privatleben der Affen zwingende Schlußfolgerungen für die Menschheit zu ziehen. Es ist immer gefährlich und meistens sinnlos, menschliches Verhalten mit den schlichten Formeln zu erklären, die auf Tiere zutreffen. Solche Versuche enden häufig in der Vermenschlichung der Natur, jener literarischen Falle, die Gefühle im Wetter oder in der Landschaft reflektiert sieht. Manchmal, allerdings sehr selten – wie in Emily Brontës *Die Sturmhöhe* –, funktioniert das, aber gewöhnlich endet es statt im Erhabenen im Lächerlichen. Die Anthropologie hat ein ähnliches Problem. Es ist schrecklich einfach, in die Tierwelt das hineinzulesen, was wir in unserer eigenen Welt gerne sehen würden, die Conditio humana als unvermeidliche Konsequenz unserer Biologie zu erklären. Selbst Charles Darwin, ein wahrer Brontë unter den Soziobiologen, hat sich geirrt. In seinen unveröffentlichten Aufzeichnungen findet sich der schlimme Satz: ‹Ursprung des Menschen jetzt nachgewiesen – die Metaphysik muß erblühen – wer den Gorilla begreift, wird mehr für die Metaphysik tun als Locke.›

Metaphysik ist eine Sache, Sexualität eine andere. Der Tierverhaltensforscher und Nobelpreisträger Konrad Lorenz sah uns als ‹Killeraffen›, die es darauf angelegt haben, durch das Ermorden ihrer Gegner die eigenen Gene durchzusetzen. Vielleicht erklärt das seinen anfänglichen Flirt mit den Nazis. Auf jedem besseren Flughafen kann man reihenweise Taschenbücher sehen, deren Umschläge sich damit brüsten, die menschliche Natur als historische Entwicklung der sexuellen oder sozialen Präferenzen des Menschenaffen erklären zu können. Bis vor kurzem hatte die Erforschung des sexuellen Verhaltens wenig mehr als Anekdoten zu bieten. Durch die Wiedergeburt einer der ältesten biologischen Techniken wurde sie transformiert. Der anatomische Vergleich überzeugte Darwin davon, daß Männer und Frauen mit den Affen verwandt sind. Heute gibt es die neue Wissenschaft der vergleichenden Verhaltensforschung, die viel darüber aussagt, wie und warum sexuelles Verhalten entstanden ist.

Wie viele Leute aus schmerzlicher Erfahrung wissen, ist die Sexualität von Hader durchdrungen. Die schiere Existenz von Männern und Frauen ist die Auslösung eines Kriegs über die Weitergabe zytoplasmischer Gene. Es gibt Kämpfe zwischen den Männchen um die Weibchen und zwischen Männchen und Weibchen, während sie Zeit und Mühe in die Aufzucht des Nachwuchses investieren. Manchmal ist der Streit offenkundig – so bei den Kämpfen unter den Männchen, die zur Evolution spektakulärer Organe wie dem Hirschgeweih führen, was dem Gewinner dazu dient, die Weibchen zu monopolisieren. Andere Charakteristika – wie das leuchtendbunte Gesicht des Pavians – sind feinerer Ausdruck männlicher Talente und entwickeln sich vielleicht aufgrund weiblicher Präferenzen.

Trotz aller lüsternen Spekulationen über Bärte, Brüste und Pobacken gibt es wenig Beweise, daß Menschen über ähnliche Charakteristika verfügen, aber wie bei den meisten Tieren ist der Konflikt zwischen menschlichen Männchen größer als beim anderen Geschlecht. Ein Mann zu sein, ist eine gefährliche Angelegenheit. Schon bei der Geburt gibt es ungefähr 105 Männchen auf 100 Weibchen. Bis zum Alter von sechzehn Jahren ist die Rate auf 103 zu 100 gefallen, und bei Siebzigjährigen gibt es doppelt so viele Frauen wie Männer. Männer haben häufiger Unfälle, mehr ansteckende Krankheiten und töten sich gegenseitig öfter, als es Frauen tun. Das Morden, ein fast ausschließlich männliches Ressort, erreicht seine Spitze sowohl in London wie in Detroit im Alter von fünfundzwanzig Jahren (wobei die Rate in Detroit vierzigmal höher liegt als in London), so ziemlich im besten Reproduktionsalter. Seltsamerweise leben Eunuchen und Mönche länger als Männer, die zu einem normalen Sexualleben verdammt sind.

Unsere nahen Verwandten haben einen ganz anderen Lebensstil. Aus menschlicher Sicht sind Schimpansen bedauernswert, und bei Gorillas ist es fad. Ein Schimpansenmännchen kopuliert Hunderte Male im Jahr mit Dutzenden verschiedener Weibchen. Der treue Gorilla dagegen muß bis zu vier Jahren warten, bis sein Weibchen nach einer Geburt wieder bereit ist, und selbst dann steht sie nur an zwei Tagen im Monat zur Verfügung. Deshalb kommt es bei den Gorillas natürlich zum heftigen Wettstreit um verfügbare Weibchen. Einem erfolgreichen Männchen kann es gelingen, ein Dutzend von ihnen um sich zu scharen, was selbstverständlich eine ganze Anzahl Mauerblümchen unter den Gorillamännchen zurückläßt, die um ihre Vermehrungsrechte kämpfen. Diese Kämpfe sind oft grausam. Das ist kein Wunder, denn die evolutionäre Zukunft des Männchens steht auf dem Spiel. Menschen sind in dieser Hinsicht eher ungewöhnlich. Sie leben in kooperierenden Gruppen als (mehr oder weniger) treue Paare. Damit gleichen sie mehr den Möwen als den meisten Affen. Das Verhalten des Pygmäen-Schimpansen ist dem unseren am ähnlichsten. Es ist zwar weniger erforscht als das seiner großen Verwandten, die Tiere scheinen aber in langdauernden Lebensgemeinschaften innerhalb einer stabilen Gruppe zu leben und zeigen noch andere Attribute, die den unseren gleichen (wie zum Beispiel die Missionarsposition beim Geschlechtsverkehr). Der Durchschnittsmann in Frankreich oder England hat im Verlauf seines Lebens zehn Sexualpartner. Wie bei vielen Primaten gibt es bei Männern mehr Variationen in ihrem Erfolg bei der Partnersuche als bei Frauen. Ein Prozent der Männer ist für sechzehn Prozent der Gesamtzahl an weiblichen Partnern verantwortlich.

Bei den Primaten passen die unterschiedlichen Körpergrößen von Männchen und Weibchen gut zu ihrem Paarungsverhalten. Bei den Arten mit großen Harems und wütenden Junggesellen sind die Männchen viel größer als die Weibchen, vermutlich weil Körperfülle und Aggression günstig sind im Kampf um einen Partner. Gorillamännchen sind doppelt so groß wie die Weibchen, während der entspanntere Lebensstil des Schimpansen die sexuelle Angriffslust gedämpft hat und bei ihnen Männchen und Weibchen ungefähr das gleiche Gewicht haben. Aus anatomischer Sicht könnte man davon ausgehen, daß die Menschen, bei denen ja die Männer nur ein bißchen größer sind als die Frauen, auf eine Geschichte gemilderter Polygamie zurückblicken, die irgendwo zwischen dem Verhalten von Schimpanse und Gorilla liegt.

Das menschliche Paarungsverhalten ist natürlich flexibel und kann sich rasch ändern (wie zum Beispiel in letzter Zeit hin zur seriellen Monogamie – konstante Beziehungen, aber mehr als eine im Leben). Hier scheint es einige allgemeingültige Regeln zu geben. Die strikte Monogamie ist selten. In den meisten Gesellschaften haben die Männer mehr als einen Partner im Leben. Die Polygamie (ein Mann mit gleichzeitig mehreren Ehefrauen) ist viel häufiger als die Polyandrie, die allerdings in Tibet praktiziert wird. Da in polygamen Gesellschaften wenige Männer viele Frauen haben, muß es einige geben, die gar keine haben.

Die Primaten erhellen noch andere Gefechte im Kampf der Geschlechter. Einige lassen auf eine wollüstigere Vergangenheit der Menschheit schließen als die wenig unterschiedliche Größe von Mann und Frau. Der Kampf unter den Männchen ist nach der Paarung nicht zu Ende. Auch zwischen den Spermien kommt es zum Wettstreit. Oft wird ein Weibchen den Samen des Männchens, mit dem es sich zuletzt gepaart hat, nutzen. Der erfolgreiche Samenspender muß also sicherstellen, daß sich kein anderer mit dem Weibchen paart, bis die Eizellen befruchtet sind. Deshalb bleiben Hunde nach der Kopulation zusammen. Das Männchen schützt das Weibchen vor Eindringlingen.

Eine weniger elegante Art, dafür zu sorgen, daß der eigene Samen obsiegt, ist das Überschwemmen der Spende des Vorgängers. Bei verschiedenen Primaten paßt die Größe der Hoden zur Promiskuität der Männchen. Schimpansen, die Schwerenöter unter den Primaten, haben riesige Hoden, während Gorillas – allen gegenteiligen Gerüchten zum Trotz – viel weniger gut bestückt sind. Die Menschen unterscheiden sich in dieser Hinsicht erstaunlicherweise gar nicht so sehr vom Schimpansen – was einige interessante Dinge über unsere Vergangenheit aussagen könnte. Die wahren Enthusiasten evolutionärer Erklärungen verweisen darauf, daß Männer mehr Sperma produzieren, wenn sie nach längerer Abwesenheit zu ihren Partnerinnen zurückkehren, möglicherweise um vorhandenes fremdes Sperma zu überwältigen. Außerdem ist da noch die bis heute von der Wissenschaft unbeantwortete Frage, warum der Mann, was die Penisgröße betrifft, herausragt. Es gibt Grenzen der Erklärbarkeit in der Biologie, und die sind hier möglicherweise erreicht. Allerdings hat es den Anschein, als ob ein neues Genre – die evolutionäre Pornographie – nur darauf warte, geschrieben zu werden.

Charles Darwin war nicht der erste, der begriff, daß Unterschiede bei sexuellen Erfolgen für die Evolution von Bedeutung sein könnten. James Boswell schrieb in seinem *Londoner Tagebuch* (das ihn mehr oder weniger als Sexualprotz erkennen läßt) mit leicht bigotter Koketterie, wenn man seinen Lebenswandel bedenkt: ‹Wenn venerische Freuden und das Recht auf Fortpflanzung der Art nur den Tugendhaften zustünden, wäre dies sicherlich sehr gut für die Welt.› Darwin vermerkte allerdings, daß die geschlechtliche Selektion (wie er es nannte) vermutlich viel mehr bedeute als nur die Fähigkeit des Männchens, sich gegen feurige Konkurrenten zu verteidigen. Er interessierte sich besonders für die Evolution von Charakteristika, die keinerlei biologischen Vorteil zu haben scheinen (wie der Pfauenschwanz oder der große Penis beim Menschen). Der Kampf für die Sexualität hatte möglicherweise noch andere Gründe als nur die evolutionäre Entwicklung großer und aggressiver Männchen. Wenn Weibchen aus dem einen oder anderen Grund ein bestimmtes männliches

Attribut bevorzugen (wie zum Beispiel einen bunten Schwanz), dann müssen Männchen, die über dieses Attribut verfügen, bei der Fortpflanzung erfolgreicher sein als andere. Der bunte Schwanz oder ein anderes Attribut wird in nachfolgenden Generationen immer weiter verbreitet, und die auffälligsten Männchen werden wiederum von den Weibchen bevorzugt. Mit der Zeit können bizarre Gebilde entstehen, die für die unglücklichen Männchen so aufwenig sind, daß keine weitere Entwicklung mehr möglich ist. Weibliches Wahlverhalten, so meinte Darwin, sei für den Geschlechterausgleich vielleicht ebenso wichtig wie männliche Aggression.

In seinem Buch *Die Abstammung des Menschen* ging er noch weiter. Er vertrat die Ansicht, weibliche Präferenzen seien die Erklärung für das unterschiedliche Aussehen der menschlichen Rassen. Die Unterschiede lagen seiner Ansicht nach nicht daran, daß die Menschen sich an ihren Lebensraum angepaßt hatten, sondern waren das Ergebnis weiblicher Willkür. Ein Mann gefällt den Frauen besser als ein anderer, also setzen sich seine Gene durch. Die Präferenzen ergeben sich aus Lust und Laune, sind von Ort zu Ort verschieden, und schließlich divergieren die Völker der Welt. Es stimmt zwar, daß Frauen sich ihre Partner passend zu ihrer eigenen Intelligenz, Farbe und – mehr als alles andere – der Länge des Mittelfingers aussuchen, doch bis jetzt gibt es keine Beweise dafür, daß ihre Art der Wahl für die Evolution von Bedeutung wäre.

Auch Männer neigen zu ähnlichen Einschätzungen der Attraktivität einer bestimmten Frau. Kein Geringerer als Galton hatte die Idee, eine zusammengesetzte Fotografie herzustellen, bei der die Bilder etlicher Schönheiten der feinen Welt übereinandergedruckt wurden. Er hoffte, damit so etwas wie das Bild der idealen Frau fabriziert zu haben. Sein Fräulein Durchschnitt sieht für unsere Augen eher langweilig aus. Das gleiche kann man heute mit dem Computer machen. Bei männlichen wie weiblichen Gesichtern finden die meisten Leute eine Mischung aus verschiedenen Personen attraktiver als das Bild nur einer Person. Und je mehr Gesichter zur Herstellung des Computerbildes verwendet wurden, desto positiver wird es beurteilt. Warum es zu diesem Triumph des Typischen kommt, wissen wir nicht (obwohl es extravagante und unbegründete Mutmaßungen gibt, daß Menschen mit auffälligen Gesichtern auch abweichende – und folglich schlechte – Gene hätten).

Jede Diskussion über die Evolution des Sexus scheint dazu verurteilt, sich eine Zeitlang an solch wilde Ufer der Spekulation zu verirren. Eine Theorie darüber, warum Männer exzentrische Charakteristika in sich tragen, ist als das Handicap-Prinzip bekannt geworden. Sie geht davon aus, daß Männer störend teure Ornamente entwickeln, um potentiellen Partnerinnen zu demonstrieren, daß ihre Gene stark genug sind, sich auf die ganze Mühsal einzulassen. Eine immerhin amüsante Idee. Sie hat als Erklärung für bizarre menschliche Verhaltensmuster wie Drogenmißbrauch herhalten müssen. Vielleicht trinken und rauchen Männer (oder nehmen noch härtere Drogen), um Frauen zu beweisen, wie knallhart sie sind, wie gut ihr Körper mit Mißhandlungen fertig wird und wie hervorragend sie sich aufgrund dessen zu Vätern eignen. Einer der verblüffendsten Funde in der modernen Anthropologie ist die Entdeckung kleiner Röhrchen in Maya-Gräbern. Vertreter der Handicap-Theorie glauben, daß diese Röhrchen für rituelle Drogenklistiere bei den mächtigsten Männern verwendet wurden, was eine sofortige Intoxikation garantierte und zu einer weit und breit bewunderten Demonstration sexueller Kraft führte. Der Brauch ist noch nicht bis zu den Straßen New Yorks vorgedrungen, aber es kann nicht mehr lange dauern, bis Crack zu einem weit größeren Problem wird, als es das heute ist.

Der Kampf unter den Männchen um die Gunst eines Weibchens ist häufig offensichtlich und vielleicht oft den persönlichen Erfahrungen der Biologen, die ihn erforschen, schmerzlich nahe. Auch zwischen Männchen und Weibchen gibt es viele Konfliktmöglichkeiten. Bei manchen Lebewesen beruht die Abneigung der Weibchen gegen einen neuen Partner, ganz gleich, wie sehr er sich bemüht, darauf, daß Männchen weniger in die Aufzucht der Nachkommen investieren. Für sie zahlt es sich aus, sich zu paaren und davonzulaufen, so viele Kinder wie möglich mit so vielen Partnerinnen wie möglich zu zeugen. Weibchen müssen da vorsichtiger sein. Es ist so aufwendig, Kinder in die Welt zu setzen und großzuziehen, daß sie den Partner vorziehen, der ein guter Vater zu werden verspricht, und die anderen ablehnen.

Dieser Interessenkonflikt wird manchmal auf brutale Weise offenbar. Bei manchen Lebewesen töten die Männchen die Kinder, die ein Weibchen von einem anderen hat, damit es für sie selbst verfügbar wird. Bei den indischen Languraffen sterben die meisten Jungtiere aus diesem Grund. Es gibt sogar eine Form von pränatalem Kannibalismus. Schwangere Mäuse und Stuten, die einem neuen Männchen preisgegeben sind, reabsorbieren ihre Föten. Dieses Verhalten hat sich möglicherweise aus dem Umstand entwickelt, daß der lebende Nachwuchs mit großer Wahrscheinlichkeit getötet werden würde.

Beim Menschen zeigt sich der zwischengeschlechtliche Konflikt auf weniger eklatante Weise. Hier ist der Kampf ökonomisch und nicht tödlich. Wenn Stammesverhalten als Leitfaden dienen kann, dann gibt es mehr Polygamie in Gesellschaften, die den Privatbesitz erfunden haben, weil Frauen gut ausgestattete Partner vorziehen. Wenn das Vermögen in nur wenigen Händen konzentriert ist, wird das Leben wie bei den Gorillas, wo die reichsten Männchen die Weibchen monopolisieren. Der zeugungsgewaltige (und steinreiche) Mullah Ismail der Blutdürstige von Marokko behauptete, 888 Kinder gezeugt zu haben. Obwohl wir im Westen uns inzwischen den Schimpansen zu nähern scheinen und die meisten Männer zumindest die Chance haben, Fräulein Richtig zu finden, hängt in manchen Gesellschaften der Paarungserfolg immer noch vom Wohlstand ab. Bei den Kipsigis in Südwestkenia ziehen die Frauen reiche Ehemänner vor. Ein wohlhabender Mann hat vielleicht ein Dutzend Frauen und achtzig Kinder, und je mehr Land ein Mann hat, desto mehr Frauen wird er auch besitzen. Viele der ärmsten

Burschen verlassen ihr Dorf als Teenager und haben niemals Kinder. Die Frauen haben fast alle Familien ähnlicher Größe. Es gibt Streit zwischen Männern und Frauen, weil die Männer das Kapital liefern und die Frauen entscheiden, wie und wo es investiert wird. Auch in England haben die Männer aus höheren Schichten viel mehr Partnerinnen als jene mit weniger Geld.

Wenn ein Volk ein anderes erobert, sind es die Männer, die aus ihrer dominanten Position Kapital schlagen und sich neue Frauen suchen. In der Cape-Coloured-Bevölkerung Südafrikas (eine Mischung aus Afrikanern und Europäern) befinden sich die meisten Gene irgendwo in der Mitte zwischen denen heutiger schwarzer und weißer Südafrikaner. Fast die gesamte DNS auf ihren Y-Chromosomen ist jedoch vom Typus her europäisch – was beweist, wie sehr weiße Männer in früheren Jahrhunderten ihre wirtschaftliche Macht über schwarze Frauen ausnutzten.

Der Kampf zwischen den Geschlechtern könnte ein weiteres ungewöhnliches Attribut der menschlichen Reproduktion erklären. Frauen sind die einzigen weiblichen Primaten, die nicht offen zeigen, wann sie am fruchtbarsten sind. Bei Hunden und vielen anderen Säugetieren ist das Weibchen ‹läufig›. Die meisten weiblichen Primaten annoncieren die zwei oder drei Tage in ihrem Zyklus, an denen die höchste Empfängnisbereitschaft besteht. Oft wird dies von ekstatischen Kopulationen mit einer ganzen Anzahl Männchen begleitet. Bevor es die moderne Medizin gab, wußten die wenigsten Frauen (und kein Mann), wann ihre fruchtbaren Tage waren. An ihrer Scheu auf diesem Gebiet zeigt sich vielleicht die Veränderung in der ökonomischen Beziehung der Geschlechter, die mit dem Aufkommen der Gesellschaft als solcher begann. Möglicherweise läßt sich darin der Versuch sehen, den Konflikt zwischen männlicher Promiskuität und weiblicher Sorge um den Nachwuchs zu lösen. Durch das Geheimhalten der fruchtbaren Tage sichert sich die Frau die ständige Aufmerksamkeit des Gatten. Wenn er nicht genau weiß, wann sie empfangen kann, wird er sich hüten, sich einer anderen Frau zuzuwenden, denn es könnte ja auch ein anderer Mann seine Abwesenheit ausnutzen. Natürlich sind das historische Spekulationen ohne direkte Beweise, die für oder gegen sie sprechen würden.

Selbstverständlich kümmern sich auch die Männer um ihren Nachwuchs. In den meisten Gesellschaften besteht allerdings ein Unterschied im Engagement. Wenn eine Beziehung zerbricht, ist es meistens die Mutter, die das Baby im Arm behält. Den Unterschied erkennt man auf subtile Weise. Es gibt viele genetische Tests, aus denen Eltern erfahren können, ob sie schädliche Gene in sich tragen und ob es demzufolge ratsam ist, eine Familie zu gründen. Manchmal erfahren sie auch, ob es bei ihnen selbst später im Leben zum Ausbruch einer bestimmten Krankheit kommen könnte. Die Chorea Huntington ist eine solche Krankheit. Doppelt so viele Frauen wie Männer lassen sich testen, vielleicht weil ihre Sorge um die Zukunft ihres potentiellen Kindes größer ist als die um ihren eigenen Seelenfrieden.

Im allgemeinen wird der Geschlechterkampf als zwar bedauerlich, aber unvermeidlich betrachtet. Man geht fast wie selbstverständlich davon aus, daß die Bindungen zwischen Mutter und Kind von gegenseitiger Zuneigung bestimmt sind. In der nüchternen Betrachtungsweise des Biologen jedoch basiert die Beziehung zwischen den Generationen auch auf Konflikten. Es gibt viele Möglichkeiten zur gegenseitigen Ausbeutung von Mutter und Kind. Es liegt im Interesse des Kindes, so viel Aufmerksamkeit wie möglich von der Mutter zu bekommen. Das Anliegen der Mutter ist es, gerade soviel zu gewähren, daß der Nachwuchs überlebt. Wenn sie einem Kind gegenüber zu großzügig ist, könnte das nächste darunter leiden.

Solche schockierend anmutenden Konfrontationen sind Binsenwahrheiten in der Tierwelt. Aus der Biologie erwuchs uns die tröstliche Annahme, daß es in der Natur nicht wirklich mit Zähnen und Klauen zugeht und daß die Tiere Angehörigen ihrer eigenen Art selten Schaden zufügen. Der Kampf um die erfolgreiche Vermehrung zeigt, wie falsch das ist. Adler legen mehrere Eier. Wenn genügend Nahrung vorhanden ist, werden alle Küken gefüttert; ist dies nicht der Fall, dann muß das Letztgeschlüpfte verhungern oder wird von seinen Geschwistern umgebracht. Ratten, Mäuse und andere Säugetiere fressen oft ihre Jungen, wenn die Nahrung knapp wird, und es gibt sogar ein Wort dafür – Kronismus, nach dem griechischen Gott Kronos, der seine eigenen Kinder verschlang.

Natürlich weiß jede Mutter, daß alle ihre Kinder (ob erstes, zweites oder drittes) ihre Gene haben. Es ist jedoch durchaus möglich (und bei vielen Tieren fast sicher der Fall), daß ihr erstes Kind einen anderen Vater hat als die weiteren Kinder. Dies führt zu einigen Finessen im Kampf der Geschlechter und der Generationen. Diese Interessenkonflikte können einige merkwürdige Vererbungsmuster erklären.

Zur großen Überraschung der Genetiker scheint die Wirkung eines bestimmten Gens manchmal davon abzuhängen, ob es von der Mutter oder vom Vater weitergegeben wurde. Dieser ‹genetische Stempel› unterscheidet sich stark von der Geschlechtskoppelung (vgl. S. 65); die betreffenden Gene können sich auf jedem Chromosom befinden. Jedes Geschlecht scheint seine Persönlichkeit der Kopie des Gens, das es weitergibt, aufzuprägen. Auch wenn die DNS selbst nicht dauerhaft verändert wird, hängt ihre Wirkung auf jene, die sie erben, vom vererbenden Elternteil ab. Ein Gen, das vom Vater an die Tochter weitergegeben wird, unterscheidet sich in seiner Wirkung von den Genen, die sie wiederum ihren Kindern vererbt. Die DNS wird markiert, während sie durch Spermie oder Eizelle transportiert wird, und diese Markierung wird umgekehrt, wenn die Linie der Weitergabe von einem Geschlecht zum anderen wechselt.

Der Effekt dieses genetischen Stempels zeigt sich an der Vererbung der Chorea Huntington. Das Alter, in dem die Symptome der Nervenschädigung erstmals auftreten, variiert von Mensch zu Mensch. Bei Personen, die das Gen von ihrem Vater geerbt haben, machen sie sich früher bemerkbar als bei solchen, die es von ihrer Mutter erhielten. Kinder entsprechender Männer zeigen die ersten Symptome im Alter von durchschnittlich dreiunddreißig Jahren, während Kinder, deren Mutter ihnen das Gen vererbt hat, noch neun Jahre länger gesund sind. Der Einfluß des Gens (nicht jedoch das Gen selbst) wird modifiziert, während es Spermie oder Eizelle passiert.

Natürlich enthält jeder Embryo mütterliche und väterliche DNS. Wenn wir die (eher dubiose) Metapher anwenden wollen, daß jedes Gen im eigenen Interesse handelt, dann zahlt es sich für die vom Vater kommenden Gene aus, soviel wie möglich aus der Mutter, in der sie sich befinden, herauszuziehen, und zwar ungeachtet irgendwelcher Schäden für sie und nachfolgende Kinder. Der spätere Nachwuchs wird nämlich höchstwahrscheinlich einen anderen Satz Gene von einem anderen Vater haben. Der erste Vater verliert gar nichts, wenn er seine Partnerin soweit wie möglich ausnutzt. Die Mutter dagegen muß sicherstellen, daß die nächsten Versuche zur Weitergabe ihres biologischen Erbes nicht durch die Habsucht ihres Erstgeborenen gefährdet werden. Hieraus erklärt sich vielleicht der Unterschied im Verhalten desselben Gens, wenn es durch Väter oder Mütter weitergegeben wird.

Es gibt einige Beweise für die Theorie, daß diese Prägung aus väterlicher Gier und Verantwortungslosigkeit entstanden ist. Bei den Mäusen sind die Gene, die die Membranen produzieren, durch die der entstehende Fötus ernährt wird, aktiver, wenn sie vom Vater stammen, als wenn sie von der Mutter kommen. Die Gene des Vaters sorgen auch meist für eine größere Zunge, die natürlich fürs Saugen gebraucht wird. Krankheitsgene beim Menschen zeigen die gleiche Wirkung. Manche Föten erben zwei Kopien eines wachstumsfördernden Gens. Nur wenn beide Kopien vom Vater stammen, werden sie abnorm groß. Im normalen Fötus kommt nur die väterliche Kopie zum Zuge, was wiederum das Interesse des Vaters daran zeigt, daß sich sein Kind ein Maximum an Nahrung von der Mutter holt. Es gibt zwei seltene Erbkrankheiten (mit den eindrucksvollen Namen Prader-Willi- und Angelman-Syndrom), von denen man früher glaubte, sie seien unterschiedlich, weil ihre Symptome so verschieden sind. Tatsächlich sind sie auf die gleiche Mutation zurückzuführen. Der Unterschied liegt in der Vererbung durch den Vater oder die Mutter. Kinder mit dem Prader-Willi-Syndrom (deren abnorme Gene vom Vater stammen) saugen gierig und sind dick, während Kinder mit dem Angelman-Syndrom (die das Gen von der Mutter empfangen haben) normalgewichtig sind.

Befürworter der Konflikttheorie sind der Ansicht, daß selbst das nächtliche Weinen eines Babys den Versuch darstellt, die Mutter zum Stillen zu bringen, und daß die Mutter dieser Manipulation mit Substanzen in ihrer Milch begegnet, die Beruhigungsmitteln ähnlich sind. Ob dies nun zutrifft oder nicht – nachdem es die Sexualität erst einmal gab, hatte sie ganz zweifellos unerwartete Auswirkungen auf das Leben jener Geschöpfe, die sie praktizieren. Ohne sie gäbe es fast keine Evolution und keine Genetik. Die Faszination, die dieser Gegenstand ausübt, könnte uns eines Tages zur Lösung des wichtigsten aller sexuellen Probleme verhelfen, zur Lösung der Frage, warum wir uns überhaupt mit ihm abgeben.

SECHSTES KAPITEL
Affen, Uhren und Fossilien

Die Grenze zwischen dem Affen und dem Menschen war früher nicht allzu bekannt. Lord Monboddo, ein Freund Dr. Johnsons, war überzeugt, daß ‹der Orang-Utan Frauen ebenso begierig nachstellt wie seinen eigenen Weibchen› und daß die Malaien den Sprößlingen aus solchen Verbindungen die Schwänze abschnitten und sie als die ihren ausgaben. ‹Aus diesen erwähnten Besonderheiten› – so schrieb er – ‹scheint eindeutig hervorzugehen, daß sie unserer Spezies angehören [...] auch wenn sie noch keine Sprache entwickelt haben.› Dr. Johnson war wenig beeindruckt: ‹Es ist traurig, daß Lord Monboddo solche Gedanken veröffentlicht [...] wenn es ein Narr täte, würden wir bloß lachen, wenn es aber ein Weiser tut, dann ist das beklagenswert.›

Heutzutage stößt man auf ähnliche Torheiten. In den Vereinigten Staaten glauben vier von zehn Menschen nicht, daß die Menschheit mit den Affen verwandt oder daß die Spezies älter ist als ein paar tausend Jahre. Die Kreationisten sind wildentschlossen, Ignoranten zu bleiben. Sie streiten ab, daß wir uns entwickelt haben und somit durch unsere Gene eine Verbindung zu allen anderen Lebewesen besteht. 1982 sagte Präsident Ronald Reagan: ‹Die Evolution ist bloß eine Theorie, von deren Unfehlbarkeit die Wissenschaft längst nicht mehr so überzeugt ist, wie sie es war [...]. Jüngste Entdeckungen haben große Mängel aufgezeigt.› Das Dogma vom Kreationismus langweilt die Biologen oder bringt sie zum Verzweifeln. Deshalb haben sie es weniger bekämpft, als sie hätten sollen, und den Fanatikern gelang es (zumindest in den USA), schon Schulkinder mit ihren Ansichten zu indoktrinieren. Den besten Beweis dafür, daß die Menschheit sich entwickelt hat und zur Gesamtwelt der Lebewesen zählt, verdanken wir Fossilien. Für die meisten ist die Erforschung der Evolution gleichbedeutend mit dem Studium von Fossilien. Ohne sie bliebe das Porträt unserer Vorfahren immer unvollständig. Versetzen Sie sich einmal in einen Historiker, der nur die Gegenwart kennt. Es wäre unmöglich, die vergangene Entwicklung etwa der Türkei oder der Vereinigten Staaten allein aus dem zu rekonstruieren, was heute existiert. Historiker brauchen Dokumente aus der Vergangenheit. Und um ihren eigenen Theorien wirklich trauen zu können, brauchen Evolutionsforscher das gleiche.

Geschriebene Geschichtsdokumente reichen eigentlich nur bis vorgestern zurück. Die frühesten Texte stammen von den Sumerern, mythische Zeugnisse sind noch etwas älter. Um etwa 2600 v. Chr. war Gilgamesch sumerischer König im Stadtstaat Uruk. In dem nach ihm benannten Gilgamesch-Epos finden wir bekannte Dinge: Es gibt einen Garten Eden, den Abstieg eines Helden in die Unterwelt (mit glücklicher Rückkehr) und eine große Flut. Ausgrabungen im Mittleren Osten haben bestätigt, daß es um diese Zeit tatsächlich eine Art ‹Sintflut› gegeben hat. Selbst in den Legenden finden wir also noch ein Körnchen Wahrheit.

Fossilien machen die Vergangenheit glaubhaft. Die Kreationisten erklärten ihre überwältigende Beweiskraft deshalb zu Teufelswerk, vom Teufel persönlich in das Gestein praktiziert, um so die Gläubigen vom rechten Weg abzubringen und zum Irrglauben zu verleiten. Später wurde in letzter Minute verzweifelt versucht, sie irgendwo in der Bibel unterzubringen. Manche fossile Säugetiere sehen aus, als wären sie auf Zehenspitzen, die Nase in der Luft, vom Tod ereilt worden. Keine Frage, sie waren von der Sintflut überrascht worden.

Darwin war sich der Bedeutung der Relikte aus der Vergangenheit zur Untermauerung der Evolutionstheorie sehr wohl bewußt. Fast ein Sechstel seines ersten Buchs *Die Entstehung der Arten durch natürliche Zuchtwahl* befaßt sich mit den fossilen Zeugnissen von Tieren und Pflanzen, mit den

Fragmenten, die den Kern seiner Theorie bilden. Und er erkannte zugleich, daß die Daten allein des Tierreichs höchst unvollständig waren: ‹Eine Geschichte der Welt, sehr mangelhaft, in Dialekten geschrieben, die sich immer wieder ändern; und wir haben nur den letzten Band des Gesamtwerkes [...] von diesem Band nur hier und da ein kurzes Kapitel [...] und von jeder Seite nur hier und da ein paar Zeilen.›

Beim Menschen wies Darwins Beweiskette eine riesige Lücke auf. Von den Überbleibseln unserer Vorfahren war ihm so gut wie nichts bekannt, und in seinem 1871 publizierten zweiten großen Werk *Die Abstammung des Menschen* ist von ihnen kaum die Rede. Auch wenn wir heute etwas mehr über die Knochen unserer Ahnen wissen, sind unsere Daten über unsere Evolution immer noch sehr unvollständig. Wo die Geographie sich um Landkarten dreht und die Biographie um Menschen, dreht die Humanpaleontologie sich um Lücken.

Das erste Fossil, das man als menschlichen Vorfahren anerkannte, war der Neandertaler, der 1856 im Neandertal bei Düsseldorf gefunden wurde. Damals war man so phantasiereich, daß einige die Knochen für die eines arthritisch Verkrüppelten hielten, andere für die Überreste eines Kosaken, der auf dem Rückzug aus Moskau gestorben war. Genau hundert Jahre später wurde der Schädel des *Pithecanthropus erectus*, des Java-Menschen, gefunden, der zwischen dem Menschen und anderen Primaten steht. Die Suche nach unserem Geburtsort und unseren Wanderrouten hatte begonnen und hat seitdem nicht aufgehört.

Paläontologen sind sich immer noch nicht einig, woher der moderne Mensch kam und wohin er sich wandte. Die fossilen Daten sind so lückenhaft, daß ein Zyniker behaupten könnte, die wichtigste Lehre aus ihnen sei die, daß die Evolution immer woanders stattgefunden hat. Der Ursprung der Menschheit wurde in Afrika angenommen, in Asien oder sogar auf der ganzen Welt, und zwar gleichzeitig. Das Material über den Menschen ist wieder und wieder studiert worden, und dennoch bleiben immense Lücken. Selbst die besten

Fundstätten bieten keine große Ausbeute. Das Gebiet um den Turkana-See in Ostafrika ist dauernd im Fernsehen zu bewundern. Schätzungen der Populationsgröße anhand der Ernährungsmöglichkeiten lassen vermuten, daß siebzig Millionen Menschen im Verlauf von zweieinhalb Millionen Jahren dort gelebt haben. Bisher wurden lediglich Knochenfragmente von zweihundert Urmenschen gefunden. Knochenreste werden uns niemals ganz über die Geschichte der menschlichen Evolution Aufschluß geben, aber sie können uns Daten und Plätze verraten, die die Gene nur andeuten können. Es lohnt sich also, erst einmal die Knochen zu betrachten, bevor man sich in die Moleküle vertieft.

Wie beim Genom-Projekt stellt sich auch bei den Daten aus der Vergangenheit als größtes Problem die Frage nach dem Maßstab. Das Leben begann vor ungefähr dreitausend Millionen Jahren. Wir können wieder die Reise von Land's End nach John o'Groat's als Metapher für seine Geschichte verwenden (schließlich hat sie uns bei der Illustration der Größe des menschlichen Genoms schon gute Dienste geleistet). Südlich von Birmingham ist alles mit Urschlamm bedeckt, über den wir nichts wissen. Die ersten primitiven Kreaturen, die das Wasser verlassen, kriechen in der Nähe von Edinburgh an Land. In den Cairngorms gibt es Frösche, und bis dreißig Meilen nördlich von Inverness machen Dinosaurier die Gegend unsicher. Frühe Primaten erscheinen in der Nähe von Wick, während unsere Spezies von ihrer Geburtsstätte aus, hundert Meter von der nördlichsten Küste Großbritanniens entfernt, über die kalten Gewässer des Pentland Firth blicken kann. Dokumentierte Geschichte beginnt am Strand, und zwar bei Flut.

Diese Reise braucht Meilensteine. Da sie eine Fahrt durch die Zeit ist, müssen sie die wichtigen Geschichtsdaten markieren. Es gibt viele Möglichkeiten, Fossilien zu datieren. Einige nutzen den Zerfall radioaktiver Materialien. Andere sind raffinierter. In Urzeiten wurden Straußeneier gern als Behältnisse benutzt. Wie bei allen lebenden Geweben zeigt die Struktur ihrer Aminosäuren eine Linksdrehung. Mit der

Zeit zerfallen die Aminosäuren in eine Mischung aus links- und rechtsdrehenden Formen. Wenn man das Verhältnis von Links zu Rechts mißt, kann man die Eierschalen und die Menschen, die sie benutzten, geschichtlich einordnen. Die ältesten Schalen dieser Art wurden in Klasies River Mouth in Südafrika gefunden. Die Schädel der Menschen, die dort lebten, sind unseren heutigen sehr ähnlich. Durch die Straußeneier konnte man ihr Alter auf hundertzwanzigtausend Jahre bestimmen. Die ältesten Funde außerhalb Afrikas gibt es in der Qafzeh-Höhle in Israel; sie sind hunderttausend Jahre alt; und vor fünfzigtausend Jahren benutzte man die Schalen als allerersten Schmuck – in Tansania wurden Ketten daraus ausgegraben.

Die Geschichte der frühesten Vorfahren des Menschen liegt im dunkeln. Knochenfunde, die Ähnlichkeit zu Primatenknochen – also Affen, Menschenaffen und Menschen – zeigen, sind zirka sechzig Millionen Jahre alt. Das erste Fragment eines Anthropoiden (jener Familie, die sich zu Affen, Menschenaffen und Menschen entwickelte) ist ungefähr fünfzig Millionen Jahre alt und stammt aus Algerien. Dieses Geschöpf war nicht viel größer als eine Ratte. Ein halb so alter Kieferknochen eines frühen Hominiden (das sind Menschenaffen und Menschen) wurde in Kenia gefunden. Er ist das einzige Relikt aus einer Zeitspanne von zehn Millionen Jahren, die das Abspalten der Linie zum Affen von der zu Menschenaffen und Menschen umfaßt. Vor fünfzehn Millionen Jahren gab es bereits mehrere Arten Menschenaffen in Afrika und Asien. Keine war größer als ein siebenjähriger Bub, alle hatten ein kleines Hirn und spitze Gesichter. Dann kommt wieder eine Lücke von zehn Millionen Jahren. 1991 fand man in Mazedonien aus diesem Zeitraum ein Stück Gesichtsfossil. Dieser (sehr) alte Grieche kommt dem gemeinsamen Vorfahren von Menschenaffen und Menschen bisher am nahesten.

Der vermutlich früheste direkte Vorläufer des heutigen Menschen tauchte vor drei bis vier Millionen Jahren bei Laetoli in der südlichen Serengeti in Tansania auf. Dieses

Geschöpf, der *Australopithecus afarensis*, wurde nach der Region Afar in Äthiopien benannt, dem biblischen Ophir aus der Geschichte von Salomon und der Königin von Saba. Das berühmteste Exemplar ist ‹Lucy›, benannt nach dem Beatles-Song *Lucy in the Sky With Diamonds*, den ihre Entdecker damals hörten. Sie war ungefähr einen Meter groß, hatte einen schmalen Schädel und eine gebeugte Haltung. Die frühesten Knochenfunde, die man unseren unmittelbaren Vorfahren vom Genus *Homo* zuzuordnen wagt, stammen aus Kenia und sind zirka zweieinhalb Millionen Jahre alt. Die ersten Steinwerkzeuge datieren aus dieser Zeit.

Es ist schwierig, Fossilien auf die gleiche Weise zu klassifizieren wie lebende Organismen. Das Problem ist dem vergleichbar, Kunststile zu definieren. Weil sich einer aus dem anderen entwickelt, ist es sinnlos, eine Grenzlinie zu ziehen, die zeigen soll, wo zum Beispiel exakt der Übergang vom Impressionismus zum Postimpressionismus liegt. Bei so etwas schleicht sich notgedrungen eine gewisse Willkür ein. In der Paläontologie sind die Dinge noch viel komplizierter, weil Funde selten sind und die verständliche Neigung besteht, jeden mit einem eigenen Namen zu zieren. Die meisten Paläontologen gehen darin einig, daß es drei (oder möglicherweise vier) Spezies *Homo* gegeben hat: zuerst *Homo habilis* (‹geschickter Mensch›) vor über zwei Millionen Jahren; als zweite *Homo erectus* (‹aufgerichteter Mensch›) ein bißchen später; und – schließlich – uns selbst, *Homo sapiens* (‹einsichtiger Mensch›), die vor ungefähr fünfhunderttausend Jahren aufzutauchen begann. *Homo habilis* wird manchmal in zwei Spezies unterschieden, in *habilis* selbst und *Homo rudolfensis*. *Habilis* hatte ein größeres Gehirn als seine Vorläufer, sein Gesicht sprang weniger hervor, und zum erstenmal waren eine Nase und eine Kinnausprägung erkennbar. Das fast vollständige Skelett eines Buben der Spezies *Homo erectus* wurde in der Nähe des Turkana-Sees in Ostafrika gefunden. Er hatte Überaugenwülste, ein wuchtiges Kinn und lange Arme und Beine. Lange Zeit existierten mehr als eine Gattung menschenähnlicher Geschöpfe nebeneinander. In Afrika lebten Wesen, die Lucy und ihren Verwandten sehr ähnlich waren, Tausende von Jahren neben *Homo habilis*. Später lebten vielleicht sogar zwei Spezies *Homo* in Koexistenz – eine Situation, die unter heutigen Voraussetzungen schwer vorstellbar wäre, denn die Menschen sind insofern ein ungewöhnliches Säugetier, als sie das einzige existierende Mitglied ihrer evolutionären Familie, der Gattung *Homo*, sind. Diese Eigenschaft teilen sie nur mit dem Erdferkel.

Homo erectus war der erste, der aus Afrika entfloh, und zwar ziemlich bald, nachdem es ihn gab. Einer seiner Kieferknochen wurde mit einem Haufen Knochen von Säbelzahntigern und Elefanten unterhalb der Stadt Dmanisi im kaukasischen Georgien gefunden. Er könnte 1,8 Millionen Jahre alt sein. Innerhalb einer Zeitspanne von etwa einer Million Jahren hatte sich *Homo erectus* über den Mittleren Osten, China, Java und Europa verbreitet. Der Java-Mensch und der Peking-Mensch (deren Knochen auf geheimnisvolle Weise im Chaos der japanischen Invasion in China verschwanden) gehörten beide zu dieser Spezies, die einen statischen Lebensstil pflegte und deren Schädel im Verlauf ihrer langen Geschichte kaum Veränderungen zeigen.

Die ersten *Homo-sapiens*-Exemplare – einige gleichen eher *erectus* – tauchten vor ungefähr vierhunderttausend Jahren in Afrika auf. Auf uns würden diese Geschöpfe sehr bedrohlich wirken, obwohl einige ein größeres Gehirn hatten als der heutige Durchschnittsmensch. Binnen zweihunderttausend Jahren entstand eine europäische Population von ‹archaischen *Homo sapiens*›, (zu der auch der erste Brite, der Swanscombe-Mensch, gehörte). Vielleicht entwickelte sich daraus der Neandertaler, dessen Überreste in ganz Europa und überall im Mittleren Osten gefunden wurden.

Die Neandertaler, deren Blütezeit hunderttausend Jahre umfaßt, bis die anrollende Welle des Neuzeitmenschen sie verschwinden ließ, hatten ein größeres Gehirn als wir (allerdings auf einem schwereren Körper), große Nasen und Zähne. Ihre Arme und Beine waren kurz, ähnlich wie bei den heutigen Eskimos, und wie diese hatten sie sich an ein Leben in der Kälte angepaßt. Neandertaler sind im Osten bis zum Irak gefunden worden, aber nicht in Afrika oder auf anderen Kontinenten.

Vor ungefähr hundertdreißigtausend Jahren tauchten die ersten ‹modern› aussehenden Menschen (leichter Körperbau, schmaler Schädel, großes Hirn und kleiner Kiefer) in Afrika auf. Ihre Überreste wurden in Omo-Kibish in Äthiopien gefunden. Neben der Klippe an der südafrikanischen Ausgrabungsstätte Klasies River Mouth bergen siebzehn Meter tiefe Sedimente vierzigtausend Jahre Geschichte und viele Fossilien dieser Art. Überall liegen leere Muschelschalen herum. Die Nahrung – nach den Überresten zu schließen, kam sie hauptsächlich aus dem Meer – wurde über offenem Feuer zubereitet. Diese frühen Neuzeitmenschen sind vor hunderttausend Jahren in Israel, in den Höhlen von Qafzeh und Skhul, eingetroffen. Der Cro-Magnon-Mensch, der erste moderne Europäer (vernünftigerweise lebte er natürlich in Südfrankreich), ließ sich dort vor vierzigtausend Jahren nieder.

Diese Sicht der Geschichte ist das Modell ‹made in Afrika›, das die meisten Evolutionsforscher bevorzugen. Aber es gibt eine zweite Theorie. Manche Wissenschaftler sind der Auffassung, die Menschheit sei etwa zur gleichen Zeit überall auf der Welt aufgetaucht, so daß die heutigen Chinesen von einem Urchinesen abstammten und die Afrikaner von einem Vorfahren auf ihrem Kontinent. Die Vorstellung, daß eine Spezies sich gleichzeitig an verschiedenen Orten entwickeln kann, widerspricht allen genetischen Theorien der Artbildung (was nicht heißen muß, daß sie falsch ist). Manche Fossilienfunde könnten sie sogar stützen. 1990 hat man in der Nähe des Flusses Han in China ein Skelett gefunden, das dem *Homo erectus* ähnelt, allerdings mit einem flachen Gesicht, das nach Ansicht der Entdecker dem eines heutigen Chinesen ähnelt. Verfechter der lokalen Evolutionstheorie machen viel Aufhebens um den Überbiß fossiler Kieferknochen, die in Asien gefunden wurden. Die Zähne sind an der Innenseite ausgehöhlt, wie man es heute bei manchen Chinesen findet. In manchen Gegenden Europas haben bis zu einem Drittel der Bewohner solche Schneidezähne, also ist das kein sehr überzeugendes Argument. Es gibt so wenige erhaltene Fragmente, daß die Geschichte allzu oft vom Blickwinkel des Betrachters abhängt. Afrika war das Weltzentrum, in dem die meisten Primaten entstanden sind, und es gibt keinen Grund zu der Annahme, daß es beim Menschen anders gewesen sein soll.

Ein weiterer Fossilienstreit, der mehr Publizität als nötig erhalten hat, wogt um die Frage, ob die Evolution allmählich oder sprunghaft vor sich ging. Darwin war von einem langsamen, kontinuierlichen Prozeß bei der Entstehung der Arten überzeugt. Für ihn war die Vergangenheit eine besser erkennbare Gegenwart. Mittels der langen überblickbaren Zeitspanne sollte es ihm zufolge möglich sein, die gewaltigen Transformationen, die sich in der Geschichte des Lebens zugetragen haben, analog zu den langsamen und fast unmerklichen Veränderungen zu sehen, die das heutige Leben prägen. Er hatte eine gelassene, viktorianische Sicht auf den Gang der Welt, der nach den Regeln langsamen und fast unausweichlichen Fortschritts vonstatten zu gehen hatte.

Die gegensätzliche Auffassung (die Theorie vom ‹unterbrochenen Gleichgewicht›, wie sie in ihrer letzten Aufmachung heißt) zeugt eher vom Geschmack des zwanzigsten Jahrhunderts: Die Evolution ist ein von Panikschüben unterbrochenes Einerlei. Neue Gattungen entstehen bei Ausbrüchen revolutionärer Veränderung. Zwischen diesen historischen Katastrophen verläuft das Leben in ruhigen Bahnen. Trotz Darwin, so behaupten die Vertreter dieser Theorie, hat der Ursprung der Arten nichts mit dem zu tun, was mit Arten geschieht, wenn sie entstanden sind; der heutige evolutionäre Prozeß kann uns über die Vergangenheit nicht viel verraten.

Die größte Stärke dieser These liegt in ihrem Potential, die Darwinisten zu ärgern. Hunderte von wissenschaftlichen Aufsätzen pro und contra ‹unterbrochenes Gleichgewicht› wurden veröffentlicht. Ein großes Problem ist der Zeitmaßstab. Was dem Geologen wie ein Augenblick vorkommen mag, kann dem Biologen eine Ewigkeit sein. Der ‹Sprung› zwischen einer Spezies und ihrem Nachfolger kann Zehntausende von Jahren umfassen: als geologische Epoche ein Klacks, aber mehr als genug Generationen, um darwinischer allmählicher Evolution fundamentale Veränderungen zu ermöglichen. Die Gegner der Theorie einer allmählichen Evolution verweisen zu Recht darauf, daß die meisten Spezies sich während ihrer evolutionären Lebensspanne überhaupt nicht verändern, was Darwin nicht erwartet hätte.

Was immer die Meriten beider Doktrinen sein mögen, die Daten der menschlichen Fossilien sind so lückenhaft, daß wir einfach nicht genug wissen, um sagen zu können, ob der Mensch plötzlich oder langsam entstand. Die Überreste sind so spärlich, daß Fossilien der Linien, die zum Menschen von heute geführt haben, möglicherweise noch ihrer Entdeckung harren. Fossilien sind zwar der augenfälligste Beweis unserer Evolution, aber leider können sie uns nur wenig darüber sagen, wie diese Evolution vor sich ging. Wir wissen nur, daß die Eigenschaften, die uns zu dem machen, was wir sind, nach und nach entstanden sind, zuerst bei einem fernen Vorfahren, und daß sie ihre Vervollkommnung (wenn man es so nennen will) erst in den letzten hunderttausend Jahren erreichten. Kein Primat wurde über Nacht zum Menschen.

Das größte Problem dabei, die Geschichte anhand solcher Überreste zu erforschen, ist, daß wir nicht wissen können, ob die betreffenden Fossilien Nachkommen hatten. Die Evolution des Menschen aus solchen Fragmenten zu rekonstruieren, wird nie mehr als ein Griff nach dem Strohhalm sein. Unsere ausgestorbenen Vorfahren sind nämlich genau das: ausgestorben, was erschwert, ihre Beziehungen untereinander und zu uns zu klären.

Aber es gibt noch ein Fenster in die Vergangenheit. Jedes heutige Gen hat seinen Ursprung in grauer Vorzeit. Die Verbindungen zwischen Menschen und Primaten sind in der DNS heute lebender Tiere erhalten. Auch Darwin erkannte, daß es bessere Möglichkeiten zur Erforschung der Geschichte gibt, als sich auf die zu Stein gewordenen Zufälle zu verlassen, die man Fossilien nennt. All seine Theorien über die Vorfahren der Menschheit beruhten auf indirekten Beweisen wie anatomischen Vergleichen zwischen Menschen und Menschenaffen. Heutzutage ist dieses vollständiger, und langsam entsteht ein Porträt unserer Vorfahren.

Die Molekularbiologie ist nichts anderes als Anatomie im kleinen samt unermeßlichem Forschungsetat. Für den Genetiker ist jeder als Träger des Erbes seiner Vorfahren ein lebendes Fossil. Gene erschaffen die Geschichte neu, nicht erst seit es den Menschen gibt, sondern seit der Entstehung von Leben schlechthin. In *Die Abstammung des Menschen* vergleicht Darwin den Menschen mit Affen und Menschenaffen, um zu demonstrieren, daß sie gemeinsame Vorfahren haben müssen. ‹Der Körperbau des Menschen›, sagt Darwin, ‹trägt noch immer den unauslöschlichen Stempel seiner niedrigen Herkunft.› W. S. Gilbert formulierte es witziger: ‹Darwins Mensch, gekämmter Laffe, ist nichts als ein rasierter Affe.› Indem wir unsere Verwandten untersuchen, können wir mit Hilfe der Genetik herausfinden, wer dieser rasierte Affe vielleicht war, und sogar, wann er gelebt hat.

Knochenfunde zeigen, daß Menschen mit Menschenaffen näher verwandt sind als mit Affen, wobei die engsten Verwandten Schimpansen, Gorillas und Orang-Utans sind. Früher glaubten Anatomen, der *Homo sapiens* sei einzigartig, und oft wurde er den ‹großen Affen› gegenübergestellt. Wir unterscheiden uns offenkundig von ihnen – zum Beispiel in der Größe des Gehirns und in der Behaarung –, und wir haben einige besondere Eigenschaften. Die meisten Leute sind Rechtshänder, und wenn man sich die Steinwerkzeuge anschaut, waren unsere Ahnen es auch. Wenngleich manche Schimpansen oder Gorillas lieber die eine als die andere Hand benutzten, zieht ungefähr die Hälfte der Tiere die rechte, die andere Hälfte die linke Hand vor. Auch das menschliche Gehirn ist asymmetrisch, und es ist vermutlich kein Zufall, daß der Code für Sprechvermögen und Sprachverständnis nur in einer Gehirnhälfte lokalisiert ist.

Da sich kaum messen läßt, was Unterschiede in Behaarung oder Rechts- beziehungsweise Linkshändigkeit über genetische Divergenz aussagen, sind solche Vergleiche für das Messen der biologischen Lücke zwischen Menschenaffen und Menschen nicht sehr nützlich. Da ist die Genetik hilfreicher. Viele unserer Gene haben wir mit den Menschenaffen gemeinsam. Wie wir können auch sie die Welt unterschiedlich erschmecken (vgl. S. 49) und unterschiedlich sehen. Bei einigen Affenarten sind viele Männchen farbenblind für Rot und Grün. Schimpansen haben die Blutgruppen A und O, Gorillas haben immer B. Etwa eintausend erkennbar eingefärbte Banden finden sich auf dem menschlichen Chromosomensatz, die gleiche Menge wie beim Schimpansen. Der Unterschied liegt nicht in der Menge chromosomalen Materials, sondern in seiner Anordnung. Viele der Banden wurden neu gemischt, und in der Linie, die zum Menschen führt, sind zwei Chromosomen eine Fusion eingegangen. Wir haben sechsundvierzig Chromosomen in jeder Zelle, Schimpansen und Gorillas haben achtundvierzig.

Auch auf der Ebene der DNS hat es erstaunlich wenig Veränderungen gegeben. In einem der Hämoglobin-Pseudogene, der ‹rostenden Hülle› eines aktiven Gens (vgl. S. 84), das, da funktionslos, sehr rasch Mutationen akkumuliert, ist der Mensch um ungefähr 1,7 Prozent vom Schimpansen wie vom Gorilla entfernt, um 3,5 Prozent vom Orang-Utan und um 7,9 Prozent vom Rhesusaffen. Andere Gene lassen auf eine engere Verbindung zwischen Schimpanse und Gorilla schließen und somit darauf, daß die zum Menschen führende Linie sich wohl früher abtrennte als die Abzweigung zu Schimpanse und Gorilla. Schimpansen als Gattung sind auf molekularem Niveau variabler als Menschen, was darauf schließen läßt, daß sie sich während ihrer Entwicklung länger am gleichen Ort aufgehalten haben.

Um den Platz des Menschen in der Natur zu bestimmen, müssen wir so viele Gene wie möglich betrachten und die Informationen kombinieren. Eine neue Methode, die DNS-Hybridisierung, tut nichts anderes. Sie nutzt die große Zähigkeit der DNS-Moleküle und ihr großes Bedürfnis nach Zusammenhalt – den Drang jeden Strangs, sich mit einer komplementären Sequenz zu paaren.

Wenn eine DNS-Doppelhelix erwärmt wird, trennt sie sich in zwei einzelne Stränge, die jeweils einen komplementären Satz der vier Basen enthalten. Wenn die Flüssigkeit abkühlt, verbinden sich die Stränge – A bildet ein Paar mit G, C mit T – um die ursprüngliche Doppelstruktur wieder zu erlangen. Verfährt man so mit der DNS zweier verschiedener Spezies, geschieht das gleiche. Einzelne Stränge der verschiedenen Spezies bilden hybride Moleküle, die je einen Strang beider Spezies enthalten. Je enger die Spezies miteinander verwandt sind, desto ähnlicher ist ihre DNS, und um so besser passen die DNS-Stränge. Wenn die Stränge sehr ähnlich sind, bleiben sie auch bei hohen Temperaturen zusammen, wenn sie weniger DNS-Sequenzen gemeinsam haben, sind sie weniger stabil. Die Temperatur, bei der das Hybrid schmilzt, läßt also darauf schließen, wie ähnlich sich die beiden DNS-Sequenzen sind. Das ist eine einfache und schnelle Methode, den Verwandtschaftsgrad beliebiger Spezies zu bestimmen. Schwierige Klassifizierungsprobleme konnten auf diese Weise gelöst werden. Mit Hilfe der DNS-Hybridisierung konnte zum Beispiel festgestellt werden, daß die engsten Verwandten der Geier in der Neuen Welt nicht die Geier der Alten Welt, sondern Störche sind.

Die Ergebnisse der Untersuchungen an Primaten sind verblüffend. Menschen und Schimpansen haben 98,4 Prozent ihrer DNS gemeinsam, etwas mehr, als beide mit dem Gorilla verbindet. Der Orang-Utan ist weniger eng verwandt, und die Affen der Neuen Welt sind es noch weniger. Der Gedanke, die Menschen befänden sich auf einem erhabenen genetischen Gipfel, ist schlicht und einfach Unsinn. Ein Taxonom vom Mars, ausgestattet mit einer DNS-Hybridisierungsmaschine, würde Menschen, Gorillas und Schimpansen als Mitglieder einer engverwandten biologischen Familie klassifizieren.

Natürlich heißt das nicht, daß Menschen und Schimpansen lediglich Variationen desselben Themas wären. Evolution bedeutet mehr als nur Veränderungen auf der DNS. Auf den Hawaii-Inseln gibt es mehr Arten von Fruchtfliegen als irgendwo sonst auf der Welt, Arten mit sehr unterschiedlichen Erscheinungsbildern. Eine von ihnen sieht aus wie ein Hammerhai, mit großen Auswüchsen zu beiden Seiten des Kopfes. Die DNS-Hybridisierung hat gezeigt, daß diese wilde evolutionäre Laune fast ohne Veränderung des genetischen Materials stattgefunden hat. Das gleiche gilt für eine andere bizarre Gruppe von Kreaturen, die Zichliden-Fische in den ostafrikanischen Seen. Es gibt Hunderte von Arten, die sich völlig unterschiedlich verhalten. Die einen fressen Algen, die anderen fressen sich gegenseitig auf, und andere wiederum fressen die Parasiten auf den Schuppen ihrer Kollegen. Wären Fische Säugetiere, dann kämen sie uns so unterschiedlich wie Rehe, Wölfe und Ratten vor. Hinsichtlich der DNS sind sie kaum voneinander zu unterscheiden. Die Schnecken, mit denen ich mich beschäftige, sehen einander ähnlich, aber jede Spezies hat ganz verschiedene Gene. Aus irgendeinem Grund ging die Evolution ihrer Körperform schleppend voran, während sich ihre Moleküle rasch veränderten.

Unser Gehirn und unser Verhalten sind das, was uns Menschen von anderen Säugetieren unterscheidet. Vermutlich spielen dabei Gene eine Rolle, die innerhalb größerer genetischer Unterschiede bedeutungslos sind. Viele intellektuelle und kulturelle Errungenschaften stellen sich ab einem bestimmten Intelligenzniveau ein, ohne genetisch determiniert zu sein. Das menschliche Gehirn ist dreimal größer, als von einem typischen Primaten entsprechender Körpergröße zu erwarten wäre, und schon unsere Vorfahren vor zwei Millionen Jahren waren in dieser Beziehung ihren Primatenverwandten voraus.

Irgend etwas an diesem Gehirn oder an seinem Denken macht uns anders. Obwohl Schimpansen fast die gesamte DNS mit den Menschen gemeinsam haben, können sie nicht sprechen. Es wird behauptet, sie könnten in einer Art primitiver ‹Sprache› mit Symbolen umgehen (abgerichtete Papageien können das fast genauso gut). Der Versuch nachzuweisen, daß Menschenaffen sprechen lernen können, ist eine der großen Sackgassen der Verhaltensforschung. Samuel Butlers Kommentar zu dem viktorianischen Unterfangen, einem Hund Zeichensprache beizubringen, ist bedenkenswert: ‹Wäre ich sein Hund, und er würde es mir beibringen, bekäme er als erstes zu hören, daß er ein ausgemachter Narr ist.› Wer der gemeinsamen DNS von Menschen und Menschenaffen zuviel Bedeutung beimißt, läuft Gefahr, ähnlicher Narretei zu verfallen. Menschen sind als einzige das, was sie denken.

Trotz aller Beschränkungen sagen genetische Gemeinsamkeiten viel über die Geschichte. Alle biologischen Unterschiede zwischen den Menschen und ihren Verwandten sind das Ergebnis von Mutationen, von genetischen Unfällen seit der Zeit, als die Primaten sich voneinander abzuspalten begannen, und mit ihrer Hilfe läßt sich grob schätzen, wann sich der menschliche Stammbaum von den anderen getrennt hat: je mehr Unterschiede, desto älter die Trennung. Wenn Mutationen regelmäßig stattfinden, kann man sie sogar als ‹molekulare Uhr› benutzen, die aus genetischen Veränderungen schließen läßt, wann zwei Rassen zuletzt einen gemeinsamen Vorfahren hatten.

Molekulare Uhren setzen viele Annahmen voraus, die zum Teil vielleicht sogar zutreffen. Zunächst einmal müssen Mutationen im Verlauf der Generationen in konstanten Abständen auftreten. Außerdem sollten sie nur geringe Auswirkungen auf ihre Träger haben, was durchaus der Fall sein könnte, da sie in der Mehrzahl an Stellen der DNS stattfinden, die keine sinnvollen Instruktionen aufweisen. DNS-Irrtümer akkumulieren mit den Jahren. Manche verschwinden, weil ihre Träger zufällig keine Nachkommen haben, aber sie werden durch neue Mutationen ersetzt. Das genetische ‹Outfit› jeder Linie ändert sich mit der Zeit. Die Transformation der ererbten Botschaft bei verwandten Gattungen gibt uns Hinweise auf ihre erste Trennung. Um den Zeitpunkt zu bestimmen, braucht man Fossilien (oder anderes Material wie das Entstehungsdatum einer Bergkette) aus der Zeit, als zwei lebende Mitglieder der Gruppe, die erforscht wird, zuletzt einen gemeinsamen Vorfahren hatten. Der Vergleich ihrer Gene verrät uns, wie schnell die Uhr tickt, und ermöglicht uns zu bestimmen, wann sich Spezies absonderten, deren Vorfahren keine Fossilien hinterlassen haben.

Sprachwissenschaftler gehen beim Entwirren der Geschichte der Sprachen dieser Welt mit der gleichen Logik vor wie Biologen. Beim Weitergeben der Wörter von den Eltern an die Kinder schleichen sich Fehler ein. In Shakespeares *Was Ihr wollt* hält der Hofnarr eine Rede über die zerrinnenden Stunden, die früher große Heiterkeit hervorrief. Warum das so lustig gewesen sein soll, ist für ein heutiges Publikum nicht mehr nachvollziehbar – es sei denn, man weiß, daß zur Zeit Shakespeares das Wort *hour* fast genauso klang wie das Wort *whore*, das ‹Hure› heißt.

Dies sind kleine Veränderungen, aber sie können viel ausmachen. Zwei so unterschiedliche Sprachen wie Bengali und Englisch sind miteinander verwandt. Sie verdanken ihre Existenz der Akkumulation winziger Veränderungen in einem gemeinsamen Vorfahren, der vor langer Zeit gesprochen wurde. Nehmen wir den Begriff für Könige und Königinnen: In sanskrit lautete er *raj*, in lateinisch *rex*, auf altirisch *ri*, auf französisch *roi*, auf spanisch *rey* und auf englisch *royal.* Auf dem Weg, der zu jeder dieser Sprachen führte, ist es zu unterschiedlichen Übertragungsfehlern gekommen. Wenn wir den Zeitraum der Trennung kennen (und wir kennen ihn aufgrund literarischer Fossilien), dann können wir eine linguistische Uhr bauen. In Europa tickt diese Uhr mit einer Geschwindigkeit, die sagt, daß zwei Sprachen tausend Jahre nach ihrer Trennung ungefähr achtzig Prozent ihres Vokabulars gemeinsam haben. Die Sprachenuhr ist ein wenig unzuverlässig: manche Wörter ändern sich wenig, andere ändern sich schnell. Aber man kann mit ihr die Ursprünge moderner Sprachen, deren erste Sprecher schon lange tot sind, erkunden.

Die Idee einer molekularen Uhr, die von der Mutation angetrieben wird, ist faszinierend einfach. Wie immer wird es auch hier mit zunehmendem Wissen unübersichtlicher. Die Uhr geht mal schneller, mal langsamer und tickt für jedes Gen anders. Ähnliche Verwirrung ließ die linguistische Gesellschaft in Paris im 19. Jahrhundert Diskussionen über den Ursprung der Sprachen meiden. Es kam vor, daß molekulare Uhrmacher den biologischen Wald vor lauter evolutionären Bäumen nicht sahen. Aber es gab auch Triumphe. Einer dieser Siege ist durch einen traurigen Zufall mit der Geschichte der Hämophilie verbunden.

Bei der verbreitetsten Form der Bluterkrankheit funktioniert das Gen für den Gerinnungsfaktor VIII nicht, wie es soll. Vor einigen Jahren wurde es möglich, Hämophilen den Gerinnungsfaktor VIII mittels Spenderblut zuzuführen. In England wurde Blut aus den Vereinigten Staaten verwendet, wo man gegen Geld Blut spenden kann; viele Spender sind Drogenabhängige, die ihr Blut verkaufen – und manche Blutkonserven waren mit dem AIDS-Virus verseucht. In den USA wurden auf diese Weise ungefähr fünfzehntausend Bluterkranke infiziert. In England ist die Zahl weniger hoch, aber einige sind bereits gestorben. Die Uhr kann eine Antwort auf die Frage finden, wo AIDS herkommt und seit wann es uns infiziert. Die extravaganteste Theorie lautete, daß vor dreißig Jahren ein Virus der Grünen Meerkatze Polio-Impfstoff infizierte und so die AIDS-Epidemie auslöste. Die Wahrheit ist weniger sensationell, aber vielleicht nicht weniger erschreckend.

Das AIDS-Virus ist winzig, und seine genetische Botschaft besteht aus höchstens zehntausend Buchstaben. Die ersten Fälle in den USA traten in den späten siebziger Jahren auf. Wahrscheinlich gab es die Krankheit bereits vorher, denn die Gene der in Formalin erhaltenen Gewebeprobe eines Seemanns, der 1959 in Manchester an einer rätselhaften Krankheit gestorben war, weisen eindeutig auf AIDS hin. Seitdem wurden Millionen von Menschen infiziert.

Das Virus vermehrt sich so rasch, daß seine Evolution in ziemlich kleinen Zeiträumen erforscht werden kann. Seine DNS-Sequenz kann sich sogar während der Infektion eines Menschen verändern. Wie schnell das geht und daß man mit Hilfe der Genetik tatsächlich die Evolution rekonstruieren kann, zeigt der Fall von David Acer, einem Zahnarzt aus Florida, der an AIDS starb. Eine seiner Patientinnen, die zu keiner der Risikogruppen zu gehören schien, starb ebenfalls an AIDS. Dann wurde bei weiteren vier seiner Patienten AIDS diagnostiziert. Man vermutete, daß die Patienten sich am Blut ihres Zahnarztes infiziert hatten, etwa über eine kleine Verletzung. Einer der Betroffenen verklagte die Versicherung des Arztes auf fünfzehn Millionen Dollar Schadenersatz. Die Versicherung wehrte sich vor Gericht mit dem Argument, der Kläger habe sich anderweitig infiziert, er habe promiskuitiv gelebt und Drogen genommen. Die DNS und die molekulare Uhr erbrachten die Antwort.

Die DNS der aus Acer und seinen Patienten isolierten AIDS-Viren war untereinander ähnlich (aber nicht identisch), unterschied sich jedoch erheblich von der aus Virusproben anderer Erkrankter in Florida. Trotz statistischer Unklarheiten war die Versicherung mit einem außergerichtlichen Vergleich über eine nicht genannte Summe einverstanden. Der Nachweis durch die molekulare Uhr, daß das Virus des Zahnarztes direkter Vorfahre jenes Virus war, das seinen Patienten infiziert hatte, hatte die Versicherung überzeugt. Die Genetik hatte die Geschichte rekonstruiert.

Unterschiedliche Teile der DNS des Virus entwickeln sich unterschiedlich schnell. Wählt man einen Abschnitt, dessen Uhr im passenden Rhythmus tickt, kann man ableiten, wann Virusstränge, die jetzt verschieden sind, sich voneinander abgespalten haben. Nähme man die DNS von Patienten aus aller Welt, um ihre Verwandtschaft graphisch darzustellen, dann scheint das Urvirus sich von Afrika aus über Haiti und die Vereinigten Staaten nach Europa bewegt zu haben. Weil überall der Zeitpunkt der Erstinfektion bekannt ist, können wir die Geschwindigkeit bestimmen, mit der dieser Teil der AIDS-Molekularuhr tickt. Bis zu fünfzig Mutationen akkumulieren jährlich in jeder Linie.

Vergleiche von Genen des AIDS-Virus mit denen anderer Viren haben gezeigt, daß es mit Genen verwandt ist, die Primaten infizieren. Sie sind weit verbreitet bei afrikanischen Affen, nicht jedoch bei asiatischen Affen oder denen in der Neuen Welt. Sein nächster Verwandter infiziert den Mangaben, eine westafrikanische Affenart. Die molekulare Uhr, die auf dem Vergleich der Gene des AIDS-Virus mit denen des Affenvirus basiert, legt den Schluß nahe, daß der wichtigste Infektionserreger sich vor über hundert Jahren von seinen Vorfahren abspaltete und den Menschen befiel – wahrscheinlich mehr als einmal. Warum, wissen wir nicht.

Die AIDS-Uhr half uns, die Geschichte eines Organismus zu enträtseln, der in jüngster Vergangenheit aufgetreten ist. Beim Datieren der Evolution des Menschen tun wir uns viel schwerer. Das Hauptproblem ist die Lückenhaftigkeit der fossilen Nachweise, die es erschwert, verläßliche Daten zu erhalten – wie im Fall der ersten AIDS-Infektion in den USA –, nach denen wir die Uhr stellen können. Aus den Fossilien läßt sich ableiten, daß die zu den Pavianen führende Linie sich vor fünfundzwanzig bis dreißig Millionen Jahren abgespalten hat und die zu den Orang-Utans vor zwölf bis sechzehn Millionen Jahren. Sie sagen nichts darüber, wann die Abspaltung von Menschen, Schimpansen und Gorillas stattfand. Eine auf die Gene der uns verwandten Primaten zugeschnittene Molekularuhr läßt darauf schließen, daß diese Abspaltung vor sechs bis acht Millionen Jahren stattfand, wobei die Gorillafamilie sich unmittelbar abspaltete, bevor sich die beiden anderen abtrennten.

Das bedeutet, daß der letzte gemeinsame Vorfahre von Schimpansen und Menschen vor ungefähr dreihundertfünfzigtausend Menschengenerationen gelebt hat. Das ist weniger als die Anzahl von Generationen, die das heutige AIDS-Virus von seinem urzeitlichen Vorfahren trennt. *Homo sapiens* ist sogar in der Geschichte der Primaten ein Neuankömmling, ganz zu schweigen vom dreitausend Millionen Jahre alten Stammbaum des Lebens an sich.

Wann – oder wie – die Eigenschaften auftraten, die den Menschen von jedem anderen Geschöpf so auffällig unterscheiden, ist kein Thema der Biologie. Vielleicht täten wir gut daran, mit Keats zu befinden, wir seien ‹zwischen Affe und Plato› angesiedelt, und es der Vorliebe des einzelnen zu überlassen, wo er sich auf diesem langen Weg einordnen möchte.

SIEBTES KAPITEL
Zeit und Zufall

Im Buch der Bücher sagt der Prediger: ‹Ich wandte mich um und sah, wie es unter der Sonne zugeht, daß zum Laufen nicht hilft schnell sein, zum Streit hilft nicht stark sein [...] sondern alles liegt an Zeit und Glück.› Natürlich geht es in der gesamten Evolution um Veränderungen und Zeit, aber wie sich die Dinge entwickeln, ist oft eine Sache des Zufalls. Vieles in der menschlichen Existenz wurde vom Zufall hervorgebracht. Es liegt im Wesen der Vererbung, daß willkürliche Begebenheiten unsere Gene lenken, während eine Generation auf die andere folgt.

Die Bedeutung des Zufalls für die Evolution fiel dem englischen Geistlichen Thomas Malthus auf (besser bekannt dafür, daß er Darwin die Idee des Existenzkampfes vorgab). Er interessierte sich für die Geschichte der Bürger von Bern und verfolgte ihre Familiennamen mehrere Jahrhunderte zurück. Zu seiner Überraschung waren viele Nachnamen, die es anfangs gegeben hatte, am Ende des untersuchten Zeitraums verschwunden, obwohl die Anzahl der Bürger ungefähr gleich geblieben war. Francis Galton hat den Grund dafür aufgezeigt.

Ein Nachname ist so etwas wie ein Gen: er wird vom Vater an den Sohn weitergegeben. In jeder Generation besteht die Möglichkeit, daß ein Mann keinen Sohn hat. Vielleicht hat er nur Töchter (die ihren Namen bei der Heirat verlieren), oder er hat gar keine Kinder. Sein Name verschwindet aus der Familienlinie. Wenn er keine Kinder hat, wird der Name sicher aussterben. Auch wenn er bloß eine kleine Familie hat, wird der Name eher aussterben, denn bei nur einem oder zwei Kindern ist die Chance größer, daß es ausschließlich

Töchter sind. Wenn in einer geschlossenen Gesellschaft wie dem Berner Bürgertum dieser Prozeß lange genug andauert, verschwinden zwangsläufig mehr und mehr Namen im Verlauf der Jahre. Theoretisch müßte nach einem entsprechend langen Zeitraum nur ein Name übrigbleiben, obwohl die Anzahl der Menschen gleichbleibend sein kann. Die Bevölkerung ist dann homogen. Alle werden die gleiche ererbte Botschaft in sich tragen (zumindest, was ihren Namen betrifft). Außerdem wird es mehr Inzucht als früher in der Gemeinschaft geben, da die einzigen verfügbaren Partner Leute mit demselben Nachnamen sind, die alle von einem gemeinsamen Vorfahren abstammen.

Genau das gleiche geschieht mit den Genen. Vielleicht gab es in der Berner Bürgerschaft ein rares Gen – möglicherweise eine seltene Blutgruppe. Und weil Bern eine kleine Stadt war, gab es nur wenige Träger dieses Gens. Wenn es von niemandem weitergegeben wurde (weil keine Kinder da waren oder das Gen zufällig nicht in Spermie oder Eizelle gelangte), verschwand es. Andererseits hätten die Träger – wiederum zufällig – auch mehr Kinder haben können als die anderen, und dann wäre diese Variante erheblich weiter verbreitet worden. In jedem Fall veränderte sich die Häufigkeit ihres Vorkommens (was bedeutet, daß eine Bevölkerungsentwicklung stattfand), aber die Veränderung war rein zufällig bedingt.

Einstein hat einmal gesagt, daß Gott nicht würfelt. Er irrte: Bei den Genen tut er es. Wie beim Würfeln hat die angezeigte Zahl nichts mit den Eigentümlichkeiten der involvierten DNS zu tun. In gewisser Weise ist dies eine tiefgehende theologische Frage. Ist es vielleicht ihre eigene Schuld, daß Gene und diejenigen, die sie tragen, verflucht sind – oder gehen sie rein zufällig zugrunde, indem sie einfach Pech gehabt haben?

Wie bei den Nachnamen zeigt sich auch die willkürliche genetische Veränderung eher an kleineren Orten mit einer geringen Bevölkerungszahl, wo nur wenige ein bestimmtes Gen tragen. Unter diesen Umständen kann es vorkommen, daß alle oder die meisten Träger das entsprechende Gen nicht weitergeben.

Eine solch zufällige Evolution nennt man einen genetischen Drift. Sie ist von großer Bedeutung für unsere eigene Vergangenheit. Bis vor kurzem war der *Homo sapiens* eine seltene Spezies, die in kleinen Verbänden lebte. Bis vor einigen Zehntausend Jahren gab es auf der ganzen Welt nicht mehr Menschen, als heute in London leben. Hinweise darauf, wie das Leben in der menschlichen Gemeinschaft für lange Zeit gewesen sein muß, finden sich bei den wenigen Urvölkern, die es heute noch gibt.

Bis vor einigen Jahren, als ihr Leben vom Bergbau und von Urwaldrodungen zerstört wurde, lebten ungefähr zehntausend Yanomamo-Indianer in hundert verstreuten Dörfern im Regenwald des südlichen Venezuela und nördlichen Brasilien. Sie bezeichneten sich selbst als ‹das grimmige Volk›, und das mit gutem Grund. Ungefähr ein Drittel aller Todesfälle bei den Männern war auf Gewalt zurückzuführen, oft kamen sie bei Dorffehden um. Außerdem glaubten die Yanomamo, daß viele vom bösen Zauber anderer Dörfer dahingerafft wurden.

Ihre Gemeinschaft war nicht robust genug, um Gruppen von mehr als achtzig bis hundert Menschen zuzulassen, darunter ungefähr ein Dutzend junger Männer. Sobald die Gruppe größer wurde, kam es zu Abspaltungen. Ein Teil der Leute zog weiter und gründete ein neues Dorf. Während ihrer gesamten Geschichte (die in der einen oder anderen Form bis zur Besiedelung des amerikanischen Kontinents vor zwölftausend Jahren zurückreicht) haben die Yanomamo stets in kleinen Gemeinschaften und stets im Konflikt miteinander gelebt.

Soziale Systeme von Jägern und Sammlern – und das traf für neun Zehntel unserer Evolution auf alle Systeme zu – waren vermutlich genauso beschaffen. Die sibirischen Ureinwohner jagten das Mammut und bauten ihre Häuser aus seinen Knochen. Wenn man sich heute diese Knochendörfer anschaut, kann man davon ausgehen, daß jede Gruppe – wie die Yanomamo – aus wenigen Mitgliedern bestand. Man sollte sich aber von der Stammeskultur der Yanomamo nicht irreführen lassen. Andere Völker, wie zum Beispiel die Buschmänner, benehmen sich sehr viel feiner. Es gibt jedoch ein merkwürdiges Faktum in unserer modernen Gesellschaft, das möglicherweise etwas über die Größe sozialer Gruppen in Urzeiten aussagt: Bei den meisten Teams findet sich ungefähr die gleiche Mitgliederzahl. Der Oberste Gerichtshof der USA hat neun Mitglieder, eine Fußballmannschaft hat elf, eine Jury zwölf, und Jesus hatte selbstverständlich zwölf Jünger. In jedem Yanomamo-Verband lebt seltsamerweise ungefähr ein Dutzend gesunde junge Männer. Kann die Schwierigkeit, in einer größeren Gruppe zum Konsens zu kommen, etwas über das menschliche Zusammenleben in vergangenen Jahrtausenden aussagen? In den Vereinigten Staaten können die meisten Leute ungefähr zwölf Menschen nennen, deren Tod ihnen großen Schmerz zufügen würde. Schon Aristoteles meinte, daß es unmöglich sei, mehr als nur ein paar Mitmenschen zu lieben. Ist all das vielleicht ein Hinweis (sei er noch so schwach) auf die Größe menschlicher Lebensverbände in grauer Vorzeit?

Seltsame Dinge sind es, die den Genen kleiner Bevölkerungsgruppen zustoßen. Wiederum helfen uns die Familiennamen weiter. Die Evolution läßt sich leicht erforschen (man braucht nur ein Telefonbuch), und Namen lassen sich in Kirchenbüchern jahrhunderteweit zurückverfolgen. Es gibt ungefähr eine Million Nachnamen auf der Welt. In China finden sich die ältesten, sie gehen auf die Han-Dynastie vor zweitausend Jahren zurück. Im Unterschied dazu sind japanische Familiennamen erst hundert Jahre alt, weil sie erst damals gesetzlich eingeführt wurden. Es gibt durchaus Komplikationen bei der Namensanwendung. An vielen Orten findet sich häufig – und zwar völlig unabhängig voneinander – derselbe Name (wie zum Beispiel meiner: Jones). In meinem Fall bedeutet er lediglich ‹Sohn des John›. In manchen Gesellschaftsstrukturen, wie zum Beispiel in Spanien und Rußland, bricht das gesamte System zusammen, weil die Kinder den Namen des Vaters annehmen und der ‹Nachname› sich in jeder Generation ändert. Das gleiche galt früher für Wales.

Ein Bub übernahm den Namen des Vaters und die weiterer Vorfahren, jeweils mit der Vorsilbe ‹ap›, was ‹Sohn von› bedeutet. Je mehr Namen es gab, desto angesehener war die Familie. Überbleibsel dieses Systems finden sich heute noch in Nachnamen wie Pugh (Sohn des Hugh), Price (Sohn des Rhys) und Parry (Sohn des Harry). In Wales, Spanien und fast überall verschwindet diese Praxis aber allmählich. Das Telefonbuch in einigermaßen besiedelten Teilen der Welt (wie im Bergland um Bern) zeigt uns, daß sich in allen Dörfern, auch wenn sie nur wenige Kilometer auseinander liegen, charakteristische Familiennamen erhalten haben. In manchen Weilern trägt fast jeder den gleichen Namen. In jeder Ansiedlung sind einige Namen im Lauf der Zeit zufällig verlorengegangen, weil manche Männer keine Söhne hatten. Weil es sich hier um einen willkürlichen Effekt handelt, sind in jedem Dorf dann andere Namen zum Zug gekommen. Dieser Prozeß wird dadurch unterstützt, daß jedes Dorf von einer Gruppe gegründet wurde, die – wiederum zufällig – ihre eigenen charakteristischen Familiennamen hatte. Es ist keineswegs so, daß in einem Dorf ein Name besser als die anderen wäre. Sein Vorherrschen reflektiert lediglich die Zufälle der Geschichte.

Auch die Gene abgeschieden lebender Bevölkerungsgruppen können, wie ihre Namen, die Geschichte willkürlicher Veränderungen widerspiegeln. Einwohner benachbarter Yanomamo-Dörfer unterscheiden sich merklich in der Häufigkeit des Auftretens unterschiedlicher Blutgruppen und anderer Erbfaktoren. Das gleiche gilt für Dörfer in den Alpen. Die Häufigkeit des Auftretens der verschiedenen Blutgruppen divergiert genau im Verhältnis zu der Einwohnerzahl, die sich seit Gründung der Dörfer aus den Kirchenbüchern herauslesen läßt.

Im heutigen Bern und in anderen europäischen Städten zeigt sich inzwischen ein ganz anderes Bild. Im Telefonbuch finden sich Tausende von Namen, von denen keiner überwältigend oft vorkommt. Auch hier gelten wiederum die Regeln von Zeit und Zufall. In großen Städten gibt es so viele

Menschen, daß es unwahrscheinlich ist, daß irgendein Name oder Gen ausstirbt, nur weil die wenigen Träger sie nicht weitergeben. Außerdem ziehen Städte ständig Immigranten mit neuen Namen (und neuen Genen) an, und die Bevölkerung verändert sich. Eine ebenso einfache wie effektive Methode zur Einschätzung der genetischen Isoliertheit eines Ortes besteht darin, die Anzahl der Namen mit der Anzahl der Bewohner zu vergleichen. Wenn fast jeder einen anderen Namen hat, handelt es sich um eine Stadt, die Einwanderern aus allen möglichen Gegenden offensteht. Ein Blick ins New Yorker Telefonbuch im Vergleich zu Oslo beispielsweise zeigt sofort, daß diese beiden Städte eine sehr unterschiedliche Geschichte haben. In den Vereinigten Staaten findet sich ein größerer Anteil sämtlicher Namen der Welt als irgendwo sonst. Hier zeigt sich der aus Einwanderern aus der ganzen Welt entstandene ‹Schmelztiegel› USA.

Ein gemeinsamer Familienname bedeutet üblicherweise auch gemeinsame Vorfahren und somit eine gemeinsame DNS. Wenn in einer Bevölkerung viele Menschen die gleichen Gene (oder Namen) tragen, weil sie von einem gemeinsamen Vorfahren ererbt wurden, dann spricht man von Inzucht. Bis zu einem gewissen Grad trifft das auf uns alle zu, denn wir alle sind in irgendeiner Weise miteinander verwandt. Wären alle unabhängig voneinander entstanden und niemand mit einem anderen verwandt, dann würde sich die Zahl der Vorfahren in jeder Generation verdoppeln. Nehmen wir zum Beispiel die berühmte Jahreszahl 1066 – die Zeit der normannischen Eroberung Englands – und gehen wir davon aus, daß eine Generation fünfundzwanzig Jahre umfaßt, dann hätte die britannische Bevölkerung zum damaligen Zeitpunkt die Zahl Zwei in der siebenunddreißigsten Potenz betragen, und das wären über hundert Milliarden gewesen. Diese Zahl, so sagen die Mathematiker, ist absurd. Das zeigt uns, daß die Abstammungslinien im Lauf der Jahrhunderte sich vereinigt und vermischt haben. Wir alle haben viele gemeinsame Vorfahren.

Die Person, die unserem Wissensstand zufolge den höchsten Grad an Inzucht in sich vereinigte, war eine Aristokratin – Kleopatra-Berenike III., eine Tante der in Mark Anton verliebten Kleopatra. Möglicherweise trug sie identische Kopien fast der Hälfte ihrer Gene, da alle von einem einzigen Vorfahren abstammten. Bei den alten Ägyptern galten die Pharaonen als direkte Nachfahren der Götter, und sie waren sehr darauf bedacht, ihr Blut rein zu halten, weshalb Verbindungen zwischen Blutsverwandten (manchmal sogar zwischen Geschwistern) erwünscht waren. Die ganze Geschichte ist etwas verworren, weil man die Hieroglyphen, die über die Verwandtschaftsgrade der Pharaonen Auskunft geben, noch nicht endgültig entziffern kann.

Das Ausmaß an Inzucht ist von Ort zu Ort sehr verschieden. Ein guter Anhaltspunkt ist die Häufigkeit von Eheschließungen zwischen Menschen mit gleichem Familiennamen. George Darwin, Sohn des berühmten Charles (der seine Cousine Emma Wedgwood geheiratet hatte), fand dies als erster heraus. George Darwin überprüfte Namen und kam zu dem Ergebnis, daß der Anteil an Eheschließungen zwischen Cousin und Cousine – die engste legale Form der Inzucht – bei der britischen Aristokratie (also einer kleinen, exklusiven Gruppe) ungefähr viereinhalb Prozent betrug. Das war mehr als das Doppelte der Gesamtzahl in der britischen Bevölkerung seiner Zeit. Die Liste der Familiennamen zeigt, daß die britische Bevölkerung insgesamt durchschnittlich weniger Inzucht aufweist als große Teile Europas. Selbst im abgeschiedenen ländlichen East Anglia hatte es nur ein Fünftel der Namen, die Ende des 18. Jahrhunderts dort verzeichnet wurden, auch schon im 17. Jahrhundert gegeben. Also hatte dort sehr viel mehr Bewegung stattgefunden als vergleichsweise in der Schweiz oder in Italien.

In kleinen Dörfern ist die Auswahl nicht sehr groß; es kommt also zu Eheschließungen zwischen Verwandten und somit zu Inzucht. Manchmal haben beide Eheleute die Kopie eines schädlichen rezessiven Gens von ihrem gemeinsamen Vorfahren geerbt. Ihre Kinder tragen also das erhöhte Risiko, zwei Kopien erhalten zu haben. Die Konsequenzen aus verstärkter Inzucht zeigen sich an den Kindern von Cousin und Cousine. George Darwin untersuchte das und fand heraus, daß Mitglieder der Rudererteams der Universitäten Oxford und Cambridge, die als besonders gesund galten, viel seltener einer Verbindung von Cousin und Cousine entstammten als ihre weniger sportlichen Kommilitonen.

Natürlich gibt es gesetzliche Bestimmungen zum Verwandtschaftsgrad, bei dem eine Eheschließung noch erlaubt ist. Heiraten zwischen Brüdern und Schwestern sind überall verboten; das Verbot kann aber auch für Cousins und Cousinen ersten Grades gelten (wie im 19. Jahrhundert in den meisten Staaten der USA und heute noch auf Zypern). Dieses soziale Gebot entstand vermutlich zumindest teilweise aus der Furcht, daß Kinder aus solchen Verbindungen nicht gesund sein könnten. Allerdings war die Kindersterblichkeit zu der Zeit, als diese Tabus galten, sehr hoch (so daß eine geringe Steigerung aufgrund genetischer Erkrankungen kaum bemerkt worden wäre), und vielleicht haben sie gar keine biologische Basis.

Ganz sicher gibt es eine höhere Todesrate (wenn auch nur um ein oder zwei Prozent erhöht) und eine langsamere Entwicklung bei Kindern eng miteinander verwandter Eltern. Cousin und Cousine haben ein gemeinsames Großelternpaar. Falls er oder sie ein schädliches Rezessivum trägt (und das tun fast alle), ist die Wahrscheinlichkeit größer als beim Durchschnitt, daß ihre Kinder und Enkel zwei Kopien erben. Vor dem Zweiten Weltkrieg gab es etliche japanische Dörfer, in denen ein Drittel aller Ehepaare Cousin und Cousine waren. Die flächendeckende Untersuchung Hiroshimas nach der Explosion der Atombombe zeigte, daß die Kinder aus solchen Verbindungen später laufen und sprechen konnten als andere und in der Schule schlechter lernten. Zum Teil lag das an der Armut ihrer Eltern, zum Teil aber auch an ihrem genetischen Erbe. Das gleiche gilt für Indien, wo bis zur Hälfte aller Ehen immer noch zwischen Cousin und Cousine oder Onkel und Nichte geschlossen werden. Das Bild ist hier etwas unklar, weil solche Verbindungen das Vermögen in der

Familie halten und dazu dienen, die Kinderzahl, die man sich leisten kann, zu erhöhen. Dennoch haben auch diese Kinder geringere Überlebenschancen als solche aus Ehen nichtverwandter Eltern.

Die Auswirkungen solchen Heiratsverhaltens kann man in England sehen. Fast alle Zigeuner in Südwales gehören zu einer Großfamilie, und fast die Hälfte ihrer Ehen wird zwischen Verwandten geschlossen (somit haben sie eine der höchsten Inzuchtraten der Welt). Einer von vier Zigeunern dieser Gruppe trägt eine Kopie des Gens für Phenylketonurie in sich (vgl. S. 250). Dieses Gen gibt es bei diesen Menschen vierhundertmal häufiger als in der gesamten Grafschaft Wales. Eine lange Geschichte der Inzucht, erzwungen durch soziale Isolation, hat ihre genetische Gesundheit beeinflußt. Pakistanische Einwanderer der ersten Generation zeigen ebenfalls ein hohes Maß an Inzucht. Obwohl nur eine von fünfzig Geburten in England auf pakistanische Familien entfällt, sind fünf Prozent aller angeborenen Krankheiten britischer Kinder bei ihnen zu finden.

Man sollte allerdings die Gefahren der Inzucht nicht übertreiben. Eltern, die Cousin und Cousine sind, haben die neunzigprozentige Chance, ein völlig normales Baby zu bekommen; demgegenüber steht eine Chance von vierundneunzig Prozent bei nichtverwandten Eltern. Inzucht hat Auswirkungen, aber sie sind durch den medizinischen Fortschritt der letzten Jahrzehnte weniger schwerwiegend geworden.

Zum Teil aufgrund von Inzucht zeigen abgeschieden lebende Bevölkerungsgruppen häufig einen hohen Anteil an Abnormitäten, die man sonst selten findet. Bei den Jemez in New Mexico, einem kleinen nordamerikanischen Indianervolk, ist einer von hundertfünfzig Menschen ein Albino. Finnland schleppt das Erbe neunzehn verschiedener rezessiver genetischer Störungen mit sich herum – eine jede an einem bestimmten Ort. Aus den Kirchenbüchern der Lutherischen Kirche (der achtundneunzig von hundert Finnen einmal angehört haben) läßt sich ablesen, daß jede dieser lokalen Erbkrankheiten auf Verwandtenehen zurückzuführen ist, die zu einer Zeit geschlossen wurden, als Finnland noch dünn besiedelt war.

Manchmal sind die Auswirkungen von Verwandtenehen nicht so klar erkennbar. Manche Frauen erleiden häufig Fehlgeburten. Wie oft sie auch schwanger werden, sie verlieren ihr Baby. Dieses Phänomen findet sich verbreitet bei den Hutterern, einer religiösen Gemeinschaft, die im 16. Jahrhundert in Mähren entstand und im 19. Jahrhundert nach Amerika auswanderte. Alle ungefähr fünfzehn- bis zwanzigtausend Nachkommen stammen von weniger als hundert Begründern ab und heiraten nur untereinander. Im Lauf der Zeit ist es zu einem hohen Grad an Inzucht gekommen. Es hat sich herausgestellt, daß Frauen dieser Gruppe, die Schwierigkeiten haben, ein Kind auszutragen, einen ungewöhnlich hohen Anteil gemeinsamer Gene mit ihren Männern aufweisen. Genau das gleiche würde eintreten, wenn sie nahe Verwandte wären. In diesem Sachverhalt könnten sich die negativen Auswirkungen der Inzucht auf die Entwicklung des Fötus widerspiegeln.

In diesem Zusammenhang sind gemeinsame Gene, die die Antigene auf der Zelloberfläche kontrollieren, von besonderer Bedeutung. Bei niederen Tierarten bestimmt die genetische Vielfalt auf der Zelloberfläche, ob eine Spermie eine bestimmte Eizelle befruchten darf. Wenn sich beide zu sehr gleichen, wird der Befruchtungsversuch zum Fehlschlag. Vielleicht ist darin der Grund zu sehen, warum sich das komplizierte System der genetischen Identifikation auf der Zelloberfläche überhaupt entwickelt hat. Das wiederholte Scheitern einer Schwangerschaft bei genetisch ähnlichen Eheleuten könnte das Überbleibsel einer Methode sein, Schwangerschaften, die aus den Avancen eines zu engen Verwandten entstanden sind, abzubrechen. Frühe Fehlgeburten verhindern das Entstehen eines Kindes, das zwei Kopien eines schädlichen Gens trägt.

Den gleichen Mechanismus gibt es in dramatischerer Form bei Mäusen. Mäuseweibchen erkennen am Geruch, wie nahe verwandt ein Männchen sein kann. Dadurch vermeiden sie die Gefahr der Paarung mit einem Bruder. Darüber hinaus wird eine Maus, die von einem Verwandten schwanger ist, ihren Fötus sofort abstoßen, wenn ihr ein nichtverwandtes Männchen (oder nur der Geruch seines Urins) über den Weg läuft, und sich mit ihm erneut paaren. Die für den Geruchssinn der Maus verantwortlichen Gene sind eng mit denen verwandt, die die Vielfalt der Zelloberflächen kontrollieren.

Der Zufall der genetischen Veränderung ist dem Würfelspiel des lieben Gottes sehr ähnlich, und man benutzt die gleichen statistischen Methoden, ihn zu erforschen. In der Bevölkerungsgenetik wimmelt es von Mathematik – von der selbst die Bevölkerungsgenetiker so gut wie nichts verstehen. Sie ist jedoch unabdingbar. Die Bedeutung willkürlicher Veränderungen hängt von der Bevölkerungsgröße ab. Es reicht nicht zu wissen, wie viele Leute jetzt leben; man muß die Durchschnittsanzahl seit Bestehen dieser Bevölkerung herausfinden. Schließlich könnte es sein, daß in einer großen Stadt irgendwann einmal nur ein paar Leute lebten. Mehr noch, es braucht eine besondere Form der Durchschnittsberechnung mit speziellem Augenmerk auf Phasen mit reduzierter Bevölkerungszahl. Wie so viele Ideen der Evolutionsforschung kommt auch die Idee vom ‹harmonischen Mittel› aus der Ökonomie. Stellen Sie sich ein mittelalterliches Dorf vor, mit einer Herrschaft und vielen hungernden Bauern. Vielleicht hatten die fünfzig armen Bauern ein Jahreseinkommen von hundert Pfund, während die Herrschaft sich in einer Million sonnte. Das Durchschnittseinkommen betrug also neunzehntausend Pfund – eine ziemlich sinnlose Statistik für jemanden, der die dörflichen Lebensbedingungen des Mittelalters studieren will. Das harmonische Mittel hingegen betrug einhundertundzwei Pfund, was sehr viel mehr über die damaligen gesellschaftlichen Verhältnisse aussagt.

Die gleiche Logik ist auf Populationen anwendbar, deren Zahlen sich verändern. Zum Beispiel: Der Durchschnitt einer Population, deren Bevölkerungszahl im Verlauf der Generationen 1000, 1000, 10, 1000 und 1000 beträgt, ist 802, ihr harmonisches Mittel jedoch ist nur 48. Jeder Bevölkerungsengpaß – in diesem Fall sind es zehn Personen – hat dramatische Auswirkungen, die sich viele Generationen über bemerkbar machen können.

Es gibt noch weitere Möglichkeiten zur Erforschung der tatsächlichen Größe einer Bevölkerung. Wenn es große Unterschiede in der Kinderzahl einzelner Personen gibt, kann die wirkliche Bevölkerungszahl geringer sein, als es zunächst den Anschein hatte. Bei vielen Stammesvölkern (und vielleicht sogar bei den meisten antiken Völkern) finden sich große Unterschiede in der erfolgreichen Nachwuchsproduktion, und zwar besonders bei den Männern. Ein paar Casanovas monopolisieren die Frauen und lassen eine Reihe unfreiwillig Keuscher übrig, die um ihren Anteil betrogen werden. Sigmund Freud baute in *Totem und Tabu* (mit dem köstlichen Untertitel *Einige Punkte der Übereinstimmung im Geistesleben der Wilden und der Neurotiker*) seine psychoanalytische Theorie auf folgender Annahme auf: Zu einer bestimmten Zeit gab es eine Urhorde, geführt von einem Urvater, der das Recht auf alle Frauen besaß. Seine Söhne töteten und aßen ihn, erbten Schuldgefühle und bescherten uns den Ödipus-Komplex, der uns seit dieser Zeit so plagt.

Viele Gesellschaften zeigen eine recht freudianische Struktur (wenn auch ohne den Kannibalismus). In einem Yanomamo-Dorf hatten vier der alten Männer 41, 42, 46 und 62 Enkel, während achtundzwanzig alte Männer nur eines und viele gar kein Enkelkind hatten. Frauen wiederum hatten alle ungefähr die gleiche Anzahl an Nachkommen. Wenn man also nur die Männer zählte, würde man die tatsächliche Bevölkerungszahl erheblich überschätzen. Aus der Sicht der Evolution hätte es viele von ihnen gar nicht erst zu geben brauchen.

All das bedeutet, daß das einzigartige männliche Y-Chromosom die Wichtigkeit willkürlicher Veränderung besonders gut zeigt. Seine Vererbung ist der von Familiennamen sehr ähnlich: Beide werden vom Vater auf den Sohn übertragen. Da nur Männer es haben – und nicht jeder Mann gibt es weiter –, ist die Population an Y-Chromosomen verhältnismäßig klein. Es gibt nur eine geringe Variation in seiner DNS-Sequenz – möglicherweise ging die Vielfalt durch Abtrift verloren. Bei den Baruya in Papua-Neuguinea findet sich bei allen Männern ein identisches Y-Chromosom. Ihr gemeinsamer genetischer Familienname stammt vermutlich von einem Mann ab, der einst die Frauen monopolisierte.

Alle Populationen haben eine Geschichte. Die unbeugsamen Regeln des Zufalls bedeuten, daß jeder Zeitraum geringerer Bevölkerungszahl – also ein Populationsengpaß – einen nachhaltigen Effekt auf spätere Generationen haben wird. Seit Beginn der Antike waren die Menschen Kolonisatoren; zunächst verbreiteten sie sich von ihrer afrikanischen Heimat aus, später führte wirtschaftlicher Druck zur Eroberung neuer Länder. Im allgemeinen waren die Auswanderer kleine Gruppen, nur eine winzige Stichprobe des Volkes, das sie zurückließen. Die neue Kolonie kann zu Millionen anwachsen, aber all ihre Einwohner werden nur die Gene (und die Namen) der Gründer tragen. Weil es nur wenige Pioniere gab, kann die koloniale Bevölkerung – und das aus purem Zufall – sich stark von dem Volk unterscheiden, das zu Hause geblieben ist.

Dieser ‹Gründereffekt› ist für die gesamte Evolution wichtig. Der erste Hafen, den Darwin mit der *Beagle* anlief, war die Insel Madeira. Darwin fiel der große Unterschied der Inselschnecken zu ihren europäischen Vorfahren auf. Die Unterschiedlichkeit war bei den Vögeln auf den Galapagos-Inseln noch frappierender. Vielleicht, so dachte Darwin, konnten die Zufälle der Geschichte – bei zufälliger und willkürlicher Kolonisierung jeder Insel – erklären, warum Archipele solche natürliche Laboratorien der Evolution darstellen.

Die Eigentümlichkeiten der Kolonisierung sind auch für die Vergangenheit des Menschen von großer Bedeutung. Sinnigerweise ist das beste Beispiel für den evolutionären Zufall eine Rückkehr nach Afrika: die Reise der weißen Afrikaner zurück zum Kontinent ihrer Urahnen nach über hunderttausendjähriger Abwesenheit. Ihre Rückwanderung von Europa begann um 1650. Diese Pioniere brachten ein dauerhaftes

Erbe mit sich, das mehr enthielt als nur Kalvinismus und Bigotterie. Familiennamen und Gene ihrer Nachfahren sind immer noch ein Vermächtnis der ersten Siedler. Obwohl es heute zweieinhalb Millionen Afrikaander in Südafrika gibt, entstammen sie alle einer kleinen Gruppe von Siedlern, von denen einige das Gebot der Fruchtbarkeit so ernst nahmen, daß sie heute Zehntausende Nachkommen haben. Auf eine Million von ihnen entfallen lediglich zwanzig Familiennamen (einer davon ist Botha). Das entspricht dem, was die Geschichte uns über die Anzahl an Auswandererfamilien berichtet. Selbst heute noch läßt sich nachweisen, daß die eine Hälfte der häufigsten Familiennamen vor 1691 auftauchte, die andere vor 1717.

Ohne es zu wissen, brachten die Einwanderer auch einige seltene Gene des holländischen Volkes mit. Entweder Gerrit Jansz oder seine Ehefrau Ariaantje Jacobs (die zu einer Gruppe Mädchen gehörte, die man 1660 aus einem Rotterdamer Waisenhaus verschifft hatte) muß die Kopie eines Gens für eine bestimmte Form der Porphyrie getragen haben. Diese Krankheit (ähnlich jener, an der vermutlich George III. litt, vgl. S. 96) basiert auf einer fehlerhaften Synthese des roten Blutfarbstoffs. Die Symptome sind von Fall zu Fall verschieden. Manchmal geraten lichtempfindliche Chemikalien in die Haut, wo sie auf Sonnenlicht reagieren und schmerzhafte Entzündungen hervorrufen. Bei anderen Formen der Porphyrie kommt es an exponierten Stellen zu Haarwuchs. Manchmal akkumuliert sich überflüssiges Material im Gehirn und führt zu Geisteskrankheit. Ein Teil wird durch den Urin ausgeschieden, der dann eine portweinartige, fast blutrote Farbe hat. Es gibt Leute, die behaupten, die Sage vom Werwolf – jener Kreatur, die nur nachts auftaucht, heult und Blut trinkt – könnte sich vom Porphyriegen herleiten.

Die südafrikanische Form der Porphyrie ist verhältnismäßig harmlos, was sich allerdings mit dem Aufkommen der Barbiturate in den fünfziger Jahren änderte. Patienten mit dem Porphyrie-Gen litten an Schmerzen und Delirien, wenn sie Barbiturate einnahmen. In Europa ist die Krankheit seltener, aber dreißigtausend Südafrikaner tragen sie in sich. In Johannesburg gibt es mehr Genträger als in ganz Holland. Alle sind auf ein einziges Mitglied jener Gründergruppe zurückzuführen, die sich zu den heutigen Afrikaandern vermehrte. Weil sie in einer Familienlinie so häufig vorkommt, wird die Porphyrie in Südafrika auch Van-Roojen-Krankheit genannt. Ein Gen und ein Name wurden eng miteinander assoziiert und berichten dasselbe über die Geschichte.

Der Gründereffekt zeigt sich immer wieder an den Nachfahren jener Auswanderer, die das aufblühende Europa verließen und die Welt kolonisierten. Manchmal sind die Niederlassungen durch viele Seemeilen voneinander getrennt. Auf Tristan da Cunha, einem Inselchen im Südatlantik, war eine Garnison stationiert, die Napoleon – damals im Exil auf St. Helena – zu bewachen hatte. Einige Soldaten blieben, nachdem die Garnison aufgelöst worden war. Durch Zeitungsannoncen suchten sie sich Frauen, und im Lauf der Jahre kamen noch einige Schiffbrüchige und andere hinzu. Ein zweiter Engpaß traf auf, als einige Männer beim Fischen ertranken und mehrere Familien, dem Rat eines pessimistischen Pfarrers folgend, die Insel verließen. Heute gibt es einige Hundert Leute auf Tristan. Sie haben gemeinsame Namen – Bentley, Glass und Swain, die Namen von drei der ersten Siedler sind heute noch üblich –, und es gibt eine charakteristische lokale genetische Abnormität, nämlich eine ererbte Blindheit, die eine der ersten Ehefrauen mitbrachte.

Manche Siedlungen sind eher durch soziale als durch physische Grenzen isoliert. Eine kleine Gruppe Juden hat seit der Diaspora vor fast dreitausend Jahren in Kurdistan gelebt. Sie hielten sich von ihren islamischen Nachbarvölkern strikt fern. Die kurdischen Juden (inzwischen sind sie nach Israel zurückgekehrt) zeigen eine außerordentlich hohe Häufigkeit eines ererbten Enzymdefekts. Im Mittleren Osten hat ungefähr eine von fünfzig Personen dieses Gen, bei den kurdischen Juden jedoch sind es zwei Drittel, vermutlich weil einer ihrer frühen Vorfahren Genträger war. Auch in den Vereinigten Staaten gibt es viele religiöse Gruppen, deren Gründer ihre Heimatländer verließen, um Verfolgungen zu entgehen. Mittlerweile sind sie zu großen Populationen angewachsen, die Andersdenkende streng ausschließen. Bei den Amischen im Bundesstaat Pennsylvania findet sich eine ganz außergewöhnliche Erbkrankheit. Fast einhundert Babys kamen mit sechs Fingern und Wachstumsstörungen auf die Welt – etwas, was es eigentlich nirgendwo sonst gibt. Alle diese Kinder hatten Samuel King, einen der Gründer der Gemeinschaft, zum Vorfahren.

Auch an der Wanderbewegung eines Gens um die ganze Welt erkennt man die Bedeutung des Zufalls für die Evolution. Die Chorea-Huntington-Krankheit (vgl. S. 89) findet sich relativ häufig bei Afrikaandern. Die meisten Fälle sind auf einen Holländer – oder seine Frau – zurückzuführen, die um 1650 einwanderten. Auf der Insel Mauritius sind alle Genkopien dieser Krankheit das Erbe des Enkels eines französischen Edelmannes, Pierre Dagnet d'Assigné de Bourbon, und über vierhundert Patienten in Australien verdanken ihr Gen Mrs. Cundick, einer Einwanderin aus England. In Wales findet man die Chorea Huntington in einem Flecken im Sirhowy-Tal, und zwar in der Nähe des Hauses eines Maurers, der sich dort im 19. Jahrhundert niedergelassen hatte und offensichtlich Träger dieses Gens gewesen ist. Die ausgedehnteste Blutsverwandtschaft der Welt (an der die exakte Lokalisierung des Gens intensiv erforscht wird) befindet sich in Venezuela am Maracaibo-See. Fast zehntausend lebende Nachkommen einer gewissen Maria Concepción, die um 1800 starb, hat man aufgespürt. Viertausend von ihnen leiden bereits an Chorea Huntington oder könnten irgendwann daran erkranken.

Solche Dinge müssen sich in früheren Zeiten, als die Menschen sich immer mehr über die Welt ausbreiteten, immer wieder ereignet haben. Auch wenn es damals noch keine Geschichtsschreibung gab, lassen die Nachnamen der Afrikaander doch einigermaßen verläßliche Schlüsse darüber zu, wie viele Leute zu Beginn der Einwanderung vor dreihundert und mehr Jahren beteiligt waren. Gene geben uns eine ähnliche Auskunft. Variationsmuster zeigen, wie viele Menschen eine Niederlassung gegründet haben oder ob es früher einmal zu einem Populationsengpaß kam.

Es gibt erstaunlich globale Muster im Umfang der ererbten Unterschiede. Afrikaner verfügen über eine weit größere Vielfalt ihrer Erbinformation als alle anderen Völker der Welt. Die Antigene ihrer Zelloberflächen – jene ererbten Fingerzeige, auf die das Immunsystem reagiert – zeigen eine doppelt so hohe Variationsbreite wie die vergleichbarer Gene in Europa, und viele Antigene gibt es nur in Afrika. Afrikaner haben eine größere Vielfalt von Blutgruppen, Proteinen und auch DNS-Sequenzen. Bei der mitochondrialen DNS ist der durchschnittliche Unterschied zwischen zwei Afrikanern doppelt so hoch wie der, den man sonst findet. Indianer in Venezuela, deren Vorfahren ziemlich am Ende der langen Wanderung und Ausbreitung des Menschen von Afrika über die ganze Erde stehen, zeigen überhaupt keine Variation in ihrer mitochondrialen DNS.

Dieser Rückgang der Variationsbreite außerhalb Afrikas – der Wiege der Menschheit – ist vermutlich darauf zurückzuführen, daß viele Gene verlorengingen, als kleine Verbände von Menschen sich auf den Weg machten, sich aufteilten und neue Niederlassungen während des großen Trecks über die gesamte Welt gründeten. Und wie bei den Familiennamen der Afrikaander verringerte sich die Anzahl der Varianten bei jeder Neugründung einer Siedlung. Der Variantenreichtum bei den Afrikanern beweist uns, daß der *Homo sapiens* sich in Afrika früher entwickelte als sonstwo. Sein Rückgang an den Spitzen evolutionärer Zweige in Südafrika und Polynesien erlaubt den Schluß, daß ein großer Teil der Evolution des Menschen vom Zufall bestimmt wurde, da es während der Migrationen immer wieder zu Bevölkerungsengpässen kam.

Wenn man die Gene der Afrikaner mit den Genen ihrer Nachkommen in anderen Teilen der Welt vergleicht, kann man sogar auf die Größen einiger dieser frühen Niederlassungen schließen. Die Anordnung der Basen entlang einem kleinen Stück DNS ist in gewisser Weise ein ‹genetischer

Familienname›, ein Satz ererbter Buchstaben, der als Gruppe von Generation zu Generation weitergeben wird. Nur ein DNS-Segment dieser Art – nämlich jenes, das die Hämoglobin-Gene umgibt – ist bisher genauer untersucht worden, und zwar überall auf der Welt. Die Ergebnisse dieser Untersuchungen sind erstaunlich.

Sämtliche Bevölkerungen außerhalb Afrikas – von England bis Tahiti – haben einige gemeinsame Sequenzen auf diesem Abschnitt der DNS. Innerhalb Afrikas findet sich ein anderes Verteilungsmuster. Wie beim Vergleich der Namen in den Telefonbüchern von Johannesburg und Amsterdam könnte der Wechsel genetischer Muster vom Kontinent der Urahnen auf die Nachfahren ein Relikt aus einer Zeit der Migration sein, als es zu einem Bevölkerungsengpaß kam – und zwar diesmal bei der Auswanderung aus und nicht bei der Rückwanderung nach Afrika. Wir können einige Statistiken (und eine Menge Mutmaßungen) aufstellen, um das Ausmaß dieses Geschehens, das einhunderttausend Jahre zurückliegt, plausibel zu machen. Sie zeigen, daß die gesamte Weltbevölkerung außerhalb Afrikas vielleicht von einer Gruppe Auswanderer abstammt, die aus nicht einmal hundert Menschen bestand. Falls dies zutrifft, dann waren die Nicht-Afrikaner einst eine vom Aussterben bedrohte Rasse.

Aufgrund des männlichen Paarungsverhaltens – wobei viele zu einem unfreiwilligen Zölibat gezwungen werden – sind die Y-Chromosomen besonders empfänglich für die Auswirkungen von Zeit und Zufall. Die Y-Chromosomen Europas und Asiens entfallen auf nur zwei genetisch unterschiedliche Gruppen. Vielleicht können alle Männer im heutigen Europa und Asien ihre Abstammung auf einen von zwei männlichen Urahnen zurückführen – sozusagen auf zwei Adams. Leider wissen wir zu wenig über die Y-Chromosomen der Afrikaner, um beurteilen zu können, wie viele männliche Pioniere es gegeben haben mag.

In der Wissenschaft gibt es zwei Kulturen: Die eine (zu der die meisten Wissenschaftler gehören) benutzt die Mathematik, die andere versteht sie. Alle Vermutungen über Bevölkerungsengpässe bei den Urahnen erfordern einige statistische Klimmzüge. Manchmal waren diese Klimmzüge zu tollkühn, und es kam zu Abstürzen. Dieses Schicksal ereilte die weitverbreitete Idee, daß Frauen durch die mitochondriale DNS auf eine einzige Vorfahrin – die afrikanische Eva – zurückgeführt werden können, die vor zweihunderttausend Jahren gelebt hat. Es gibt ganz einfach nicht genügend Informationen über die Mitochondrien auf der Welt, daß man sich auf eine gemeinsame Urahnin festlegen könnte, und Eva ist (zumindest zunächst einmal) wieder gestorben. Sämtliche Vermutungen (auch jene über die Anzahl der afrikanischen Auswanderer) beruhen zudem auf einer grundlegenden – und möglicherweise falschen – Annahme: daß nämlich die involvierten Gene die Chancen ihrer Träger, zu überleben und sich zu vermehren, nicht ändern. Molekularbiologen neigen zu der Auffassung, daß kleine Abweichungen in der Struktur der DNS nicht wichtig sind. Es ist aber ebensogut vorstellbar, daß sie die Überlebenschancen sehr wohl beeinflussen. Falls zum Beispiel die Afrikaner auf ihrer Zelloberfläche deshalb eine größere Variationsbreite aufweisen, weil es für die Krankheitsbekämpfung nützlich ist, dann ist die Behauptung, Variationsrückgänge in anderen Teilen der Welt seien auf Bevölkerungsengpässe zurückzuführen, schlicht falsch.

Jeder Versuch, die graue Vorzeit zu rekonstruieren, wird mit solchen Mehrdeutigkeiten zu kämpfen haben. Wenn auch die Genetik bis heute noch nicht enthüllt hat, wie viele Adams und Evas es denn nun gab, steht doch fest, daß ein großer Teil der menschlichen Existenz vom Zufall geprägt wurde. Das sollte zumindest jenen eine gewisse Bescheidenheit auferlegen, deren Gene die Gesetze des Zufalls überwunden haben, indem sie bis auf den heutigen Tag überlebten.

ACHTES KAPITEL

Der Garten Eden und die Ökonomie

In der Renaissance hatten die Maler religiöser Motive ein Problem: Sollten Adam und Eva Nabel zeigen? Wenn ja, dann war das blasphemisch, denn es würde bedeuten, daß sie eine Mutter hatten. Wenn nein, dann sah es albern aus. Obwohl einige den Kompromiß in einem strategischen Stück Buschwerk fanden, war das Problem damit noch nicht gelöst. Und wo befand sich eigentlich der Garten Eden? Verschiedene Theorien siedelten ihn in Israel, Afrika und sogar in den Vereinigten Staaten an. *Wann* es ihn gegeben hatte, schien klar zu sein: Wenn man das Alter der Nachkommen des biblischen Urpaares zusammenzählte, dann begann die Geschichte am 23. Oktober 4004 v. Chr.

Auch der Grund für das Verlassen des Gartens Eden lag auf der Hand. Seine Bewohner hatten mit Hilfe eines Apfels etwas Neues gelernt und wurden zur Strafe in die Welt hinausgejagt. Sie konnten sich nicht länger darauf verlassen, daß ihnen die Nahrung von oben zufiel. Statt dessen mußten sie sich selbst um ihre Versorgung kümmern. Die erste Ökonomie war geboren.

Dieses Kapitel handelt von der Vertreibung aus dem Paradies: von der Kolonisierung der Welt und davon, daß es einen Zusammenhang zwischen genetischen Zufällen und frühesten ökonomischen Entwicklungen gibt. Die Ökonomie wird oft als eine Art aufgeklärtes Selbstinteresse betrachtet. Der Wunsch, den eigenen Wohlstand zu mehren, könnte, wie Adam Smith es sah, die unsichtbare Hand sein, die jeden sozialen Fortschritt lenkt. Das gleiche Argument gilt für manche Evolutionswissenschaftler. Für sie sind die Gene ‹selbstsüchtig› und ständig auf ihren eigenen Vorteil bedacht, selbst auf Kosten ihrer Träger. In ihrer naivsten Form wird diese Sicht des Lebens als Erklärung (oder zumindest Entschuldigung) für Bösartigkeit, Sexismus, Nationalismus, Rassismus und die daraus erwachsenden politischen Systeme benutzt.

Es gibt einige offenkundige Verbindungen zwischen ökonomischen und evolutionären Theorien. Darwin war stark beeinflußt von den Arbeiten des frühen Ökonomen Malthus, den die Slums in den englischen Städten des 18. Jahrhunderts beunruhigt hatten. In seiner Schrift *Essay on the Principles of Population* vertrat Malthus die Theorie, daß die Ressourcen mit dem Bevölkerungswachstum nicht Schritt halten würden. In seiner Autobiographie schrieb Darwin, die Lektüre dieser Schrift habe ihn zum erstenmal auf die Idee der natürlichen Auslese gebracht.

Karl Marx, selbst Bewohner eines der überfülltesten Stadtteile Londons, war ebenfalls von den elenden Lebensbedingungen des neuen Proletariats beeindruckt. Er sandte Darwin ein Exemplar von *Das Kapital* (das nach Darwins Tod ungelesen gefunden wurde). In einem Brief an Engels, den er drei Jahre nach dem Erscheinen von *Die Entstehung der Arten durch natürliche Zuchtwahl* schrieb, ging Marx sogar soweit zu behaupten, es sei bemerkenswert, wie Darwin in Tieren und Pflanzen seine englische Gesellschaft wiedererkenne mit ihrer Aufteilung der Arbeit, ihrem Wettbewerbsverhalten, dem Öffnen neuer Märkte, ihren Erfindungen und dem malthusischen Kampf ums Dasein. Engels ging noch weiter. In seinem Aufsatz *Die Rolle der Arbeiterschaft beim Übergang vom Affen zum Menschen* vertrat er die Ansicht, daß eine ökonomische Veränderung, nämlich der Einsatz der Hände zur Herstellung von Dingen, für die Entstehung des Menschen von grundsätzlicher Bedeutung gewesen sei. Wenn man den Begriff ‹Werkzeug› durch ‹Arbeit› ersetzt, dann klingen seine Argumente ganz ähnlich wie die der heutigen Paläontologen.

Die Genetik zeigt, daß ein großer Teil der Evolution – wie Engels schon sagte – mit dem sozialen Fortschritt verbunden ist. Auch wenn die Gesellschaft weit davon entfernt ist, von ihren Genen vorangetrieben zu werden, scheinen doch soziale und ökonomische Veränderungen viele der heute erkennbaren genetischen Muster hervorgebracht zu haben. Seit dem ersten Erscheinen des neuzeitlichen Menschen hat jeder technische Fortschritt zu evolutionären Veränderungen und biologischen Konsequenzen geführt, die Tausende von Jahren anhalten können. Die Gesellschaft – insbesondere wirtschaftlicher Druck, der die Menschen dazu bringt, fortzuziehen – treibt die Gene, nicht umgekehrt. Unsere unnachgiebige Expansion ist der Kern unserer Evolution. Pascal hat es etwas pessimistischer ausgedrückt: ‹Alle Mühe und Plage des Menschen kommt aus seinem Widerwillen, da zu bleiben, wo er geboren ist.›

Fossilien zeigen, daß die Menschen sich praktisch seit Beginn ihres Daseins auf die Wanderschaft begeben haben. Niemand weiß, warum unsere Vorfahren so ruhelos waren. Möglicherweise hat der technische Fortschritt etwas damit zu tun. Wenn auch das Auftauchen des heutigen Menschen mit Fortschritten bei der Herstellung von Steinäxten und ähnlichem zusammenfällt, hatte es mindestens zwei Millionen Jahre vor der großen Diaspora, die zur Bevölkerung der Erde führte, bereits Werkzeuge gegeben.

Vielleicht lag es an klimatischen Veränderungen. Die Sahara war einst eine grasbewachsene Ebene, der Tschad-See war größer als das heutige Kaspische Meer. Beide trockneten vor ungefähr hunderttausend Jahren aus, so daß Nahrungsmittelknappheit (die Bevölkerung war also schneller gewachsen als die Ressourcen) die ersten Menschen aus Afrika vertrieben haben könnte. Ein Mikrokosmos der möglichen damaligen Ereignisse findet sich heute am südlichen Ende der Sahara. Weil der Regen ausbleibt, schiebt sich die Wüste in die Sahel-Zone vor, und die Menschen ziehen fort.

Die frühesten Ökonomien gründeten auf den verfügbaren Tieren und Pflanzen. Sie waren auf einfachen Fundamenten aufgebaut. Die Menschen nahmen, was die Natur ihnen gab, bis nichts mehr da war. Überall auf der Welt findet man Fossilien großer und schmackhafter Tiere, die bald nach Ankunft des Menschen zum Aussterben verurteilt waren. In Sibirien wurden so viele Mammuts getötet, daß die Jäger sich aus ihren Knochen Häuser bauten. Auch in Australien wurden Wälder zu Grasland, als die ersten Siedler sich ihren Weg durch den Kontinent brannten. Die Spuren der Zerstörung sind im Eismantel Grönlands erhalten geblieben. Der Schnee, der vor Zehntausenden von Jahren fiel, enthielt Ruß und Asche gewaltiger Waldbrände, von denen einige vielleicht von Menschen gelegt worden waren.

Neuseeland wurde erst zur Zeit Wilhelms des Eroberers kolonisiert. Für einige Jahre blühte dort eine Kultur, die auf der Ausbeutung von einem Dutzend Arten Moas – riesige, flugunfähige Vögel – basierte. Es gibt heute noch Relikte, die aus ihren Federn hergestellt wurden, und auch die rituellen Schlachtplätze sind bekannt (wo man fünfhunderttausend Skelette gefunden hat). Es überrascht also kaum, daß die Vögel nach wenigen Jahrhunderten ausgestorben waren. Selbst in Europa sind einige Tierarten vor nicht allzu langer Zeit von der Bildfläche verschwunden. Erst vor rund zehntausend Jahren kamen Menschen nach Kreta, Zypern und Korsika. Bis dahin gab es dort einige außergewöhnliche Bewohner: Zwergnilpferde, Rehe und Elefanten, Riesenhaselmäuse, Eulen und Schildkröten. Kurz nach Ankunft der ersten Touristen waren alle ausgerottet, und die verbrannten Knochen gegrillter Nilpferde finden sich unter den Resten der ersten Zyprioten.

Damals, als der Mensch sich von Afrika auf seinem Weg nach Australien in Richtung Osten aufmachte, war das in Europa und im Nahen Osten beheimatete große Säugetier sein Vetter, der Neandertaler. Zweihunderttausend Jahre lang hatte er recht glücklich und zufrieden dort gelebt. In den dichten Wäldern Südfrankreichs gab es viele Neandertaler. Manche hatten sich eine Ökonomie auf Basis der Rentierjagd aufgebaut und ihre Niederlassungen entlang ihren Wanderwegen konzentriert. In der Höhle von Combe Grenal im Périgord wurden Zehntausende ihrer Steinwerkzeuge (sechzig unterschiedliche Arten) gefunden. Neandertaler vergruben ihre Nahrung in der gefrorenen Erde, um sie haltbar zu machen. An einigen Plätzen glaubt man Gräber gefunden zu haben. Manchmal fanden rituelle Bestattungen statt. Ein fünfzigtausend Jahre altes Grab eines Neandertalers in Teshik-Tash in Usbekistan ist von Steinbockhörnern umgeben, die vielleicht auf ein religiöses Ritual hinweisen.

Auf ihre Weise war die Kultur der Neandertaler hoch entwickelt. Sie war jedoch bemerkenswert unfortschrittlich, denn in hunderttausend Jahren kam es zu keinen nennenswerten Veränderungen. Werkzeuge, die von Neandertalern in Britannien und im Mittleren Osten gefertigt wurden, sehen fast gleich aus. Die Neandertaler hatten wenig Interesse zu explorieren, bauten keine Schiffe, und die Schönheiten der Mittelmeerinseln (auch wenn es dort von Nilpferden nur so wimmelte) blieben ihnen verborgen. Neandertaler waren die ersten Konservativen.

Ziemlich bald nach der Invasion Europas durch unsere direkten Vorfahren verschwanden sie. Den Grund dafür kann man nur raten. Die Vermutungen reichen vom Genozid bis zur Vermischung. Ersteres ist eher unwahrscheinlich. In der Höhle von St. Césaire in Frankreich lebten Neandertaler und Neuzeitmenschen jahrtausendelang nah beieinander. Die zweite Annahme ist vermutlich falsch. Wäre es zu extensiven Vermischungen zwischen Ureinwohnern und Invasoren gekommen, dann müßten sich bei den heutigen Europäern Gene dieses ausgeprägten Zweigs der menschlichen Familie finden, und sie müßten sich genetisch von den heutigen Chinesen oder Indern unterscheiden, deren Vorfahren niemals einen Neandertaler zu Gesicht bekommen haben, geschweige denn einen heirateten. Das tun sie aber nicht.

Vielleicht war wirtschaftlicher Druck der Grund. In der menschlichen Entwicklungsgeschichte war Afrika die längste Zeit über der wirtschaftlich fortschrittlichste Kontinent der Erde. Afrikaner stellten bereits scharfe Steinklingen her, als die Europäer noch mit stumpfen Äxten herumrannten. Es gab eine Zeit, da der Neandertaler einiges von der neuen

Technologie zu übernehmen schien, aber sie dauerte nicht lange. Die ersten Europäer, die keine Neandertaler gewesen waren, fand man 1868 beim Eisenbahnbau im Périgord in der Nähe des Dorfes Les-Eyzies-de-Tayacin in der Halbhöhle Cro-Magnon. Die Cro-Magnon-Menschen sahen uns heutigen Europäern ziemlich ähnlich. Sie (und ihre unmittelbaren Vorläufer, die Aurignac-Menschen) hatten sich eine ausgefeilte Jäger-Sammler-Wirtschaft aufgebaut und verfügten über eine große Bandbreite an Werkzeugen. Ihre Höhlenkunst erreichte vor ungefähr vierzigtausend Jahren ihren Höhepunkt. Diese ‹modernen Menschen› hatten Werkzeuge aus Knochen und Elfenbein, während ihre Vettern, die Neandertaler, sich immer noch mit Steinen abgaben. Sie waren einfach überlegen in der Nutzung des Verfügbaren, ihre Anzahl wuchs rascher, und mit der Zeit wurden die Neandertaler (mitsamt ihren Genen) vertrieben. Die letzten bekannten Skelettfunde von Neandertal-Menschen stammen aus St. Césaire und sind über dreißigtausend Jahre alt.

Wenn sie auch sehr einfach war, so hat doch die Ökonomie des Neandertalers den *Homo sapiens* lange Zeit in Schach gehalten. Die Neuzeitmenschen waren schon in Australien, bevor sie sich über Europa verbreiteten. Die Konkurrenz durch den dort ansässigen Neandertaler könnte etwas mit dieser verspäteten Ankunft zu tun gehabt haben.

Nachdem die Menschen ihren Ursprungskontinent erst einmal verlassen hatten, wurde der größte Teil der Erde verhältnismäßig rasch bevölkert. Die ersten Australier kamen vor ungefähr fünfzigtausend Jahren dort an. Die frühesten Spuren wurden in Arnhem Land in Nordaustralien gefunden; es handelt sich um Steinwerkzeuge und Sandsteinmalereien in Rot und Ocker. Die Fundstätten sind in Küstennähe und möglicherweise nahe an der Stelle, wo die Menschen von Norden her ankamen. Die ältesten bekannten australischen Schädel sind dreißigtausend Jahre alt. Innerhalb von fünftausend Jahren verfügten die Uraustralier über komplexes Werkzeug und Fischnetze und waren wirtschaftlich ebenso weit fortgeschritten wie die anderen Völker auf der Welt.

Australien war die längste Zeit durch eine Landbrücke mit dem heutigen Neuguinea verbunden. Diese Landbrücke verschwand erst vor siebentausend Jahren. Auch Tasmanien war Teil Großaustraliens. Dieser Kontinent, Sahul, war immer durch einen großen Graben von Asien getrennt. Seine Existenz wurde von Darwins Mitarbeiter Alfred Russel Wallace vermutet, der große Veränderungen in Fauna und Flora in jenem Teil der Welt feststellte. Die ersten Australier müssen mindestens neunzig Kilometer Wasser überquert haben, um in ihre neue Heimat zu gelangen.

Obwohl diese Seereise sicherlich schwierig war, zeigen die Gene der heutigen eingeborenen Völker Australiens, daß viele Leute sie unternahmen. Die mitochondriale DNS der australischen Aborigines und Papuas ist sehr unterschiedlich. Es muß viele Gründerväter gegeben haben und mehrere Übergriffe auf den Kontinent. Nachdem sie dort waren, scheint es den neuen Bewohnern gut gefallen zu haben. Zumindest im tropischen Norden blieben sie seßhaft. Die Völker in Papua-Neuguinea unterscheiden sich genetisch sehr stark voneinander, und es gibt deutliche ‹Clans› mitochondrialer Linien, von denen jeder auf ein oder zwei entlegene Bergtäler begrenzt ist. Ihre Bewohner waren sehr lange isoliert – und blieben es, bis vor ungefähr einem halben Jahrhundert die ersten Europäer ins Landesinnere vordrangen. Die frühen Papuas waren auf ihre Weise wirtschaftlich fortschrittlich, indem sie Bäume fällten, um den schmackhafteren Pflanzen darunter mehr Platz zum Wachsen zu verschaffen. Da sie für Zehntausende von Jahren in ihren isolierten Schlupfwinkeln verharrten, wurden sie von wirtschaftlichen Kämpfen und Völkerwanderungen, die über den Rest der Welt hereinbrachen, nicht berührt.

Am anderen Ende Sahuls stieg der Meeresspiegel und schnitt die Tasmanier bald von allem anderen ab. Die Bewohner Tasmaniens wußten nichts von zivilisatorischen Fortschritten auf dem Festland und hatten von der Welt draußen so lange keine Ahnung, bis als nächste Einwanderungswelle im 18. Jahrhundert die Europäer kamen. Über die Gene der

Tasmanier ist uns nichts bekannt, und das hat einen ganz einfachen Grund: Innerhalb weniger entscheidender Jahre bewirkten die Vertreter der neuzeitlichen Wirtschaft ihren Untergang (bisweilen durch direkte Ausrottung). Es gab eine etwas dunkle Phase in der Anthropologie, als man die Tasmanier absurderweise als das ‹fehlende Glied› in der Kette zwischen Mensch und Affe betrachtete und Museen in aller Welt sich um die Knochen der letzten Überlebenden rauften. Heute haben wir erneut die Chance, ihr Erbe zu erforschen, da einige prähistorische Kunstwerke der Tasmanier blutige Handabdrücke enthalten und wir vielleicht Spuren der Ur-DNS finden können.

Menschliche Spuren auf den pazifischen Inseln zeigen, daß selbst an entfernten Plätzen (wie auf Manus, der größten der Admiralitäts-Inseln, dreihundertfünfzig Kilometer von New Ireland, der nächsten größeren Landmasse, entfernt) vor achtundzwanzigtausend Jahren Menschen lebten, so daß es damals bereits möglich gewesen sein muß, lange Seereisen zu unternehmen. Die Gene der heutigen Melanesier, die die Inseln nördlich und östlich des australischen Festlands bewohnen, gleichen immer noch jenen der Ureinwohner des Hochlands von Papua. Die Melanesier sind die Nachfahren dieser frühen Seereisenden.

Die Polynesier, die die anderen Pazifik-Inseln – darunter so ferne wie Hawaii – bevölkern, sind ganz anders und kamen auch erst viel später. Hawaii und die Oster-Inseln wurden erst zweihundert Jahre nach Christi Geburt erreicht. Auf den Inseln des äußeren Pazifiks, durch viele tausend Meilen Ozean voneinander getrennt, finden sich keine großen genetischen Unterschiede, was beweist, daß Wasser ein kleineres Hindernis für Wanderungsbewegungen darstellt als Land.

Fast alle Völker des Südpazifiks sind Träger einer kleinen Abweichung auf der mitochondrialen DNS. Ein neunbuchstabiger Teil der genetischen Botschaft fehlt. Diese Streichung, wie sie genannt wird, hat sich durch ganz Polynesien von Fidschi bis nach Neuseeland verbreitet. An einigen Plätzen tritt sie so häufig auf, daß man annimmt, daß der größte

Teil der heutigen Bevölkerung von einer einzigen Gründermutter abstammt, die die Urahnin fast aller Bewohner der pazifischen Inseln war. Die Streichung findet sich bei den Völkern Ostasiens, wie zum Beispiel den Taiwanern und Japanern. Es hat also den Anschein, als ob die Polynesier sich von Asien und nicht von Australien aus über den Pazifik verbreitet hätten. Australische Aborigines und die Hochlandbewohner Papuas tragen diesen eigenartigen genetischen Schriftzug nicht. Dadurch werden archäologische Zeugnisse bestätigt, daß sie einer früheren Migration aus Afrika entstammen, die Tausende von Jahren vor der Wanderung der polynesischen *arrivistes* stattfand.

Eines steht fest: Es gibt nur wenige genetische Verbindungen zwischen den Völkern des Südpazifiks und denen Südamerikas. Thor Heyerdahls Buch über seine kühne, achttausend Meilen weite Seereise von Peru in einem Balsafloß über den Pazifik wurde zwanzigmillionenmal verkauft, vermutlich öfter als alle anderen Anthropologiebücher zusammen. Leider ist seine Ansicht falsch, daß man die Vergangenheit rekonstruieren kann, indem man sie einfach neu inszeniert. Die Genetik der Völker hat die *Kon-Tiki* untergehen lassen.

Vor zwanzigtausend Jahren waren große Teile der pazifischen Inseln dicht besiedelt und hatten eine prosperierende Wirtschaft. Auch in Europa war der Handel bereits weit fortgeschritten. Flint für Steinwerkzeuge wurde über viele Meilen transportiert, und baltischer Bernstein erreichte das Mittelmeer. Es gab eine kurze Blüte der Kunst, wenn auch vielleicht nur für ein paar Jahrhunderte. In dieser Zeit entstanden die Höhlenmalereien von Lascaux und Altamira, und Statuetten und Muschelketten tauchten auf.

Während die Weltwirtschaft boomte, herrschte in Amerika gähnende Leere. Schließlich kamen dann die Leute aus Sibirien. Viele Einwohner dieses eisigen Landes, das damals noch viel kälter war als heute, lebten von der Mammutjagd. Als sie sich ausbreiteten, zerstörten sie ihre Nahrungsquelle. Irgendwann erreichten sie die Bering-Straße, damals noch eine Landbrücke, die Asien mit Alaska verband.

Gegen Ende der Eiszeit stieg der Wasserspiegel, und vor zwölftausend Jahren brach die Brücke zwischen der Alten und der Neuen Welt ein. Kurz bevor dies geschah, hatten sich aber einige Pioniere bereits auf den Weg gemacht. Wenn ihre Erfahrungen dem glichen, was wir von den Inuit des 19. Jahrhunderts wissen, die lange Reisen durch ähnlich wüste Landstriche unternahmen, dann muß es ihnen ziemlich schlimm ergangen sein. Sicherlich sind viele verhungert. Dennoch gelangten manche in die großen Ebenen Nordamerikas und breiteten sich rasch bis zum südlichsten Ende des Kontinents aus, das sie in nur zweitausend Jahren erreichten. Das klingt zwar nach einer schnellen Expansion, tatsächlich jedoch sind sie weniger als zehn Meilen pro Jahr in eine verlassene Landschaft vorgedrungen. Die Reise wurde durch eine kurze Wärmeperiode erleichtert, die dazu führte, daß selbst in Alaska ein paar Bäume in der bitterkargen Landschaft auftauchten.

Und wiederum hatten die eßbaren Einheimischen zu leiden. Mammuts, Faultiere, Riesentapire und Kamele starben einer nach dem anderen aus. Sie alle waren groß, wohlschmeckend, naiv und zahm. Sie vermehrten sich nur langsam. Mit der Ankunft des Menschen war ihr Schicksal besiegelt. Vielleicht lockte die Zerstörung der Ressourcen die ersten Amerikaner nach Süden, bis es in Patagonien dann nicht mehr weiterging.

Der Zeitpunkt der Invasion des amerikanischen Kontinents steht nicht genau fest. Die ältesten Spuren der Besiedelung Nordamerikas finden sich in einer Felsenhöhle in Pennsylvania und sind ungefähr zwölftausend Jahre alt. Schon bald darauf stellten die Menschen der Cloviskultur, die hauptsächlich im Gebiet der heutigen Vereinigten Staaten verbreitet war, scharfe und sehr wirkungsvolle steinerne Speerspitzen her. Die ersten Kunstwerke Amerikas wurden in der Höhle von Pedra Furada in Brasilien gefunden, wo es zwölftausend Jahre alte Zeichnungen von Vögeln, Hirschen und Gürteltieren gibt sowie aus Stöcken gefertigte menschliche Figuren. Manche behaupten, daß die Holzkohlevorkommen in nahe gelegenen Höhlen fünfzigtausend Jahre alt seien, aber nur wenige Anthropologen sind bereit, dies als Nachweis für menschliche Niederlassungen anzuerkennen.

Die Gene der Ureinwohner Amerikas belegen sehr gut die Auffassung, daß kleine Gründerverbände aus Sibirien kamen, die sich rasch über das neue Land verbreiteten. Die Amerikaner insgesamt zeigen weniger Vielfalt und größere geographische Einheitlichkeit als die Völker des Hochlands von Papua-Neuguinea (deren Ausbreitung nur einen winzigen Teil des Raumes betrifft, den die Völker der Neuen Welt einnehmen). Die mitochondrialen Gene aller eingeborenen Amerikaner teilen sich in lediglich vier verschiedene Linien auf, was darauf schließen läßt, daß es nur wenigen Menschen gelang, die gefährliche Reise über die Bering-Brücke zu überstehen. Die gleichen Linien finden sich bei einigen dreitausend Jahre alten chilenischen Mumien, was bedeutet, daß es nur wenige Bevölkerungsengpässe auf dem Weg von Nordamerika nach Südamerika gab. Auch wenn man nichts über die Gene der heutigen Sibirier weiß, so gleichen die Mitochondrien der südamerikanischen Indianer im allgemeinen denen der Bewohner Nordostasiens, woraus sich folgern läßt, daß ihre Vorfahren – wie die der Polynesier – von dort kamen.

Vor ungefähr zehntausend Jahren hatte der heutige Mensch sich über die gesamte Erde verbreitet, mit Ausnahme einiger abgelegener Inseln. Überall lebten kleine Verbände. Jeder Brite benötigte zehn Quadratmeilen, um sich ernähren zu können. Die globale Ausbreitung wurde von technischen Verbesserungen bei Äxten, Pfeilspitzen und Fischnetzen begleitet, da die leicht jagdbaren Tiere – Rentiere, Mammuts, Riesenkänguruhs oder Emus – ausstarben und die Jäger gezwungen waren, sich schwerer zu erlegender Beute zuzuwenden.

Genuntersuchungen an den wenigen Völkern, die heute noch vom Jagen und Sammeln abhängig sind, um einige ihrer Bedürfnisse zu befriedigen, sagen etwas über das Leben unserer jagenden Urahnen aus. Die Einwohner benachbarter

Dörfer bei den Yanomamo-Indianern unterscheiden sich deutlich in ihren Enzymen und Blutgruppen – ein Nachweis dafür, daß ihre auf Mißtrauen und Haß beruhende soziale Struktur zu genetischer Isolation geführt hat. Es gab zusätzliche Gelegenheiten für willkürliche genetische Veränderungen, wenn einzelne Jagdverbände sich aufteilten und weiterzogen, während die Erde sich bevölkerte. Die Jäger und Sammler führten zweifellos ein sehr einsames Leben. Vielleicht hielt die kleine Gruppe eng zusammen, aber sie hatte kaum Kontakt zu irgend jemand anderem.

Vor zehntausend Jahren wurde dann alles anders. Es kam zu einem wirtschaftlichen Durchbruch, der die Gesellschaft und die Gene der heutigen Welt prägen sollte. Der Ackerbau begann.

Bevor die Landwirtschaft aufkam, ernährten sich die Menschen von zahlreichen verschiedenen Nahrungsmitteln. Bei Ausgrabungen in Syrien stellte man fest, daß es mehr als hundertfünfzig Arten eßbarer Pflanzen gegeben hatte. Nachdem die Landwirtschaft Einzug gehalten hatte, gab es nur noch wenige Getreidesorten und Hülsenfrüchte. Noch im 19. Jahrhundert aßen die Aborigines in Nordqueensland zweihundertvierzig verschiedene Pflanzen. Wenn man die fünf wichtigsten Getreidesorten in jedem Land der heutigen Welt zusammenzählt, kommt man lediglich auf hundertdreißig unterschiedliche Arten.

Die Jäger hatten ein leichteres Leben als die ersten Bauern. Die Kung-Buschmänner, die heute noch leben wie einst, brauchen nur fünfzehn Stunden in der Woche zu arbeiten, um ihre Familien zu ernähren – viel weniger als jene, die Bauern wurden, und als die meisten Industriearbeiter der westlichen Welt, die länger arbeiten müssen, um Lebensmittel für ihre Familien zu kaufen. Auch im Mittleren Osten gibt es so viele wilde Gräser auf den Hügeln, daß eine mit primitiven Sicheln ausgerüstete Familie in wenigen Wochen genug Samen sammeln kann, um sich ein Jahr lang davon zu ernähren. Vielleicht liegt der Grund für die zusätzliche Arbeit in der Geringschätzung, mit der das neue ökonomische System in der Bibel behandelt wird. Adam erhielt den Denkzettel bei der Vertreibung aus seinem Sammler-und-Jäger-Paradies: ‹So ist verflucht der Ackerboden deinetwegen. Unter Mühsal wirst du von ihm essen alle Tage deines Lebens [...] Gott, der Herr, schickte ihn aus dem Garten Eden weg, damit er den Ackerboden bestellte, von dem er genommen war.›

Der erste Bauer lebte im Mittleren Osten, vermutlich im Jordan-Becken (übrigens ganz in der Nähe des Ortes, wo das biblische Eden gewesen sein muß). Um den Jordan-See gab es genügend Nahrungsmittel. Die Leute, die dort lebten, konnten in harten Zeiten nur schlecht weiterziehen, weil sie von der Wüste umgeben waren. Vor zehntausend Jahren änderte sich das Wetter. Bis dahin hatte es ein ‹kontinentales› Klima gegeben, ähnlich dem des Mittelwestens in den heutigen USA. Die Winter waren kalt und naß, die Sommer waren zwar heiß, aber es regnete viel. Plötzlich kam es zu einem mediterranen Klima mit warmen, nassen Wintern und heißen, trockenen Sommern. Der See begann auszutrocknen, und was einst eine große Frischwasserfläche gewesen war, teilte sich auf in den salzigen galiläischen See und das Tote Meer.

Pollen lassen erkennen, daß auch die Pflanzen sich zu verändern begannen. Die Wälder schwanden, und die Gräser nahmen ihren Platz ein. Mediterranes Klima eignet sich sehr gut für die Entwicklung und das Wachsen neuer Pflanzenarten. Kalifornien, die Spitze Südafrikas und Westaustralien haben alle ein mediterranes Klima, und überall finden sich hunderte von einzigartigen Pflanzen. Im Jordan-Tal kam es zu neuen und fruchtbaren Kreuzungen von Grasarten, die mit dem Austrocknen der Landschaft entstanden. Die Leute verbrannten das Gras, um Hirsche und Gazellen ihren neuen Jagdrevieren zuzutreiben. Ziemlich bald kamen sie auf die Idee, die Pflanzen zu säen, und die Landwirtschaft war geboren. Die Zähne der urzeitlichen Talbewohner sind abgenutzt, weil das Korn mit weichen Mühlsteinen zerkleinert wurde und das Mehl voller Sand war.

Etwa um diese Zeit fand die gleiche Entwicklung auch in

anderen Gebieten statt. Überall gab es eine Übergangsperiode, in der Gras verbrannt wurde, damit man Wild treiben konnte, und es kam sogar zur Bewässerung wildwachsender Vegetationen. Die Landwirtschaft breitete sich rasch aus. Weizen wurde zuerst im Mittleren Osten angebaut, Reis in China und Mais in Südamerika. Etwas später kam es zum Anbau von Sorghumhirse, Rispenhirse und Süßkartoffeln in Westafrika. Die Wirkung war überall die gleiche. Die Bevölkerungszahlen explodierten. Vor dem Ackerbau brauchte jeder Mensch ungefähr eine Quadratmeile, um sich zu ernähren. Danach konnten hundert Menschen vom Ertrag einer Quadratmeile leben.

Fossile Knochenfunde lassen den Schluß zu, daß die Gesundheit der Bauern dabei keineswegs besser, sondern tatsächlich schlechter wurde. Sie nahmen nicht genügend Eiweiß zu sich, und Mangelkrankheiten traten auf; es kam zu Hungersnöten, weil die Bevölkerung zu schnell wuchs. Mancherorts zeigten sich erstaunliche Auswirkungen. Wenn Kinder gut ernährt werden, wachsen sie auch ordentlich. Deshalb hat die Durchschnittsgröße der Menschen in England im vergangenen Jahrhundert um rund acht Zentimeter zugenommen. Für die Kinder der ersten Bauern – wie für die Proletarierkinder der industriellen Revolution – gilt das Gegenteil. Im ersten Jahrtausend des Ackerbaus wurden die Männer in Südosteuropa um siebzehn Zentimeter kleiner. Die Knochen der Nordamerikaner zeigen hohe Schädigungsgrade – und zwar besonders in den Augenhöhlen –, nachdem sie begonnen hatten, sich hauptsächlich von Mais zu ernähren. Mais hat sehr wenig Eisen und Eiweiß und reduziert darüber hinaus noch die Eisenaufnahme aus anderen Nahrungsquellen wie zum Beispiel Fleisch. Dies führte zu Anämie, die sich in den Schädeln jener nachweisen läßt, die von der neuen Maiswirtschaft abhängig waren.

Das Bevölkerungswachstum bedeutet, daß der Ackerbau sich sehr schnell von seinen ursprünglichen Zentren aus verbreitete, von denen Wellen technischer Veränderungen ausgingen. In Europa wurden in archäologischen Ausgrabungsstätten dekorierte Becher gefunden, und im Fernen Osten finden sich Utensilien des Reisanbaus Tausende Meilen von seinem chinesischen Ursprung entfernt.

Der europäische Ackerbau begann vor ungefähr zehntausend Jahren im Mittleren Osten. Er erreichte Griechenland gegen 5000 v. Chr. und brauchte noch über zweitausend Jahre, um nach ganz Europa zu gelangen. Seine Ausbreitung ging nicht gleichmäßig vonstatten. Das ackerbauliche Vordringen ähnelt eher der Eroberung des Wilden Westens im 19. Jahrhundert. Die Siedler ließen sich zunächst in den besten Gegenden nieder und überließen das weniger fruchtbare Land den Ureinwohnern. In Nord- und Osteuropa ging es den Jägern und Sammlern so gut, daß sie die Welle der Ackerbauern aus dem Donaubecken tausend Jahre lang abwehren konnten. Außerdem wurde die Nordwanderung durch eine Klimaverschlechterung verzögert, die den Anbau von Getreide erschwerte. Die neue Technologie erreichte die Nordsee erst vor ungefähr fünftausend Jahren. Von dort breitete sie sich rasch nach Britannien aus. Anderswo dauerte es noch länger. Nach Südfinnland kam der Ackerbau erst nach Christi Geburt.

Ein großer Teil des Widerstands gegen die neue Lebensform ist der erfolgreichen lokalen Jagdwirtschaft der Wald-Jungsteinzeit zuzuschreiben. Vor neuntausend Jahren hatte Nordeuropa eine Bevölkerung wohlhabender Futtersucher. Sie lebten in großen Siedlungen, bauten Fallen für ihre Beute und lagerten große, versteckte Nahrungsvorräte. Im Baltikum bauten sie sich Pfahldörfer in die vereisten Ufer der Seen. An manchen Orten spezialisierten sich die Jäger auf Seehunde, an anderen auf Hirsche. Die Sammler brachten dreißig oder mehr verschiedene Pflanzen ein – Gräser, Eicheln, Sauerampfer und Löwenzahn, und, wenn man nahe der Marsch lebte, Wassernüsse. Millionen Schalen dieser Nüsse und die hölzernen Schlegel, um sie aufzubrechen, sind gefunden worden. Lediglich Flachs wurde angebaut, den man aber zur Seilherstellung und nicht als Nahrungsmittel nutzte.

Wo immer der Ackerbau auftauchte, erlitten die Jäger und Sammler früher oder später das Schicksal der Gentrifizierung – oder sogar Yuppiefizierung –, während eine Welle wirtschaftlich fortschrittlicherer Menschen gegen sie anrollte. Man kann sich die Klagen der Eingeborenen sehr gut vorstellen, als die Neuen mit ihrem neumodischen Kram und der hohen Technologie daherkamen und ihre ländliche Idylle sprengten. Das Leben in Südengland vor fünftausend Jahren war vermutlich nicht viel anders, als wir es heute aus der BBC-Radio-Serie *The Archers* kennen.

Wenn auch die Ackerbauer schließlich die Oberhand gewannen, so gab es doch eine lange Zeit der Koexistenz mit den Jägern. Relikte aus dieser Zeit zeigen uns, daß die Bauern Getreide gegen Fleisch und Pelze eintauschten. An einigen Plätzen dauerte der Übergang von der alten zur neuen Wirtschaftsform mehrere tausend Jahre; man sieht eine langsame Abnahme der Anzahl von Wildschwein- und Hirschknochen sowie der wilden Grasarten (was sich an Sameneindrücken in Tonscherben zeigt) zugunsten von Rindvieh und Getreide. Das sich verschlechternde Klima brachte dann schließlich das Aus für die Jagd. Austern und Seehunde verschwanden aus der Ostsee, und die Jäger des Nordens begaben sich unwiderruflich in die moderne Welt.

Wirtschaftshistoriker haben zwei Theorien zum Ursprung der Technologie. Eine Theorie, die diffusionistische, geht davon aus, daß jeder technische Fortschritt durch Lernprozesse von Dorf zu Dorf weitergereicht wird. Das Wissen verbreitet sich und nicht die Menschen, die über dieses Wissen verfügen. Die andere behauptet, kultureller Fortschritt entstehe aus der Vertreibung und Eroberung eines Volkes durch ein anderes. Die kulturell Fortschrittlichen bringen ihr Wissen mit und verdrängen ihre Vorgänger. Es gibt viele Hinweise auf die Wirtschaft der europäischen Gemeinschaft vor zehntausend Jahren in Knochen, Töpfen und Samen, doch die Gene sagen uns mehr. Genetische Muster der heutigen Europäer teilen uns mit, daß sowohl Migration als auch Diffusion daran beteiligt waren, die Jagdkultur durch die Agrikultur zu ersetzen. Die Bauern haben die Jäger nicht vertrieben, aber soziale Barrieren konnten die Leute offenbar – genau wie bei den *Archers* – nicht daran hindern, auch über Klassenschranken hinweg sich miteinander zu vermischen.

Eine Genkarte, die von zwei Dutzend variablen Genen an dreitausend Orten im heutigen Europa angefertigt wurde, läßt einige deutlich sichtbare Trends erkennen. Die meisten verlaufen von Südosten nach Nordwesten, von Griechenland nach Irland. Diese Karte ist jener sehr ähnlich, die das Vorrücken des Ackerbaus anhand landwirtschaftlicher Geräte und dergleichen aus archäologischen Funden aufzeichnet. Die Ackerbauern rückten ungefähr einen Kilometer pro Jahr vor, vermutlich indem sie neue Niederlassungen an den Außengrenzen ihrer wachsenden Siedlungsgebiete gründeten. Wahrscheinlich haben sie sich mit den Jägern untereinander vermehrt und deren Gene absorbiert, weil sie in der Überzahl waren. Dieser Prozeß begann auf dem Balkan und endete Tausende Jahre später in den westlichsten Zipfeln Europas, woraus sich das genetische Muster ergibt, das wir heute vorfinden. Als die Bauern schließlich im hohen Norden und äußersten Westen ankamen, waren ihre Gene durch Vermischung mit den Ureinwohnern Europas bereits reichlich verwässert. Die Briten haben weniger Jägergene als zum Beispiel die Griechen, die einer weniger verpanschten Invasion von Bauern entstammen, die über ihre frühe Wirtschaft hereinbrach und ihre Gene schon vor langer Zeit absorbierte. Das biologische Erbe der Jäger und Bauern bedeutet, daß die heutigen Engländer den Portugiesen näherstehen als den Jugoslawen. Letztere sind zwar ungefähr genauso weit von England entfernt, aber sie befinden sich näher am Ackerbau des Mittleren Ostens.

Die Genkarte Europas zeigt einige erstaunliche Anomalien. Die Basken passen überhaupt nicht ins allgemeine Bild. Sie verfügen über mehrere einzigartige Charakteristika – sie haben zum Beispiel den höchsten Anteil an Genen Rhesusnegativer Blutgruppen auf der ganzen Welt. Ausgrabungen im Baskenland zeigen, daß die dortige Bevölkerung der neuen Ackerbautechnik Tausende von Jahren widerstand. Die Basken unterscheiden sich noch heute von sämtlichen anderen Europäern. Vielleicht stehen sie unseren jagenden Urahnen näher als jeder andere Mensch. Auch die Lappen sind ganz anders und scheinen einer anderen Gruppe von Jägern zu entstammen, deren Lebensform sie zum Teil noch beibehalten haben. Die Sardinier unterscheiden sich vom Rest Europas und zeigen Verwandtschaft mit den Basken. Vielleicht hat ihre Insellage die Anzahl bäuerlicher Einwanderer gering gehalten.

Wir haben zwar weniger Informationen darüber, aber es scheint auch genetische Trends von einem Zentrum im Mittleren Osten nach Nordosten in Richtung Sibirien zu geben, nach Südosten in Richtung Indien und im Südwesten nach Nordafrika hinein. Vielleicht sind auch diese Trends ein Nachweis dafür, daß die Ackerbauern die Orte von Bevölkerungsexplosionen wellenartig verließen, sich in alle Winde zerstreuten und auf ihren Wegen die Gene der jeweils Ortsansässigen aufnahmen. Auch in anderen Teilen der Welt haben die Bauern ihre Spuren hinterlassen. Der Reisanbau begann vor ungefähr achttausend Jahren im Yangtse-Becken. Innerhalb von dreitausend Jahren verbreiteten sich Reisbauern von Vietnam bis Thailand und Nordindien. Diese Leute entwickelten seetüchtige Boote und breiteten sich im äußeren Pazifik aus, wo sie – weil Reis dort nicht wächst – Brotfrüchte, Taro und Süßkartoffeln anbauten. Dreitausend Jahre alte Pollen verraten uns, daß in Java intensiv Ackerbau betrieben wurde. Weil die pazifischen Bauern und Fischer ein leeres Land besiedelten, sind ihre Gene heute noch denen ihrer asiatischen Vorfahren sehr ähnlich. Auch in Afrika kam es an den Orten, wo Hirse zuerst angebaut wurde, zu explosionsartigem Bevölkerungswachstum. Die Folge sind genetische Fährten, die das ganze Land durchziehen. Mit dem Aufkommen der ersten Ackerbauern verbreitete sich das Sichelzellengen über den gesamten Kontinent.

Diese frühen afrikanischen Bauern und ihre Kollegen in anderen Teilen der Welt durchlebten sicherlich soziale Unruhen, als sie die Jagd aufgaben und sich einem zwar produktiveren, aber vielleicht auch weniger lustigen Lebensstil zuwandten. Doch jede romantische Sicht einer sozial harmonischen Vergangenheit, in der fröhliche und zufriedene Futtersammler alles miteinander teilten, ist nichts weiter als die Sehnsucht nach dem Goldenen Zeitalter, das es niemals gab. Virgil trauerte einer Vergangenheit nach, in der es keine Zäune und Grenzen gab und keinen Zank ums Ackerland. Vielleicht teilten die ersten Bauern sein Wehklagen über glückliche vergangene Zeiten und sehnten sich nach den glorreichen Tagen, als sie ihre Nahrung noch jagten und nicht anbauten. Wie dem auch sei, der Beginn des Ackerbaus markierte das Ende eines ökonomischen Systems, das hauptsächlich auf individueller Anstrengung basiert hatte und für neun Zehntel der Geschichte gültig gewesen war. Mit dem Aufkommen der Landwirtschaft hatte man den Garten Eden endgültig verlassen, und die Politik hatte ihren Anfang genommen.

NEUNTES KAPITEL
Kain und die Folgen

Die Kinder von Adam und Eva bereiteten ihren Eltern Sorgen. Kain, ihr Ältester, ist für den Mord an seinem Bruder Abel bekannt. Allerdings gibt es noch mehr über ihn zu berichten. Genau eine Generation nach der Vertreibung aus dem Paradies wurde er zum Urkapitalisten. Wie es im Alten Testament heißt, war er der erste, der die Felder eingrenzte. Auf diese Weise errichtete er die ersten Barrieren zwischen den Völkern der Welt. Seitdem haben Grenzen die Gesellschaft, die Geschichte und die Gene angetrieben.

Zweifellos kamen die ersten Ackerbauern auf die gleiche Idee wie Kain. Mit der Landwirtschaft wurde auch der Gedanke des Landbesitzes geboren. Man kann diesen Prozeß nachvollziehen, wenn die Völker von Jägern und Sammlern, die es heute noch gibt, ihren alten Lebensstil aufgeben. Die Kipsigis aus Kenia wurden Anfang dieses Jahrhunderts als Maisbauern seßhaft. Schon bald zeigte sich ein erhebliches Wohlstandsgefälle, das davon abhing, wer das beste Ackerland ergattert hatte. Bei schlechten Ernten hungerten die Armen, und die Reichen wurden fett. Die Konkurrenz unter den Männern um die Gunst der Frauen wurde schärfer, so daß mit dem Aufkommen der Landwirtschaft eine neue Ära im Kampf der Geschlechter begann. Die Besitzer fruchtbaren Ackerlands hatten weit mehr Kinder als die anderen, die karge Felder bebauten. Vielleicht haben die Bauern überall auf der Welt die gleichen sozialen Verschiebungen erfahren. Der Beginn des Ackerbaus könnte auch die Genese der sozialen Klassen gewesen sein. Von Mykene bis zum antiken Chile gab es – und gibt es heute noch – Unterschiede in Körpergröße und Gesundheitszustand (wie sich an Knochenschädigungen exhumierter Skelette nachweisen läßt) zwischen den Reichen, die mit ihren Grabbeigaben bestattet und den Armen, die einfach verscharrt wurden.

Zweifellos stritten die ersten Bauern auch darüber, wer was wo anbauen durfte. Es dauerte nicht lange, bis der Besitz von Grund und Boden von immer weniger Leuten gehortet wurde und die Gesellschaft sich zu dem System konkurrierender Nationen entwickelt hatte, das wir heute kennen. Jede Barriere – sei es ein Berg, eine Grenze oder die Unfähigkeit, sich gegenseitig zu verstehen –, die die Menschen davon abhält, zusammenzukommen und sich zu vermischen, wird dazu führen, daß sie sich zerstreuen. Auf der ganzen Welt finden wir heute genetische Veränderungen, die die Teilungen – die Grenzen der Felder – zwischen den antiken Gesellschaften markieren.

Politische Grenzen sind neu für die Evolution. Die Genetik sagt uns, daß das, was wir unter Geschichte verstehen – nämlich der Kampf zwischen den Völkern –, eine ziemlich junge Entwicklung ist. Vom Alten Testament bis zu *Mein Kampf* haben die Historiker Massenwanderungen und Eroberungen als Schlüssel zur Entwicklung der Völker in der Welt betrachtet. Marodierende Nationen haben aber erst in den letzten paar tausend Jahren die Geschichte der Genetik geprägt. Davor haben sich Menschen und ihre Gene durch langsame Aufsplitterungen oder Migration in ein leeres Land verbreitet, statt durch die Eroberung eines Staates durch einen anderen.

In vielen Teilen der Erde – auch im Jordan-Tal – wurden die ersten Bauernhöfe in trockenen Landschaften in Flußnähe gegründet. Diese Flüsse (besonders der Nil) führen oft Hochwasser und lassen nach ihren Überschwemmungen fruchtbaren Schlamm zurück. Bauern, die heute das Schwemmland am Senegal bearbeiten, bekommen für ihren körperlichen Einsatz fünfzehntausend Prozent zurück: Für jede aufgewandte Kalorie ernten sie hundertfünfzig Kalorien in Nahrungsmitteln. Im Vergleich dazu steht das Verhältnis bei der Ernte eines bestens bewässerten Reisfeldes bei fünfzig zu eins. Die Erträge aus dem Schwemmland der Flüsse sind enorm, aber wie der Stand der Börse von Hongkong nicht voraussagbar. Manche Jahre bringen Überfluß, andere Dürre und Verderben. Die Überflutungen des Nils sind seit dem Jahr 641 aufgezeichnet worden. Es hat hundertfache Unterschiede in der Größe der Gebiete gegeben, die von Jahr zu Jahr überschwemmt werden.

Dies hat im heutigen Senegal zu einer rigiden Hackordnung geführt. Einige Familien haben immer Zugang zu Schwemmland, auch wenn das überflutete Gebiet nur klein ist. Andere dürfen ihr Getreide nur dann anpflanzen, wenn der Fluß weit über die Ufer getreten ist und eine große Region bewässert hat. In Dürrejahren müssen sie sich woanders nach Nahrung umsehen. In grauer Vorzeit sind sie vermutlich zum Jagen und Sammeln zurückgekehrt. Vielleicht sind die frühesten Siedlungen nicht deshalb entstanden, weil man den Ackerbau verbessern wollte, sondern um Krisen meistern zu können. Wenn in einem schlechten Jahr das beste Ackerland nach dem Motto ‹Wer zuerst kommt, mahlt zuerst› genutzt worden wäre, hätte dies gefährlich und teuer werden können; die soziale Gemeinschaft entwickelte sich als ein Umgang mit der Unwägbarkeit.

Vor zehntausend Jahren hatten sich die Natufier – die Nachkommen der ersten Bauern im Jordan-Tal – Dörfer aus Blockhäusern gebaut. Binnen zweitausend Jahren, vielleicht auch schon früher, gab es dann bereits viel größere Dörfer in Mesopotamien. Es brauchte nur wenige Jahrhunderte, und die Zivilisation war so weit fortgeschritten, daß die Niederlassungen von Mauern, Wällen und Wachtürmen umgeben waren. Die Kriegführung hatte jene Rolle übernommen, die sie bis heute beibehalten hat. Durch Landerosionen und wachsende Bevölkerungszahlen wurden die Bauern aus ihren frühesten Siedlungen vertrieben. In Mesopotamien zogen sie in die heißen und trockenen Ebenen jenseits von Euphrat und Tigris. Bald entstanden die ersten Stadtstaaten – vielleicht aus der Notwendigkeit heraus, sich zu organisieren, die mit der Erfindung von Bewässerungssystemen einsetzte. Zum erstenmal in ihrer Geschichte wurde die Menschheit durch politische statt durch physische Grenzen voneinander getrennt. Genetische Muster in der Welt von heute zeigen uns, daß seit jenen Tagen die Intoleranz manchmal ein genauso großes Hemmnis für die Verbreitung der Gene war wie die Geographie.

Auch die frühesten Frühkapitalisten bedienten sich – wie die von heute – der Technologie als Hilfsmittel. Bei sechstausend Jahre alten Pferdeknochen in Sredny Stog in der Ukraine fand man abgebrochene Zähne, was darauf schließen läßt, daß sie Zaumzeug trugen. Das Reiten erhöhte die Mobilität und half den Leuten, sich zusammenzurotten, um die Besitztümer der anderen an sich zu reißen. Die Bedeutung des Pferdes in der Geschichte der Eroberungen sieht man am Erfolg von ein paar Dutzend Spaniern, denen es gelang, die Reiche der Inkas und Azteken zu zerstören, und an den Mongolen, die Ungarn übernahmen. Bald nach dem Auftauchen der Reitervölker bauten die Zivilisationen Osteuropas Verteidigungsanlagen um ihre Städte. Nach wenigen Jahren waren diese Zivilisationen zerstört.

Um 3600 v. Chr. gab es in Mesopotamien große Städte. Uruk hatte damals zehntausend Einwohner und tausend Jahre später fünfzigtausend. Sein Wachstum war zum Teil auf Kriege zurückzuführen. Viele Dörfer wurden menschenleer, weil ihre Einwohner in die neuen Städte zogen. Die sumerischen Stadtstaaten – die ersten organisierten politischen Einheiten der Geschichte – waren die Erfinder der Schrift und des Radtransports. Sie hatten eine Priesterkaste, eine Adelskaste und, natürlich, das mittellose Volk. Ihr Untergang wurde durch Mißwirtschaft beschleunigt. Im Lauf der Zeit führte die Bewässerung zur Versalzung des Bodens, und in den letzten Jahren der Sumerer fiel die Ernte auf ein Drittel der Erträge der besten Zeiten zurück. Schließlich wurden diese ersten nationalen Einheiten von einem der ersten imperialistischen Völker erobert – den Akkadiern, die von Norden her einfielen.

Auch andere frühe Städte fanden ihr Ende, weil sie nicht fähig waren, ordentlich zu planen. Die verlassene Stadt Petra in Jordanien ist heute meilenweit von Wüste umgeben. Der Nachweis ihres Untergangs ist auf ungewöhnliche Weise erhalten. Hyraxen (kleine Säugetiere, ungefähr so groß wie Meerschweinchen) leben als Gruppen in Erdwällen. Sie haben die einzigartige Angewohnheit, ihre Heimstätten mit Urin zu befestigen, der zu einem zwar unangenehmen, aber wirkungsvollen Bindemittel erhärtet. Er konserviert außerdem die Saatkörner, von denen sich die Urhyraxen ernährten. Zu ihrer Blütezeit war Petra von Zedern- und Pinienwäldern umgeben. Die Bäume wurden verbrannt. Das entstehende Grasland wurde extensiv bewirtschaftet. Nach wenigen Jahrhunderten hatte die Wüste die Herrschaft übernommen. Zweifellos flohen die Einwohner Petras aus der sterbenden Stadt und nahmen ihre Gene mit.

Leider hat niemand die Genmuster der heutigen Bevölkerung des Iraks oder Jordaniens untersucht. (Einige der Einwohner könnten direkte Nachkommen der Sumerer oder der Leute aus Petra sein.) Wenn dies einmal geschieht, dann werden die genetischen Überbleibsel dieser frühen historischen Ereignisse vielleicht zutage treten. Andere frühe Völker – und die Trennungen zwischen ihnen – haben biologische Spuren hinterlassen, die man heute noch sieht.

Bald nach dem Niedergang der Sumerer entstand die Polis, der altgriechische Stadtstaat. Ihre Philosophie – und ihr Name – bilden die Basis neuzeitlicher Politik. In der *Ilias* und der *Odyssee* gibt es Berichte über Kriege unter den ersten Poleis, darunter Korinth, Sparta und Athen. Kurz nach deren Gründung trat Griechenland in sein klassisches Zeitalter ein. Dies war nicht nur ein künstlerischer, sondern auch ein ökonomischer und politischer Triumph. Vor dreitausend Jahren war Griechenland das dichtest besiedelte Land Europas. Die kühnen, wagemutigen Griechen schwärmten aus und gründeten das Reich Magna Graecia, das vom Kaukasus bis nach Spanien reichte. In Süditalien gab es vierzig griechische Städte, darunter Syrakus – damals die größte Stadt der Welt – und Sybaris mit seinem sprichwörtlichen Reichtum.

Diese Expansion hatte biologische Auswirkungen, die

heute noch zu sehen sind. An Blutgruppen und Enzymen läßt sich ablesen, daß die heutigen Süditaliener und Sizilianer sich genetisch von ihren Landsleuten im Norden unterscheiden und viele Gene mit der Bevölkerung Griechenlands gemeinsam haben. Die Gene der ersten europäischen Staaten sind als Zeugen ihrer Vergangenheit erhalten geblieben. Auch die Sardinier verdanken einen Teil ihrer Besonderheit einem antiken Staat. Sie zeigen eine enge Verwandtschaft zu den heutigen Libanesen, deren Land auf dem ehemaligen Gebiet der Phönizier liegt, die einst die größten Kaufleute im Mittelmeerraum waren.

Anders als bei Sumerern und Phöniziern kann man in den heutigen Griechen immer noch eine lebendige Erinnerung an die Vergangenheit sehen. Ungefähr zur Zeit des griechischen Imperiums gab es in Mittelitalien noch ein Volk mit einer Hochkultur, nämlich die geheimnisvollen Etrusker. Sie lebten in Städten mit bis zu einer halben Million Einwohnern, waren äußerst geschickt im Umgang mit Metallen und – wenn man ihren latinischen Nachbarn glauben will – von femininer und verträumter Persönlichkeit. Vielleicht waren sie verträumt, aber für eine kurze Zeit gehörte sogar Rom zu ihrem Reich. Es gibt fast keine historischen Überreste von ihnen. Wir haben das Wort ‹Toskana› (das sich auf ihr Heimatland bezieht), einige geheimnisvolle Skulpturen mit dem spezifischen Etruskerlächeln sowie ein paar Inschriften. Außerdem existiert noch ein sehr merkwürdiges Objekt, eine bronzene, mit Inschriften bedeckte Schafsleber, die der Priester als Auflage benutzte, während er die Opferlämmer tötete. Diese wenigen Zeugen der Vergangenheit lieferten uns bis vor kurzem alles, was wir über die Etrusker wußten.

Mittlerweile haben wir herausgefunden, daß ihr Erbe nicht ganz verloren ist. Zwischen Arno und Tiber – die das heutige Umbrien umschließen – gibt es ein Gebiet, in dem sich die Menschen genetisch von ihren Nachbarn unterscheiden. Sie tragen einige Gene der Etrusker, deren biologisches Erbe in ihren Nachfahren weiterlebt, obwohl ihre Sprache und Kultur verschwunden sind.

Die Religion kann eine ebenso wirksame Barriere gegen die Verbreitung der Gene sein wie der Nationalismus. Die Juden begannen mit ihrer erzwungenen Auswanderung aus dem Gebiet des östlichen Mittelmeerraums um 600 v. Chr. Bald waren sie über Europa und den Mittleren Osten verstreut. Jahrhundertelang wanderten sie weiter. 1492 wurden sie aus Spanien verjagt und zogen in großer Zahl in die Türkei. Genvergleiche heutiger jüdischer Einwohner mit den nichtjüdischen Einwohnern eines Landes (oder, wie im Fall der türkischen Juden, mit Spaniern) zeigen, daß die jüdische Bevölkerung in jedem Land einige genetische Besonderheiten beibehalten hat. Wenn auch die Unterschiede (wie bei den meisten Völkern europäischen Ursprungs) nicht sehr groß sind, bilden doch die meisten jüdischen Bevölkerungen eine genetische Gruppe. Aber es gibt Ausnahmen. Im Jemen sind Juden und Moslems nicht zu unterscheiden; wahrscheinlich kam es im Lauf der Geschichte zur Konversion der ursprünglichen Einwohner zum Judaismus. Andere Konvertiten – die Falasha aus Äthiopien zum Beispiel – sind genetisch völlig anders als Juden, obwohl sie sich zum Judaismus bekennen. Es gibt genügend Ähnlichkeiten zwischen Juden und Nichtjuden in ganz Europa, um uns davon ausgehen zu lassen, daß es seit der Diaspora zu einem gewissen Austausch von Genen gekommen ist. Die religiöse Barriere erwies sich als starke, aber nicht unüberwindliche Hürde.

Die zwölf Stämme Israels verfügen über eine grenzenlose Attraktion für Mythenbildung. Verschiedene Völker betrachteten sich als einen der verlorenen Stämme (und somit als direkte Nachfahren der Propheten). Sogar die Briten waren gegen diesen Glauben nicht immun: Viele Jahre lang gab es die Gesellschaft der Britischen Israeliten (inzwischen ist sie erloschen), deren Obsession es war, nachzuweisen, daß die Ursprünge der königlichen Familie im Alten Testament zu finden seien. Einige, die der Idee anhängen, Nachfahren eines der verlorenen Stämme zu sein, haben vielleicht mehr Recht darauf als andere. In Südafrika lebt das schwarze Volk der Lemba. Sie sehen anders aus als ihre Nachbarn. Sie haben

Hakennasen, praktizieren die Beschneidung, essen kein Schweinefleisch und beten in einer unverständlichen Sprache. Die Lemba haben sich lange Zeit für einen der Stämme Israels gehalten. Ihre Gene zeigen mehr Ähnlichkeit zu denen heutiger Bewohner des Mittleren Ostens, als dies bei anderen Völkern Südafrikas der Fall ist. Vielleicht haben sie ein Stück genetisches und kulturelles Erbe der arabischen Händler behalten, die tausend Jahre lang jenen Teil der Welt bereisten: Wenn sie schon keine Israeliten sind, können die Lemba zumindest auf ein gewisses semitisches Erbe verweisen.

Bei vielen anderen Bewegungen ging es nicht um Eroberung, sondern um Handel. Oft ließen die Händler genetische Visitenkarten zurück. Die Seidenstraße geht von der alten chinesischen Stadt Changan bis ans Mittelmeer. Über zweitausend Jahre war sie Handelsstraße, und für lange Zeit war sie die Hauptader des Kulturaustauschs. Seide gelangte von Osten nach Westen; zurück kamen Baumwolle, Granatäpfel und Buddhismus. Im modernen China finden sich nur wenige genetische Varianten beim roten Blutfarbstoff Hämoglobin, die in anderen Teilen der Welt üblich sind (vgl. S. 44). Heute zeigt das Blut der Völker entlang der Seidenstraße Spuren verschiedener Hämoglobingene, die ihren Ursprung am Mittelmeer haben und mit den Händlern auf dieser alten Straße gezogen sind. Im äußersten westlichen Winkel Chinas trägt ungefähr einer von zweihundert Menschen ein abnormes Hämoglobingen, während es am äußersten östlichen Rand nur einer unter tausend ist.

Andere Verbreitungseigenarten hatten mit erzwungenen Massenauswanderungen zu tun. Die jüdische Diaspora hat ihre Parallelen in der jüngsten Vergangenheit. Stalin veranlaßte die Zwangsumsiedlung Tausender Menschen von der Krim nach Zentralasien; und heute erleben wir die Wanderungen vieler Minderheiten in Osteuropa nach dem Zusammenbruch des Kommunismus. Einige dieser Migrationen könnten zu genetischen Konsequenzen führen, die zukünftige Anthropologen feststellen werden. (Obwohl es zumindest auf dem Balkan den Anschein hat, daß frühere Unruhen bereits zu soviel genetischer Vermischung führten, daß ethnische Grenzen – auch wenn sie der Grund für Konflikte sind – kaum genetische Veränderungen widerspiegeln.)

Es ist oft versucht worden, von der Geschichte aufgesplitterte Völker wieder zu vereinigen. Israel verdankt seine Existenz dem Drang, den Schaden wiedergutzumachen, der der jüdischen Nation durch die Diaspora zugefügt worden war. In den zwanziger Jahren kam es zum Austausch von Griechen (deren Ahnen bis in die Zeit Magna Graecias zurückverfolgt werden konnten) mit Türken, die in Griechenland gestrandet waren. Griechisch sprechende Menschen, viele von ihnen vielleicht mit byzantinischen Genen, wurden weit aus dem Osten, aus dem Kaukasus, umgesiedelt. Seit dem Zweiten Weltkrieg hat sich die deutsche Regierung unauffällig darum bemüht, die in Osteuropa lebenden deutschen Minderheiten in das Land ihrer Vorväter zurückzuholen.

Allen Bewegungen zur nationalen Zusammenführung liegt zum Teil der Wunsch nach Einheit bei Völkern mit einer gemeinsamen Kultur zugrunde. Diese manifestiert sich oft in einer gemeinsamen Sprache, was den Druck auf die Israelrückkehrer erklärt, Hebräisch zu lernen, und auf die Deutschlandheimkehrer, sich wieder der Sprache ihrer Väter zu bedienen. Dr. Johnson hat es, wie immer, auf den Punkt gebracht: ‹Sprachen sind die Stammbäume der Nationen.› Die Macht der Sprache, eine Nation zu definieren und Mischehen zu verhindern, zeigt sich deutlich an den Statuten von Kilkenney aus dem Jahr 1367. Damals hatten die Engländer erst jenes irische Gebiet um Dublin unterworfen, das als Pale bekannt war. Alles, was außerhalb lag, galt als barbarisch. Als die Barbaren auf ihr Gebiet übergriffen und es sogar zu Eheschließungen mit englischen Siedlern kam, schlugen die Behörden Alarm. In den Statuten heißt es, daß ‹... mittlerweile viele Engländer besagten Landes durch das Aufgeben englischer Sprache, Sitten, Reitgewohnheiten, Gesetze und Bräuche nach den Sitten und Regeln des irischen Feindes leben, seine Sprache sprechen und diverse Ehen sowie andere Bündnisse zwischen sich und den irischen Feinden geschlossen haben, wodurch besagtes Land und seine

Lehensleute, die englische Sprache, der Eid auf unsern Herrn und König und die englischen Gesetze unterhöhlt und kraftlos werden und die irischen Feinde gegen alle Vernunft gestärkt und gestützt werden ... Daher wird jeder, Engländer oder Ire, der auf englischem Gebiet wohnt und die irische Sprache benutzt, zu Tod und Ehrlosigkeit verurteilt und sein Land seinem Lehnsherrn zurückgegeben›. Die irische Regierung kämpft heute noch darum, die fast ausgestorbene irische Sprache der Gaeltacht zu erhalten. Mit der gleichen historischen Besessenheit wurde nördlich der Grenzen, in Nordirland, das Verbot gälischer Straßennamen erst 1992 aufgehoben. Sechshundert Jahre lang haben sich die beiden Nationen, die sich diese kleine Insel teilen, bemüht, ihre soziale Abgrenzung mit Hilfe der Sprache aufrechtzuerhalten. Dieses Bemühen hat sogar den Tod einer der beiden Sprachen überdauert.

Jedes Gebilde – ob es sich um eine Sprache oder um Gene handelt –, das von seinen Nachbarn isoliert bleibt, wird sich von ihnen wegentwickeln. Prozesse biologischer Evolution und Entwicklungen neuer Sprachen, die auf einen gemeinsamen Vorfahren zurückgehen, zeigen viele Parallelen. Heute glaubt man, daß linguistische und biologische Veränderungen weit mehr verbindet als lediglich eine Analogie. Sprachbarrieren verzögern Genwanderungen, und Barrieren zwischen Genen können einen genetischen Schritt markieren. Außerdem sehen Sprachenstammbäume Stammbäumen, die auf gemeinsamen Genen basieren, so ähnlich, daß man von einer gemeinsamen Geschichte ausgehen kann.

Es gibt heute ungefähr fünftausend Sprachen auf der Welt, und noch weit mehr Sprachen sind ausgestorben. Wie die Gene entwickeln sich Sprachen durch Mutationsansammlungen. Manche Wörter ändern sich rasch, andere bestehen länger. Wenn es auch im 19. Jahrhundert geheißen hat, Englisch und Amerikanisch würden binnen hundert Jahren unverständlich geworden sein, halten die meisten Sprachen lang genug an ihrer Identität fest, um – wie die Gene – Hinweise auf die Vergangenheit und auf die Geschichte der Schranken gegen Vermischungen geben zu können.

Linguistische Schranken sind manchmal kaum wahrnehmbar. England kann man in Zonen aufteilen, in denen die Menschen das Schluß-R in Wörtern wie *car* aussprechen oder nicht. Ich tue es nicht – ich sage *caH*. Ich bin in Wales und Merseyside aufgewachsen, aber viele der Leute in Cornwall, Lincolnshire und Northumbria (ebenso wie viele Amerikaner) sprechen es *caR* aus. Eine triviale Sache. Aber solch winzige Unterschiede können zu Barrieren im Austausch von Informationen anwachsen und zu einer neuen Sprache – und oft einem neuen Volk – führen.

Wir sehen dies in ganz Europa. In Italien gibt es mehrere Dialekte, von denen einige Wörter enthalten, die auf ihre griechische Vergangenheit zurückverweisen. Auch in größerem Rahmen sind Dialekte Spiegelbilder der Geschichte. Ein portugiesischer Bauer versteht einen Venezianer ebensowenig wie wir. Aber er kann sich mit seinem spanischen Nachbarn unterhalten, der spricht mit seinem katalanischen Cousin, und jener wiederum ist durch Languedoc in Südfrankreich mit Italien verbunden. Anhand der Dialektkette erkennt man die Geschichte gemeinsamer Abkommenschaft, die auf das Römische Reich und die Zeit davor zurückgeht.

Manchmal kann man sich vorstellen, wie die Sprachen der Vorfahren geklungen haben mögen. Vater, *padre* und *père* sind offensichtlich miteinander verwandt. Sie alle entstammen demselben Wort, das sich ungefähr wie *p'ter* anhörte. Das heißt, daß der Satz ‹Gott der Vater› sowohl als *deus patris* und *Jupiter* oder, in Sanskrit, als *diu piter* aufscheinen kann.

Der Stammbaum europäischer Sprachen zeigt, daß sie fast alle miteinander verwandt sind. Zu dieser Gruppe, der indoeuropäischen Familie, gehören auch indische Sprachen wie Bengali und andere wie Sanskrit, die ausgestorben sind. Ihre Existenz wurde 1786 von Sir William Jones festgestellt, der erkannte, daß Griechisch, Latein und Sanskrit ‹alle aus einer gemeinsamen Quelle kommen, die es vielleicht nicht mehr gibt›. Finnisch, Ungarisch, Türkisch und Maltesisch gehören zu anderen Sprachfamilien, aber die Hälfte der Weltbevölkerung heutzutage verwendet eine indoeuropäische Sprache als Hauptsprache.

Die politische Karte des modernen Europa zeigt viele nationale Grenzen. Die Sprachenkarte sieht ähnlich aus. Die meisten Franzosen sprechen französisch und die meisten Deutschen deutsch. Sprache ist der Schlüssel zur Geschichte und die Klammer des nationalen Zusammenhalts. Außerdem hält sie die Leute davon ab, wegzuziehen. Sie reduziert die Möglichkeiten für Eheschließungen und die Verbreitung der Gene – und das seit vielen tausend Jahren. In der Bibel wird vom Schicksal eines Ephraimiten berichtet, den die Gileaditen gefangengenommen hatten: Die Männer Gileads fragten ihn, ob er ein Ephraimit sei. Falls er verneinte, mußte er das Wort Schibboleth sagen. Er aber konnte es nicht aussprechen und sagte Sibolleth. Da nahmen sie ihn und erschlugen ihn.

Die genetische Karte Europas zeigt uns, daß Sprachgrenzen auch Gebiete genetischer Veränderung definieren können. In Wales gibt es genetische Unterschiede zwischen der walisisch und der englisch sprechenden Bevölkerung. Besonders deutlich ist dies im früheren Pembrokeshire, das heute noch ‹Kleinengland jenseits von Wales› genannt wird, weil die meisten Einwohner englisch sprechen. 1108 siedelte König Henry I. Handwerker von den Ufern des Tweed dort an, um Webereien zu gründen. Ihre neue Heimat endete abrupt am Landsker. Diese scharfe Grenze war noch vor hundert Jahren ein Hindernis für gemischte Verbindungen; nur eine von fünfhundert Ehen wurde über die Grenze hinweg geschlossen. Achthundert Jahre nach der Ankunft ihrer Vorfahren finden sich bei den Nachkommen der ersten Weber immer noch Unterschiede zu den Blutgruppen ihrer walisisch sprechenden Nachbarn.

Auf die gleiche Weise unterscheiden sich die Bewohner der Orkneys – deren Muttersprache skandinavischen Ursprungs ist – genetisch vom übrigen Schottland. Dialekte können auch biologische Schranken markieren. In Frankreich besteht eine kleine genetische Abstufung zwischen den provenzalisch sprechenden Südfranzosen und den französisch sprechenden Nordfranzosen. Gene und Sprache berichten dasselbe über die Geschichte.

Die Übereinstimmung ist nicht immer perfekt. Der Balkan hat eine äußerst stürmische Geschichte von Wanderungsbewegungen und Eroberungen hinter sich, die sich bis zum heutigen Tag fortsetzt und jede Verwandtschaft zwischen linguistischen und genetischen Einheiten verwischt hat. Die Ungarn zum Beispiel sprechen eine sehr eigene Sprache, obwohl eine deutlich erkennbare biologische Nähe zu ihren Nachbarn besteht. Die magyarischen Eroberer aus dem Osten zwangen ihren neuen Untertanen ihre Sprache auf, aber sie waren zu wenige, um auch mit ihren Genen nachhaltige Eindrücke zu hinterlassen. An manchen Orten gibt es genetische Abstufungen bei Gruppen, die dieselbe Sprache sprechen. Ostisland unterscheidet sich genetisch in gewisser Weise von Westisland, obwohl es keine Sprachunterschiede gibt. Dies mag daher rühren, daß Westisland von skandinavischen Einwanderern besiedelt wurde, die Frauen und Dienstboten aus Irland mitbrachten.

Wie ihre Gene scheint auch die Sprache der Basken mit niemand anderem verwandt zu sein. Der römische Schriftsteller Mela berichtete im ersten Jahrhundert nach Christus von seinem Erstaunen über die Namen der Menschen und Flüsse, die in keiner ihm bekannten Sprache irgendeine Bedeutung hatten. Francis Galton, der oft ins Baskenland reiste, um dort seine Ferien zu verbringen, erinnerte sich an die Legende, daß Satan persönlich auf Besuch gekommen sei. Als es ihm nach sechs Jahren immer noch nicht gelungen war, ihre Sprache zu erlernen oder die Basken seine Sprache zu lehren, gab er die Hoffnung auf und verließ das Land. Satans Problem – das die meisten von uns teilen – zeigt sich exemplarisch an einem typisch undurchdringlichen baskischen Sprichwort: ‹Oinak zewrbitzatzen du eskua, eta eskuak oina› (was natürlich heißt: ‹Der Fuß dient der Hand, und die Hand dient dem Fuß›). Baskisch könnte der letzte Rest jener Sprache sein, die vor dem Aufkommen des Ackerbaus in Europa gesprochen wurde. Sein einziger möglicher Verwandter findet sich bei einigen abgelegenen Völkern Georgiens. Viele Georgier sind überzeugt, daß ihre Sprache von Tubal, Noahs Enkel, ins Baskenland gebracht wurde, und es gibt Königstreue, die nach einem Basken suchen, der den vakanten Thron Georgiens wieder besteigen soll.

Geschützt durch ihre Berge, konnten die Basken der Absorbierung durch Eroberer widerstehen, und ihre uralte Sprache, die Sprache der Jäger und Sammler, lebt weiter. Das Skelett des ‹Alten von Cro-Magnon› wurde in einem Teil Frankreichs gefunden, der einst einmal (wenn man nach den Ortsnamen geht) Baskenland gewesen sein muß. Es ist nicht auszuschließen, daß es eine linguistische und vielleicht sogar genetische Verbindung zwischen dem Cro-Magnon-Typus, einem der ersten Europäer, und den heutigen Basken gibt. Dieser letzte Rest eines europäischen Jägervolks ist bedroht. Inzwischen erstrecken sich baskische Gene weit über die Sprachgrenzen: östlich bis Saragossa (jetzt eine spanische Stadt) und nördlich bis nach Frankreich hinein. Ihr Wirtschaftsraum wurde vor langer Zeit zerstört. Bald werden ihre Sprache (die von einer halben Million Menschen gesprochen wird) und ihre Kultur wahrscheinlich durch die moderne Gesellschaft endgültig verdrängt worden sein. Wie bei den Etruskern – auch ihre Sprache war keine indoeuropäische – werden nur noch ihre Gene übrigbleiben.

Natürlich kann man auch viele Beispiele anführen, bei denen die Gene mehr über Abstammung und Herkunft aussagen als die Sprache. Gene bleiben viel länger erhalten und können uns mehr über die Vergangenheit berichten. Wir sehen das an den Etruskern und den Basken und für einen viel kürzeren Zeitraum auch an den heutigen Briten: Deren Vorväter kamen aus Europa, Afrika, Indien und sogar China, aber ihre Sprache ist überwiegend Englisch. Zweifellos werden Bücher, Film und Fernsehen mit der Zeit die Verbindungen zwischen Genen und Sprache verwischen, aber noch befinden wir uns in einer historischen Phase, in der genug Reste der linguistischen Vergangenheit vorhanden sind, um uns Mutmaßungen über ihre Evolution zu erlauben. Einige dieser Mutmaßungen verweisen auf die frühesten Anfänge von Sprache und vielleicht auf die Ursprünge des modernen Menschen selbst.

Woher kamen die indoeuropäischen Sprachen? Das erste erkennbare Mitglied dieser Gruppe war das Hethitische, das in Keilschrift geschrieben und vor viertausend Jahren in der Türkei gesprochen wurde. Moderne indoeuropäische Sprachen können sehr unterschiedlich klingen. ‹Unser Vater, der du bist im Himmel› ist ‹Ein Tad, yr hwn wyt yn y nefoedd› in Walisisch, ‹Patera mas, pou eisai stous ouranous› in Griechisch, ‹Otche nash, suscij na nebesach› in Russisch und ‹He hamara svargbast pita› in Hindi.

Trotzdem kann man gemeinsame Bezeichnungen für Dinge finden, deren Nutzung überall verbreitet war, und sie bei der Erforschung sprachlicher Ursprünge verwenden. Es gibt einige gemeinsame Begriffe für Haustiere und Getreide. Das alte indoeuropäische Wort für Schaf, *owis*, leitet sich aus dem lateinischen *ovis* ab, in Sanskrit *avis* und in Englisch *ewe*. Kuh war *cou* und Wasser *yotor*. Ähnliche Worte gibt es auch für Korn, Joch, Roß und Rad.

Vielleicht waren die frühen Indoeuropäer Bauern, die im Verlauf ihrer Ausbreitung ihre Sprache mitbrachten. Nicht alle sind mit dieser Auffassung einverstanden, und es ist sogar ungewiß, wo die Indoeuropäer gelebt haben. Zweifellos gab es ihre Sprache bereits lange vor den ersten erhaltenen Aufzeichnungen. Einige Anthropologen sind der Ansicht, die Indoeuropäer seien auf eine Invasion durch die Kurganen zurückzuführen, die nördlich und östlich des Schwarzen Meeres aus der pontischen Steppe kamen. In diesem Gebiet war auch die Kultur der Sredny Stog – des ersten Reitervolks – zu Hause, und die Eroberungen begannen um 4500 v. Chr., lange nach dem Aufkommen des Ackerbaus. Andere meinen, daß die Indoeuropäer viel früher kamen und den Ackerbau mitbrachten, als sie dreitausend Jahre vor den Kurganen von Kleinasien her (die heutige Türkei eingeschlossen) einfielen. Die genetischen Spuren weisen weder eindeutig in die Türkei noch in die Steppe. Vielleicht hatten sich einige der sehr unterschiedlichen indoeuropäischen Völker – und Sprachen –, aus denen das heutige Europa großenteils besteht, schon lange vor ihrem Aufbruch aus dem Osten voneinander abgespalten. Falls dies zutrifft, dann wird es sehr schwer sein, herauszufinden, wer unter den heutigen Nationen und Sprachen Europas die Vorfahren der jetzigen Europäer sind – wenn es überhaupt möglich ist.

Sprache, Archäologie und Gene legen allesamt Zeugnis ab von einer Eroberung Europas von Osten aus. Das Band zwischen der Wanderbewegung des Ackerbaus, den Genen, der Sprache und den konkurrierenden Nationen, wie wir sie heute kennen, ist in anderen Teilen der modernen Welt ganz offenkundig. Die Ackerbauern begaben sich häufig eher in ein leeres oder zumindest sehr dünn besiedeltes Land statt in eine blühende Wirtschaft von Jägern und Sammlern, wie es sie in Europa gab. Die Reisbauern des Fernen Ostens, aus dem Yangtse-Becken, führten bei der Besiedelung der Pazifikregion ihre Gene und ihre Sprache mit sich. Es gab eine Zeit, da war diese austroasiatische Sprachenfamilie die am weitesten verbreitete von allen, sie reichte von Madagaskar bis nach Hawaii und zu den Osterinseln. In Afrika zogen die Bauern nach Süden, und Bantu sprechende Menschen breiteten sich in westlichen und südlichen Teilen Afrikas aus.

Unsere heutigen wichtigsten technischen Fortschritte, vom gedruckten Buch bis zum Mobiltelefon, bedeuten neue Wege der Kontaktaufnahme mit anderen Menschen. Und genau das führt zum Abbau jener Nationalstaaten, die die Geschichte seit den Tagen der ersten Ackerbauern bestimmt haben. Wir können inzwischen mit jedem Menschen der Welt sprechen, dem ein Telefon zur Verfügung steht. Neue Arbeiten über *globale* Sprachmuster lassen den Schluß zu, daß am ersten sozialen Durchbruch, der bei den Urmenschen stattgefunden hat, auch ein Stück Kommunikationstechnologie beteiligt gewesen sein könnte.

Aus den Mustern genetischer Veränderungen, die sich in den vergangenen hunderttausend Jahren durch Mutation herausgebildet haben, läßt sich ein Stammbaum der Völker der Welt herstellen. Afrikaner bilden einen deutlichen und uralten Ast der Linie. Die Indianer Nord- und Südamerikas stellen eine Gruppe dar mit ihren Vorfahren aus Asien; Australien und Neuguinea sind wieder ein anderer Zweig. Ein Sprachenstammbaum kann auf gleiche Weise hergestellt werden: Englisch, Deutsch und Bengali bilden die indoeuropäische Familie, Chinesisch und Japanisch eine andere. Ein Sprachenstammbaum, der auf nur wenigen Wörtern – eins, zwei, drei; Kopf, Ohr und Auge; Nase, Mund und Zähne und so weiter – basiert, sieht fast genauso aus wie einer, bei dem ein viel umfangreicheres Vokabular verwendet wird. Solch begrenzte Listen von Wörtern werden immer dann eingesetzt – und zwar mit großem Erfolg –, wenn man weniger bekannte Sprachen (wie jene in Afrika oder der Neuen Welt) klassifizieren will.

Es gibt die ziemlich neue und recht kontroverse Gelehrtenmeinung, daß sich sämtliche Sprachen der Welt auf diese Weise in nur siebzehn Familien aufteilen lassen, wobei die ungefähr zweitausend Eingeborenensprachen des amerikanischen Kontinents lediglich drei ausmachen: Eskimo-Aléutisch im hohen Norden, Na-Dené im südlichen Alaska und Kanada, und alles, was südlicher liegt, wird bis hinunter nach Patagonien in eine einzige Gruppe zusammengefaßt – das Amerindische. Die riesige Ausbreitung dieser einzigen Sprachenfamilie steht im Gegensatz zu Papua-Neuguinea, wo auf viel kleinerem Raum fast achthundert Sprachen vorkommen, von denen viele so gut wie nichts miteinander zu tun haben. Es ist mehr als ein Zufall, daß die Genetik der Menschen, die diese Sprachen in Amerika wie in Papua-Neuguinea sprechen, das gleiche Muster zeigt: Die Amerikaner sind genetisch recht einheitlich, während sich die Papuas von Tal zu Tal erheblich voneinander unterscheiden. Die höchste Konzentration an Sprachenvielfalt findet sich im Kaukasus zwischen Schwarzem und Kaspischem Meer. In einem Gebiet, das nur ungefähr zweimal so groß ist wie England, werden vierzig verschiedene Sprachen gesprochen, manche nur in einem einzigen Dorf. Es gibt sogar Hinweise auf Verbindungen zur amerikanischen Na-Dené-Gruppe und dem Tibetischen. Leider wissen wir nichts über die Genetik im Kaukasus.

Wir können einen Stammbaum erstellen, der die Verwandtschaft sämtlicher Sprachen der Welt zueinander zeigt, und sogar einige – abenteuerliche – Vermutungen über Urwörter anstellen, die ihre Basis gebildet haben mögen. Ein paar russische Linguisten haben versucht, Nostratisch zu rekonstruieren, jene zwölftausend Jahre alte Sprache, von der man glaubt, sie sei der Urahn des Indoeuropäischen und seiner Verwandten. Darunter befindet sich die Elemo-Dravidische Sprachenfamilie, die in Teilen Indiens vorkommt, das Altaische, zu dem Türkisch und Mongolisch gehören und eine afro-asiatische Gruppe, die in der nördlichen Hälfte Afrikas gesprochen wird. Sie haben über tausend ‹Wurzel›-Wörter rekonstruiert. *Tik* für Finger oder Zehe ist eines davon, *kujna* für Hund ein anderes. Es gibt kaum gemeinsame Wörter, die mit dem Ackerbau zu tun haben, so daß man davon ausgeht, daß diese Protosprache tatsächlich aus einer Zeit vor dem Feldanbau stammen könnte.

Wenn man den Sprachenstammbaum der Welt mit dem Genetikstammbaum vergleicht, sieht man verblüffende Ähnlichkeiten. Beide wurzeln in Afrika, und beide zeigen die gleiche Aufspaltung zwischen Australasien und anderen asiatischen Völkern. Vielleicht läßt sich daraus schließen, daß Sprache auf die ersten Anfänge der Menschheit zurückgeht. Das Sprechen markiert einen riesigen Sprung in der Beschleunigung des Informationstransfers. Wenn wir diesen Satz Letter für Letter buchstabieren wollen, bräuchten wir zur Informationsübermittlung zehnmal so lange, als wenn wir ihn sprechen. Das Los der Taubstummen in unserer modernen Gesellschaft zeigt, wie sehr das Leben davon abhängt, daß man sich durch Sprache verständigen kann. Eine Gesellschaft, die ohne Sprache auskommt, kann man sich kaum vorstellen. Knochen unserer frühen Vorfahren zeigen, daß es Veränderungen in der Schädelform und der Position des Kehlkopfes gab, was möglicherweise den Zeitpunkt markiert, an dem der Mensch zum erstenmal in der Lage war, einen artikulierten

Laut von sich zu geben. Aus dieser Tatsache und der Übereinstimmung zwischen den heute vorhandenen Genen und Sprachen ließe sich vielleicht ableiten, daß es das Sprechen war, das den Menschen überhaupt erst zum Menschen machte.

Shelley hat ähnlich empfunden: In *Der entfesselte Prometheus* läßt er seinen Helden den Menschen die Sprache bringen, und die Sprache schuf das Denken. Nicht alle sind da mit ihm einer Meinung. Einige Anthropologen vertreten die Auffassung, daß selbst die Neandertaler ein ziemlich entwickeltes Idiom hatten, das (so vermutet man) mit ihrem Aussterben verlorenging. Es gibt einen Hinweis auf eine noch viele frühere Sprachendämmerung. Affengruppen verbringen viel Zeit damit, gegenseitig Körperpflege zu betreiben, um dem anderen ein Gefühl der Zugehörigkeit zu vermitteln. Wenn die Urmenschen sich auf gleiche Weise ihrer Zugehörigkeit zueinander versicherten, dann hätte es aufgrund ihrer großen Jagdverbände dazu kommen können, daß sie die Hälfte ihrer Zeit mit gegenseitiger Körperpflege verbringen mußten. Mit Sprache, und sei sie noch so primitiv, läßt sich der Gruppennächste viel praktischer beruhigen als durch Berührungen. Die allerersten Wörter – lange vor den Urahnen unserer heutigen Sprachen – waren vielleicht Wörter des Trostes.

Falls Neandertalisch existiert haben sollte, wird keiner je in der Lage sein, es zu rekonstruieren. Viele haben den Anspruch erhoben, ausgerechnet ihr Idiom sei die Sprache des Gartens Eden gewesen. Der deutsche Philosoph Becanus – er lebte im 16. Jahrhundert – war überzeugt, es sei Altdeutsch gewesen und das Alte Testament sei erst später ins Hebräische übersetzt worden (obgleich Karl V., Kaiser des Heiligen Römischen Reiches Deutscher Nation, behauptet hat, er selbst spreche mit Männern französisch, mit Frauen italienisch, mit Gott spanisch und deutsch mit den Pferden). Bald könnten wir die Möglichkeit haben, die Wahrheit herauszufinden. Fossilien und Gene haben uns bereits Hinweise darauf gegeben, wo und wann Adam und Eva zusammentrafen. Und vielleicht haben wir in absehbarer Zeit eine Vorstellung von dem, was sie wirklich zu ihren ungezogenen Sprößlingen sagten.

ZEHNTES KAPITEL
Darwins Strategie

Amerikanische Vogelbeobachter wissen, daß der gewöhnliche Hausspatz – jener Vogel, der durch unsere Gärten hüpft – im Norden der Vereinigten Staaten größer ist und kürzere Beine hat als in den Südstaaten. Das gleiche trifft auf Spatzen in Nord- und Südeuropa zu. Kreationisten (und von denen gibt es in den USA über hundert Millionen) sehen darin die Hand des Schöpfers, die alles so arrangiert hat, daß jede Gattung sich der Ökonomie der Natur anpaßt. Kalte Gegenden, wo immer sie sein mögen, sind das Ergebnis feiner Veränderungen in Gottes Plan.

Wenn es einen solchen Plan gibt, dann scheint er auch auf die Menschheit zuzutreffen. Die Leute im Norden haben kürzere Arme und Beine und einen kompakteren Körperbau als die in den Tropen. Deshalb kletterten die Rekorde bei den olympischen Langlaufwettbewerben, als die Ostafrikaner mit ihren langen Beinen an den Olympiaden teilzunehmen begannen. Für die Philosophen vor Darwin war die Fähigkeit der Afrikaner, Hitze zu ertragen, und die der Eskimos, Kälte auszuhalten, der beste Beweis für die göttliche Vorsehung. Der Schöpfer hatte dafür gesorgt, daß jedes Volk zu seiner Heimat paßte, und bewies damit, welch wunderbarer Designer er war. William Paley, Prediger im 19. Jahrhundert, meinte, wenn man eine schön gearbeitete Taschenuhr finde, so müsse man auch akzeptieren, daß es einen Uhrmacher gebe. So sei auch die perfekte menschliche Rasse ein Beweis für die Existenz Gottes. Diese Idee hatte so durchschlagenden Erfolg, daß sie bis ins Absurde gesteigert wurde. In *Candide* parodierte Voltaire sie mit Dr. Pangloss, der davon entzückt war, wie perfekt die menschliche Nase sich zum Tragen von

Brillengläsern eignete. Freud, ein großer Bewunderer Darwins, meinte, die Tatsache, daß Katzen genau da zwei Löcher in ihrer Haut haben, wo ihre Augen sich befinden, könne auf die gleiche Weise erklärt werden.

Nun wissen wir aber, daß es mit der Behauptung, allem liege ein genauer Entwurf zugrunde, zumindest bei den Spatzen gewaltig hapert. Unser Hausspatz lebt nämlich keineswegs seit den Tagen der Schöpfung in Amerika, er kam erst vor ungefähr hundert Jahren dorthin. Um 1850 wurden einige Spatzen von England eingeführt und in Brooklyn ausgesetzt. Sie verbreiteten sich über den gesamten Kontinent und brauchten dafür ungefähr hundert Jahre und hundert Spatzengenerationen. Wie kommt es, daß sie den Spatzen ihres Ursprungslandes so ähnlich sind?

Die Antwort liegt in der natürlichen Auslese, den ererbten Unterschieden in der Fähigkeit, zu überleben und sich zu vermehren. Studien an markierten Spatzen in Kansas zeigten, daß größere Tiere mit kurzen Beinen frostige Winter besser überstehen. Sie haben also die Chance, im Frühling zu brüten und ihre Gene weiterzugeben. Die Vögel, die vor hundert Jahren freigelassen wurden, hatten aus ihrem Heimatland Gene für kleine oder große Spatzenkörper, für lange oder kurze Beine mitgebracht. Im Norden hatten es die größeren Vögel leichter; bei denen, die in den trockenen Süden abwanderten, war das Gegenteil der Fall. Innerhalb weniger Generationen entwickelten die amerikanischen Spatzen die gleichen geographisch bedingten Eigenheiten wie die in Europa. Die natürliche Auslese hatte ihre Wirkung getan.

Die natürliche Auslese war Darwins ganz große Idee. Sie war ein Mechanismus, der die Evolution vorantrieb und zu Veränderung führte, ohne daß ein Schöpfer jeden Schritt hätte überwachen müssen. Die *Entstehung der Arten durch natürliche Zuchtwahl* beginnt mit einem langen Kapitel über die Landwirtschaft. Darin beschreibt Darwin, wie aus zunächst wilden Tieren Haustiere wurden, und zwar durch die oft unbewußte Bevorzugung eines bestimmten Typs bei den Jungtieren, die man zur Vermehrung behielt. Dieses selektive

Züchten, die Auswahl der besten Tiere zur Fortpflanzung, führte schließlich zur Entstehung neuer Formen aus den ursprünglichen Wildtier-Typen.

Wenn die Bauern in so kurzer Zeit so viel erreichen konnten, meinte Darwin, dann müsse der Natur noch viel mehr gelingen. ‹Wenn es dem Menschen möglich ist, geduldig Variationen auszuwählen, die ihm besonders nützlich sind, wie sollte es dann der Natur nicht möglich gewesen sein, Variationen auszuwählen, die unter wechselnden Lebensbedingungen für ihre lebenden Erzeugnisse am nützlichsten sind? Welche Schranken soll es für diese Kraft geben, die durch lange Zeitalter hindurch gewirkt hat, Beschaffenheit und Gewohnheiten jeder Kreatur erforscht hat – Vorteilhaftes begünstigend, Nachteiliges verwerfend? Ich sehe keine Grenzen dieser Kraft, welche langsam und aufs schönste jede Form den vielfältigen Lebenszusammenhängen anpaßt.› Die Idee hatte er von Malthus, der in seinen Arbeiten darauf hinwies, daß jedes unkontrollierte Bevölkerungswachstum schließlich die Ressourcen übersteigen würde. Oscar Wilde hat es lakonisch auf den Punkt gebracht, indem er sagte: ‹Nichts ist erfolgreicher als die Maßlosigkeit.›

Die Lokomotive – wenn nicht der Lokomotivführer – der evolutionären Veränderung ist die natürliche Auslese, das Erhalten bevorzugter Typen im Kampf ums Überleben. In jedem System, seien es Gene oder Sprachen, bei dem es von einer Generation auf die nächste zu Übertragungsfehlern kommt, sind Veränderungen unvermeidlich. Auch wenn solche Veränderungen als Evolution zu gelten haben, so ist es doch eine willkürliche Evolution. Sie kann nicht jenen Fortschritt von der einfachen zur komplexen Form hervorbringen, für den sich Darwin interessierte und der zur Entwicklung des Menschen aus seinen bescheidenen Anfängen führte. Die natürliche Auslese nutzt für sich den Vorteil, daß die Vererbung in jeder Generation Fehler macht. Weil manche Gene besser mit dem Leben fertig werden als andere, sind sie auch erfolgreicher, wenn es darum geht, sich selbst zu kopieren. Darwins Mechanismus sucht sich das Beste aus dem heraus, was die Mutation anzubieten hat. Er gibt der Evolution eine Richtung und gestattet einem lebenden System, dem unvermeidlichen Aussterben zu entkommen. Dies gilt für den Menschen wie für jedes andere Lebewesen.

Das Prinzip der Auslese ist eigentlich ganz einfach. Als Darwins Zeitgenosse Thomas Henry Huxley zum erstenmal davon hörte, meinte er: ‹Wie dumm, daß wir nicht schon längst darauf gekommen sind!› Genau den gleichen Gedanken haben heutzutage die Ingenieure. Wenn sie eine Turbinenschaufel oder einen Zerstäuber bauen wollen, verbringen sie nicht Stunden damit, die besten Entwürfe ihrer ersten Ideen zu zeichnen, sondern sie überlegen sich, was am besten funktionieren könnte, probieren es aus und bauen immer wieder neue Varianten mit kleinen Veränderungen. Diese Geräte werden dann getestet. Die besten werden ausgewählt und so lange verbessert, bis eine passende Tülle oder Schaufel entstanden ist. Manchmal führt dies zu komplizierten und völlig unerwarteten Formen, die selbst dem besten Konstrukteur nicht eingefallen wären.

Computerprogrammierer, die nach diesem Prinzip arbeiten, nennen ihre Kreationen mutig ‹künstliches Leben›. Sie programmieren ihr Spielzeug nicht mit genau definierten Details, sondern mit Vorstellungen von dem, was ihrer Meinung nach funktionieren könnte, lassen es sich selbst kopieren, wählen die erfolgreichsten Kopien aus und machen auf diese Weise große Fortschritte. Innerhalb von nur wenigen Generationen könnte es Computervögel geben, die wie Stare schwärmen, mathematische Ameisen, die der Ameisenstraße folgen, und programmierte Blumen, so schön und unerwartet wie alles in der Natur. Es gibt sogar eine Schule der Computerkunst, in der die Auswahl der Objekte von des Künstlers Sicht der Schönheit bestimmt wird. In jeder Generation tauchen neue Formen auf. Indem man die schönsten auswählt und den Zyklus sehr oft wiederholt, entstehen bizarre und exzentrische Bilder.

Auch die Menschen fallen unter die Mechanismen der darwinschen Maschinerie. Für die längste Zeit unserer Geschichte gilt, daß die meisten von uns starben, bevor sie alt genug waren, ihre Gene weiterzugeben. Und von denen, die das entsprechende Alter erreichten, hatten einige viele Kinder, andere weniger. Wenn irgendeiner dieser Unterschiede im Überleben oder bei der Fortpflanzung von den Genen beeinflußt ist, dann ist Darwins Mechanismus dafür verantwortlich. Die Veranlagungen der nächsten Generation werden sich von denen ihrer Eltern unterscheiden. Es fand eine Selektion statt, und mit der Zeit wird es zu einem Fortschritt kommen.

Die Macht der Evolutionsmaschine beruht auf ihrer Fähigkeit, zu einer bestimmten Zeit das Beste aus dem Verfügbaren auszuwählen, selbst wenn es nur ein kleines bißchen besser ist als das, was vorher war. Lewis Carrol hat gezeigt, wie das funktioniert. Stellen wir uns vor, wir möchten ein Wort mit drei Buchstaben – *pig* zum Beispiel – in ein anderes Wort mit drei Buchstaben – sagen wir *sty* – umwandeln. Wir können für jeden Buchstaben einen beliebigen anderen nehmen. Wenn wir willkürliche Veränderungen vornehmen und einfach auf das Beste hoffen, indem wir jedesmal irgendeine sinnlose Buchstabenreihe auswählen, brauchen wir Tausende von Versuchen, bis wir von *pig* zu *sty* kommen. Die natürliche Auslese zwingt uns eine Regel auf: Alle Zwischenwörter müssen einen Sinn ergeben. Sie wählt die Kombinationen, die gut aussehen, und baut darauf auf. Dadurch braucht sie lediglich sechs Schritte – *pig, wig, wag, way, say, sty* (Schwein, Perücke, wedeln, Weg, sagen, Schweinestall).

Ganz gleich, wo wir auch hinschauen – überall finden wir die Auslese. Sie durchdringt die gesamte lebendige Welt, denn sie hat sie hervorgebracht. Manchmal agiert sie recht unauffällig. So wie bei den ererbten Unterschieden für das Überleben kann es genetische Unterschiede in der Fähigkeit geben, einen Partner zu finden oder sich fortzupflanzen.

Als 1859 *Die Entstehung der Arten durch natürliche Zuchtwahl* veröffentlicht wurde, war die Evolutionstheorie eine Sensation, weil sie die Notwendigkeit einer direkten Verbindung zwischen Gott und Mensch aufzuheben schien. Eine viktorianische Dame (die Gattin des Bischofs von Worcester) soll zu einer Freundin gesagt haben: ‹Hoffen wir, daß es nicht wahr ist, meine Liebe. Und wenn es doch wahr sein sollte, lassen Sie uns beten, daß es niemand erfährt!› Nachdem die etablierte Kirche sich von ihrem Schock erholt hatte, kamen einige Kirchengelehrte auf die Idee, daß die Evolution ja eigentlich der ideale Weg sei, Gottes Plan umzusetzen. Die Menschen seien zwar nicht vollkommen, aber doch perfektionierbar, und die natürliche Auslese sei eben Gottes Mittel, dieses Ziel zu erreichen. Tatsächlich sind ihre Unternehmungen jedoch weit von der Perfektionierung des Unvollkommenen entfernt; oft erscheint sie uns als unfähig und sogar grausam. Panglossianer finden in der natürlichen Auslese deshalb nur wenig Trost.

Die natürliche Auslese kann Erstaunliches vollbringen. Aber manches übersteigt ihre Möglichkeiten. Sie kann nicht vorausplanen. Sie handelt ohne Überlegung, verschwendet keinen Gedanken an morgen. Nicht nur, daß sie sich auf das rein Notwendige beschränkt, manchmal tut sie auch das auf eine anscheinend schlampige und kurzsichtige Weise. Sie ist, um Richard Dawkins' bemerkenswerten Ausspruch zu zitieren, ein blinder Uhrmacher, der mit einfachen und ineffizienten Mitteln erstaunliche Resultate erzielt.

Manchmal besteht die Gefahr, die gesamte Biologie als Beweis für das Wirken der natürlichen Auslese zu betrachten. So wie Paley die Komplexität des Lebens als Gottesbeweis sah, gibt es einen Neo-Paleyismus, der die Evolutionstheorie bedrängt. Seiner Argumentation zufolge ist die Struktur allen Lebens so gut angepaßt, daß sie in jedem Fall das aktive Eingreifen der Auslese reflektiert. Vielleicht ein holpriges Argument, aber schwer zu widerlegen. Es hat zu vielen Disputen unter Biologen geführt, die für die Streitenden faszinierend und für Außenseiter langweilig sind. Manche glauben, die darwinsche Maschine treibe die gesamte Evolution von der Anordnung der Basen auf der DNS bis zur Form der Nasen an. Für andere tritt die Auslese nur gelegentlich in Erscheinung, um einige Gene zu dirigieren, während die meisten sich willkürlich ändern. Das Problem ist nach wie vor nicht gelöst.

Ein weiteres Ringeltäubchen (und eine große Schwäche) der Evolutionstheorie durch natürliche Auslese ist die Vorstellung, daß man mit ein bißchen Phantasie wirklich alles erklären könnte. Viele Biologen verbringen ihre Zeit damit, Geschichten zu erfinden, wie die natürliche Auslese die unwahrscheinlichsten Eigenschaften in Form gegossen haben soll. Manchmal haben sie sogar recht. Anthropologen verfügen über eine besonders lebhafte Phantasie. Es gibt verblüffende Auffassungen darüber, auf welche Weise die natürliche Auslese menschliche Attribute hervorgebracht haben könnte. Viele klingen wie Märchen, aber da von Ereignissen die Rede ist, die sich in grauer Vorzeit zugetragen haben, ist es fast unmöglich, sie zu widerlegen.

Vielleicht gibt es ja auch riesige Gebiete mit unterschiedlichen Mechanismen für Überleben und Fortpflanzung, die niemandem bekannt sind. Nur eine Eizelle von Tausenden und eine Spermie von Millionen bringt Nachwuchs hervor. Gehen die anderen willkürlich zugrunde – oder versagen sie aus genetischen Gründen? Keiner weiß es. Aber wenn es zutrifft, daß nur die besten von ihnen überleben, dann ist Darwins Maschine eine weitaus wirkmächtigere Kraft, als man jemals geglaubt hat.

Was immer ihre generelle Bedeutung sein mag, die natürliche Auslese ist nichts weiter als ein Mechanismus und nicht unbedingt eine Kraft für das Gute. Krebspatienten erhalten manchmal ein Medikament, das Zellen angreift, die sich teilen. Oft schlägt die Behandlung fehl. Die natürliche Auslese kommt ins Spiel. Die Mutation einiger Zellen hat die Fähigkeiten eines bestimmten Gens verändert, das Medikament aufzulösen. Sie reproduzieren sich viel schneller als die anderen und übernehmen bald die Führung, manchmal so effizient, daß der Patient stirbt. Man kann hier kaum von einer wohlwollenden Planung sprechen.

Obwohl wir oft keine Ahnung haben, warum eine bestimmte Eigenschaft entstanden ist, zeigen sich am Menschen wie an allen anderen Lebewesen die Stärken und Schwächen der Auslese. Die Menschen änderten sich schnell, paßten sich in den letzten 150000 Jahren, in denen sie die Welt erobert haben, rasch an. Diese Zahl repräsentiert ungefähr sechstausend Menschengenerationen. Die gleiche Anzahl von Mäusegenerationen geht nur bis zu denen zurück, die die neuerbaute Akropolis heimsuchten, und bei den Fruchtfliegen kommen wir bis zu den Schwärmen, die die Äpfel von Wilhelm dem Eroberer belagerten. Soweit wir wissen, haben Mäuse und Fruchtfliegen sich bis heute kaum verändert, woraus ersichtlich wird, wie schnell die Evolution des Menschen stattgefunden hat.

In der menschlichen Entwicklungsgeschichte hat es drei Zeitalter gegeben. Ein jedes hat die natürliche Auslese geprägt und wurde von ihr geprägt. Ein langes Zeitalter der Katastrophen wurde von einem kürzeren Zeitalter der Krankheiten abgelöst, dem – und das erst seit kurzem – das Zeitalter des Zerfalls folgte. In grauer Vorzeit sind die Menschen an Katastrophen zugrunde gegangen, an Kälte, Hunger oder Gewalt. Viele individuelle Tragödien wurden zu Trägern des evolutionären Fortschritts. Das vorliegende Kapitel handelt davon, wie die Menschheit sich weiterentwickelte, um mit klimatischen Veränderungen und neuen Nahrungsangeboten zurechtzukommen, nachdem sie ihre afrikanische Heimat verlassen hatte. Die zweite Epoche, das Zeitalter der Krankheiten (das erst vor wenigen tausend Jahren begann), ist, obgleich in der westlichen Welt so gut wie überwunden, in anderen Teilen der Erde noch merklich vorhanden. Krankheiten sind ein solch starker Arm der natürlichen Auslese, daß ihnen ein eigenes Kapitel – das folgende – gewidmet ist. Das Zeitalter des Zerfalls (in dem die meisten an Altersschwäche sterben) ist das, in dem wir leben. Da sehr viele Menschen, die jetzt sterben, ihre Gene weitergegeben haben, kann man noch nicht wissen, was die natürliche Auslese damit anfangen wird.

Unsere Vorfahren, unsere Verwandten und wir selbst sind tropentauglich. Noel Coward zum Trotz: Menschen gehören zu den wenigen großen Säugetieren, die die afrikanische Mittagssonne ertragen können. Die meisten Leute bevorzugen, wenn sie die Wahl haben, ein warmes Plätzchen (und wenn es nur die Costa del Sol für vierzehn Tage im Jahr ist), und viele Anpassungen haben sich im Kampf gegen die Hitze, nicht gegen die Kälte, entwickelt. Von allen Primaten haben Menschen die wenigsten Haare und schwitzen am meisten. An heißen Tagen kann die Temperatur am Boden – oder einige Zentimeter darüber – bis zu zwanzig Grad höher sein als einen halben Meter über dem Boden, weil die Erde die Wärme der Sonne absorbiert und reflektiert. Der aufrechte Gang, der soviel dazu beitrug, den Menschen vom Affen zu unterscheiden, könnte sich als Reaktion auf hohe Temperaturen entwickelt haben. Eine der besten Möglichkeiten, dem Hitzestreß an heißen Tagen zu entgehen, ist die, sich zu erheben und der heißen Luftschicht am Boden zu entkommen. Vielleicht sind unsere Vorfahren, als sie von den Wäldern in die Savanne kamen, aufgestanden, um sich abzukühlen; und haben damit – buchstäblich und im übertragenen Sinne – ihren Nachkommen neue Horizonte eröffnet.

Die Menschen von heute leben in jeder Art von Umgebung – vom Regenwald bis zur Tundra und vom Meeresspiegel bis in über fünftausend Meter Höhe. Die Zivilisation – Feuer, Kleidung und Häuser – hat dabei eine Rolle gespielt, aber es gab auch genetische Reaktionen auf klimatische Bedingungen.

Wir haben Afrika vor über hunderttausend Jahren verlassen und kamen erst vor tausend Jahren in Neuseeland an – dem von Afrika am weitesten entfernten Punkt unserer Ausbreitung. Die meiste Zeit war das Wetter noch schlechter als heute. Urklimata lassen sich aus Veränderungen der chemischen Zusammensetzung des Wassers ablesen. In der Arktis kam dieses Wasser als Schnee herunter und ist als Eis erhalten. In Grönland hat man dreitausend Meter tief durch das Eis gebohrt, bis man auf Felsen traf, wo der erste Schnee vor zweihunderttausend Jahren fiel.

Die Eiskappen zeigen uns, daß es während der Evolution

des *Homo sapiens* viele Eiszeiten gegeben hat. Die letzte hatte ihre Blüte vor ungefähr achtzehntausend Jahren. Sie hatte drastische Auswirkungen auf die großen Säugetiere der Welt, die Menschen eingeschlossen. Riesenfaultiere und einheimische Pferde verschwanden vom amerikanischen Kontinent, der flaumige Mammut aus Asien und die Riesenlemuren aus Madagaskar. Große, einst bevölkerte Gebiete Nordeuropas verwaisten. Das Wasser gefror zu Eis, die Trockenheit setzte ein, Teile Afrikas wurden zur Wüste und waren ebenfalls nicht länger bewohnbar. Der Meeresspiegel sank, weil das Wasser zu Eis erstarrt war. Die Bering-Straße und die Bass-Straße trockneten aus. Breites Tiefland entstand entlang der Küsten in vielen Teilen der Welt. Die Luft füllte sich mit Staub – nachzuweisen im grönländischen Eis – aus den überfrierenden Wüsten. Immerhin konnten unsere Vorfahren, auch wenn sie die meiste Zeit erbärmlich gefroren haben müssen, herrliche Sonnenuntergänge bewundern.

In der russischen Ebene siedelten die Leute rund zweihundert Kilometer von der Eiskappe entfernt. Die frühen Franzosen, die die Höhle von Lascaux ausmalten, konnten sich nicht bei Sonnenschein in einem Straßencafé erholen. Das arktische Eis war nur vierhundertfünfzig Kilometer weit weg, und sie mußten sich warm anziehen, um am Leben zu bleiben. Vielleicht hat die Notwendigkeit, sich physisch bedeckt zu halten, die künstlerischen Ambitionen beflügelt. Die explosionsartigen Fortschritte in der Malerei und bei der Werkzeugherstellung ereigneten sich alle an den Froständern der menschlichen Ausbreitung und nicht in den Tropen. Menschen überlebten das rauhe neue Klima und waren am Höhepunkt der letzten Eiszeit das am meisten verbreitete Säugetier der Welt – und diesen Status haben sie bis heute beibehalten.

Nicht alles war ein Zuckerlecken, während wir uns auf der Erde ausbreiteten. Es gab kurze Perioden, die bis zu zweitausend Jahre andauerten, wo die Temperatur in nur wenigen Dekaden um bis zu sieben Grad anstieg. Das ist ein dramatischer Wechsel, den man sich so vorstellen muß, als ob Schottland innerhalb einer Generation das Klima von Südspanien erhielte. Vielleicht haben diese plötzlichen, merkwürdigen Erwärmungen die Kolonisten auf den Weg gebracht.

Wie bei den Spatzen kamen auch bei den Menschen fürs Überleben und für die Fortpflanzung hauptsächlich die in Frage, die sich am besten an das neue Klima angepaßt hatten. Die Neandertaler, unsere ausgestorbenen Vettern, die lange vor der Ankunft der neuzeitlichen Aufsteiger im kalten Europa lebten, waren klein, vierschrötig und schwer und damit sehr gut an die Kälte angepaßt. Die meisten Leute würden in der U-Bahn den Platz wechseln, wenn sich ein Cro-Magnon-Mensch, ein früher Europäer, neben ihnen niederließe; beim Neandertaler würden sie den Zug verlassen.

Neuzeitliche Menschen zeigen geographische Trends im Körperbau, die die Auswirkungen klimatischer Ausleseprozesse widerspiegeln. Eskimos sind, gemessen an ihrer Größe, um ein Drittel schwerer als der Durchschnitt der Weltbevölkerung; die Männer einiger ostafrikanischer Völker sind dagegen schlanker als andere und haben nur ungefähr fünfundsiebzig Prozent des Gewichts, das bei ihrer Größe zu erwarten wäre. Ein großer Teil dieser Unterschiede basiert auf Körperproportionen. In den afrikanischen Tropen sind die meisten Leute groß und schlank mit langen Armen und Beinen. Die Leute im Norden sind im allgemeinen schwerer gebaut. Aus unbekannten Gründen trifft dies mehr auf die Männer als auf die Frauen zu. Das gleiche gilt für den Körperbau der Spatzen, vielleicht weil größere Männchen aggressiver sind, wenn es darum geht, im Winter Nahrung herbeizuschaffen. Obgleich wir wenig über die Vererbung von Eigenschaften wie Körpergröße und -gewicht wissen (und obwohl diese ganz sicher auch Umwelteinflüssen unterliegen), sind solche Unterschiede zumindest teilweise genetisch bedingt.

Die kleinen, dicken Leute im Norden können die Wärme besser in ihrem Körper behalten. Die anmutigeren Gestalten in heißeren Zonen kühlen schneller ab, weil ihre langen Arme und Beine Wärme abgeben. Dieses Muster findet sich auch bei anderen Lebewesen, vom Vogel bis zum Fuchs, und die Trends der Körperformen sind mit einem eigenen Namen beehrt worden, dem Namen Bergman-Regel. Der größte Teil der überschüssigen Körperwärme wird durch die Haut abgegeben, und bei langen und dünnen Menschen ist das Ausmaß der Hautoberfläche pro Volumeneinheit größer als bei kleinen, dicken.

Es gibt noch weitere feine Abstufungen in der Kontrolle des Wärmeverlustes. Bei manchen Völkern regulieren die Menschen die Wärme, die in ihre Arme und Beine gelangt, durch Blutgefäße in der Haut. Wenn ein Europäer oder ein Afrikaner seinen Finger in Eiswasser steckt, sinkt die Fingertemperatur rasch auf einen Punkt, wo Schädigungen auftreten. Wenn ein Eskimo das gleiche tut, bleibt sein Finger verhältnismäßig warm. Auch hier weiß man nicht genau, was daran genetisch bedingt ist, aber man weiß, daß die Europäer unter den nordatlantischen Fischern größere Schwierigkeiten haben, ihre Hände warm zu halten, als die Eskimos. Australische Aborigines gehen auf andere Weise mit ihrem Klima um, das ihnen heiße Tage und kalte Nächte beschert. Nachts schließen sich ihre Blutgefäße unter der Hautoberfläche, und ihre Hauttemperatur sinkt weit unter die eines Europäers bei vergleichbaren Bedingungen: Sie bewahren ihre Körperwärme. Aborigines zittern auch nicht so schnell bei Kälte. All das bedeutet, daß sie ohne große Probleme im Freien schlafen können. Selbst die Energieverbrauchsrate des Körpers ist niedriger bei Völkern, deren menschheitsgeschichtliche Entwicklung in den Tropen vor sich ging.

Auch andere Muster könnten auf das Klima zurückgeführt werden. Es heißt, daß die Haarwolle der Afrikaner zur Verdunstung und als kühlender Schutz für den Kopf dient. Die langen, feinen Nasen der Völker des Mittleren Ostens könnten zur Befeuchtung der Wüstenluft dienen, bevor sie in die Lunge gelangt, und die schmalen Augen der Chinesen schützen vor dem eisigen Wind der asiatischen Ebenen. Doch das sind alles nur Vermutungen.

Es gibt aber eine scheinbare Anomalie bei den globalen

Trends, die sich als Reaktion auf klimatische Bedingungen herausgebildet haben – und das ist die Hautfarbe. In der Alten Welt zumindest haben die meisten Leute, die in tropischem Klima leben, eine dunklere Hautfarbe als jene, die in kühleren Gegenden zu Hause sind. Jeder, der einmal an einem heißen Tag auf einer eisernen Parkbank gesessen hat, weiß, daß schwarze Objekte sich in der Sonne schneller aufheizen als weiße, so daß schwarze Haut, weit davon entfernt, gegen Sonne zu schützen, die Hitze geradezu aufsaugt.

Es gibt mehrere Theorien, warum die Menschen hellhäutig wurden, als sie in das ungemütliche Klima des Nordens aufbrachen. Keine ist zufriedenstellend. Hautkrebs, verursacht durch die ultraviolette Strahlung der Sonne, ist eine Möglichkeit. Das bösartige Melanom ist eine gefährliche Krebserkrankung, die besonders in Ländern wie Australien auftritt, wo hellhäutige Menschen sich durch Sonnenbäder hohen Dosierungen an ultravioletten Strahlen ausgesetzt haben. Die Mode, sich aus purer Eitelkeit in die Sonne zu legen, hat zu einem rapiden Ansteigen dieser Krankheit geführt. Bis vor kurzem, als die Gefährlichkeit des Sonnenbrands erstmals publik wurde, hatte sich die Hautkrebsrate bei Weißen alle zehn Jahre verdoppelt. Hellhäutige Menschen sind gefährdet, am meisten solche mit sehr heller Haut und roten Haaren. Schwarze haben die Krankheit selten. Es gibt nur eine Ausnahme: In manchen Gegenden Nigerias leben viele Albinos (an einigen Orten als ‹DO›. – Distrikt-Offiziere – bezeichnet, was ein zynischer, aber ungenauer Hinweis auf ihre wahrscheinliche Abstammung ist); fast alle diese Menschen leiden irgendwann in ihrem Leben an der einen oder anderen Form von Hautkrebs.

Trotzdem hat der Hautkrebs den globalen Trend der Hautfarben vermutlich nicht hervorgebracht. Er tritt auch bei Weißen nur selten auf – unter tausend Menschen gibt es ungefähr einen Fall pro Jahr. Zudem ist er hauptsächlich eine Alterserscheinung. Das heißt, daß Patienten, die an Hautkrebs sterben, ihre Gene bereits weitergegeben haben, darunter auch die Gene für die Hautfarbe.

Globale Entwicklungen bei der Hautfarbe könnten eine indirekte Reaktion auf klimatische Bedingungen sein. Ohne Vitamin D werden Kinder rachitisch. Sie haben weiche Knochen, die sich leicht verformen. Alte Gräber verraten uns, daß es dieses Problem jahrtausendelang gegeben hat. In den Slums des viktorianischen Englands war die Rachitis weit verbreitet. Milch enthält Vitamin D, und die meisten europäischen Kinder sind durch eine ausgewogene Ernährung vor der Krankheit geschützt. Auch die Haut produziert mit Hilfe ultravioletter Strahlen Vitamin D. Bei Weißen geschieht dies sehr viel effizienter als bei Schwarzen. Unter UV-Licht synthetisieren Menschen mit weißer Haut eine verwertbare Dosis Vitamin D innerhalb einer halben Stunde; Menschen mit schwarzer Haut brauchen dafür drei Stunden. Ein paar Stunden an der Sonne sind für ein hellhäutiges Baby genug Zeit, soviel Vitamin D zu produzieren, daß es gegen die Rachitis gewappnet ist, und es ist kein Zufall, daß afrikanische Babys hellhäutiger sind als Erwachsene. Aus dem gleichen Grund ist die Rachitis bei Einwandererkindern in Europa und bei Schwarzen in den USA häufiger anzutreffen als bei ihren hellhäutigen Mitmenschen. Als die Menschheit ihre lange Wanderung aus den sonnigen Tropen in die Finsternis Nordeuropas begann, hat die natürliche Auslese für eine Begünstigung der Menschen mit Genen für helle Haut gesorgt.

Warum in den Tropen der dunklere Hauttyp verbreitet ist, weiß man eigentlich nicht so genau. Obwohl eine Überdosis Vitamin D gefährlich ist, können selbst Hellhäutige in der Sonne nicht soviel davon produzieren, daß es ihnen schaden würde; das Pigment für dunkle Haut dürfte also kaum aus diesem Grund entstanden sein. Vielleicht schützt schwarze Haut davor, daß die Sonne Vitamine im Blut zerstört, während sie durch die äußersten Schichten des Körpers zirkulieren. Für diese Annahme gibt es einige Gründe. Patienten mit Hautkrankheiten werden manchmal intensiv mit UV-Strahlen behandelt. Bei Hellhäutigen zeigt sich dabei eine plötzliche Abnahme gewisser Vitamine, die für Schwangerschaft und normales Wachstum von großer Bedeutung sind. Die schwarze Haut tropischer Menschen hilft möglicherweise, mit Vitaminzerstörungen fertig zu werden – ein besonders wichtiger Aspekt, weil in der Nahrung oft nicht genug Vitamine vorhanden sind. Vielleicht sorgt die Zirkulation des dunklen Pigments in der Haut aber auch dafür, daß UV-Strahlen die Antikörper im Blut nicht zerstören können. Eine weitere Überlegung ist die, daß es die leichtgekleideten Menschen in den Tropen aufgrund ihrer schwarzen Haut einfacher haben, in den kalten Morgenstunden nicht zu frieren (auch wenn sie sich tagsüber vor der Hitze schützen müssen), und daß die dunkle Haut als Tarnung im Schatten dienen könnte. Wie immer ist es recht simpel, Geschichten zu erfinden, wie und warum bestimmte Gene bevorzugt worden sein könnten, aber ohne weitere Forschungen darf man sie nicht allzu ernst nehmen.

Bei Geschöpfen wie der Schnecke und der Fruchtfliege hat die Hitze viele genetische Auswirkungen. Sie beeinflußt ererbte Unterschiede in der Enzymstruktur, erhöht die Mutationsrate und bringt sogar die ‹egoistische DNS› dazu, im Genom herumzuhüpfen. Menschen sind natürlich in der Lage, ihre innere Temperatur zu regulieren, und deshalb haben klimatische Unterschiede auf sie auch weniger direkte Auswirkungen. Trotzdem gibt es erkennbare Nord-Süd-Trends bei den Blutgruppen und selbst bei alternativen Formen gewisser Enzyme. Ob hier Ausleseprozesse aufgrund klimatischer Bedingungen stattgefunden haben, ist allerdings nicht erwiesen.

Wie die meisten Lebewesen bewegen sich auch die Menschen auf einem thermischen Drahtseil. Wenn unsere Körpertemperatur nur um wenige Grade steigt, sterben wir. Die Molekularbiologie hat die Bedrohung durch eine thermische Katastrophe erhellt. Eine Gruppe von Genen produziert ‹Hitzeschock-Proteine›. Bei Schnecken und Fruchtfliegen kommen diese Proteine zum Einsatz, wenn es zu heiß wird. Manchmal stürzt sich der größte Teil der Zellmaschinerie auf diese Arbeit. Auch die Menschen haben diese Gene. Wenn wir Fieber haben, beginnen die Zellen mit der Produktion von Hitzeschock-Proteinen. Sie scharen sich um empfindliche Enzyme, die durch hohe Temperaturen geschädigt werden könnten. Selbst wenn die Körpertemperatur um nur zwei Grad steigt, setzt sich die Schutzmaschinerie in Gang. Vielleicht gibt es in der Empfindlichkeit des Hitzeschock-Systems Unterschiede zwischen Völkern aus tropischen und solchen aus klimatisch gemäßigten Gegenden. Bis jetzt wissen wir allerdings nichts Genaues.

Hitzeschock-Proteine kommen in Notfällen zum Einsatz. Niedere Tierarten wurden früher etwas geringschätzig als ‹Kaltblüter› bezeichnet. Sie verfügen nicht über die Körpermaschinerie, die Säugetiere (darunter auch uns) warm hält. Aber viele Lebewesen halten ihre Temperatur einfach deshalb ziemlich stabil, weil sie gelernt haben, sich anzupassen. Eine bestimmte Eidechsenart wächst und gedeiht von der kalifornischen Wüste bis zu den schneebedeckten Gipfeln der Anden. Trotz großer klimatischer Unterschiede in diesem riesigen Gebiet haben die Eidechsen fast überall die gleiche Körpertemperatur, weil sie ständig zwischen Sonne und Schatten wechseln. Ich habe einmal eine Farbe erfunden, die meßbar verblaßt, wenn sie dem Tageslicht ausgesetzt wird. Wenn man Schneckenhäuser mit dieser Farbe bestreicht, erkennt man, wieviel Zeit jedes Tier innerhalb von ungefähr vier Wochen in der Sonne verbracht hat. Schnecken aus einer kalten Umgebung verhalten sich anders als solche aus einer warmen Umgebung, und bei derselben Gruppe gibt es Unterschiede zwischen Schnecken dunkler und solchen heller Farbe (die unterschiedlich viel Sonnenenergie aufnehmen), was die Zeiträume betrifft, in denen sie der Sonne ausgesetzt sind. Vielleicht könnte man diese Untersuchungsmethode auch auf Menschen mit dunkler und mit heller Hautfarbe anwenden.

Genaueste Beobachtungen an Tieren in der Sonne haben gezeigt, welch ausschlaggebende Rolle das Verhalten für die Kontrolle der Körpertemperatur spielt. Wüsteneidechsen können sich nicht weiter als ungefähr einen halben Meter in die Sonne hinaus wagen – bei weiteren Entfernungen würden sie einem Hitzschlag erliegen, bevor sie den schützenden Schatten wieder erreicht hätten. Allerdings müssen sie sich alle paar Minuten zur Nahrungssuche in die Sonne begeben. Manche Spinnen verbrauchen die Hälfte ihrer Energie nur dafür, sich zwischen Sonne und Schatten hin- und herzubewegen. Eine Spinne, die einen Wohnort mit ausreichend schattigen und sonnigen Plätzchen gefunden hat, produziert wesentlich mehr Eier als eine andere, deren Heim zwar genügend Ernährungsmöglichkeiten, aber zuwenig Sonne bietet. Bei den thermischen Bedingungen unseres eigenen Lebens vergessen wir nur zu leicht, welch bedeutende Rolle das Verhalten spielt. Eine grobe Schätzung, was die richtige Temperatur den statistisch durchschnittlichen Briten (oder besser noch den Durchschnittseinwohner Chicagos) kostet – eine Rechnung, die Wohnung, Kleidung, Heizung, Klimaanlage, Essen und natürlich den Urlaub in Marbella oder Florida einschließt –, zeigt uns, daß die Spinnen nur einen relativ bescheidenen Teil ihres Budgets dafür aufwenden müssen, sich wohl zu fühlen. Die Menschen mögen Warmblüter sein, aber die Evolution hat uns einige kühle Entscheidungen aufgezwungen, damit wir am Leben bleiben können, als wir das tropische Klima verließen, dem unsere Vorfahren sich angepaßt hatten.

Wie die meisten Säugetiere haben sich auch die Menschen zu Flachlandbewohnern entwickelt. In über fünftausend Metern Höhe würden sie nicht lange überleben, weil ihnen dort nur die Hälfte des benötigten Luftsauerstoffs zur Verfügung stünde. In den Anden gibt es so hoch gelegene Dörfer. Die Kinder der Andenindianer kommen sehr viel besser mit diesen Bedingungen zurecht als Kinder, deren Familien aus tiefer gelegenen Gegenden zugewandert sind. Auch ursprüngliche Hochlandbewohner, die auf Meereshöhe aufwachsen, sind besser befähigt, Sauerstoff aus der Bergluft zu ziehen – vielleicht haben wir es hier mit einer evolutionären Reaktion auf Sauerstoffmangel zu tun.

Auch die Ernährung spielt bei evolutionären Veränderungen eine Rolle. Auf der ganzen Welt gibt es nur eine Minderheit erwachsener Menschen (darunter viele in Westeuropa), die Kuhmilch verträgt. Das sollte uns nicht überraschen: Die meisten Geschöpfe (darunter alle Menschen, bevor es Ackerbau und Viehzucht gab) haben niemals mehr die Möglichkeit, Milch zu trinken, nachdem sie entwöhnt sind. Um Milch verdauen zu können, braucht man ein bestimmtes Enzym zur Aufnahme von Laktose, einem Milchzucker. Wenn dieses Enzym bis ins Erwachsenenalter aktiv bleibt, ist Kuhmilch ein wertvolles Nahrungsmittel. Wo dies nicht der Fall ist, verliert sie viel von ihrem Wert, und ein Erwachsener, der viel Milch trinkt, leidet dann an Blähungen und Verdauungsstörungen. Das Milchverdauungsgen ist in großen Teilen Afrikas und im Fernen Osten bei so gut wie niemandem vorhanden (die für Erwachsene gedachten Milchpulverhilfssendungen früherer Jahre waren deshalb nutzlos). Dagegen findet es sich häufig in Westeuropa und bei manchen afrikanischen Völkern wie den Fulani im Norden Nigerias, die Rinder halten. Was hier evolutionäres Huhn und was Ei ist, weiß man nicht genau zu sagen. Vielleicht entwickelte sich das Gen zunächst bevorzugt bei Wüstenvölkern, weil es ihnen ermöglichte, für die Flüssigkeitszufuhr Kamelmilch zu trinken. In Europa könnte der Grund seiner Verbreitung sein, daß das Kalzium der Kuhmilch die Kinder vor Rachitis bewahrt. Aber auch hier wäre es gefährlich einfach, der Phantasie Vorrang vor dem Experiment einzuräumen.

Die am besten bekannte treibende Kraft für die natürliche Auslese beim Menschen, die für die molekulare Variation ebenso zuständig ist wie für auffälligere Eigenschaften, besteht in ererbten Unterschieden in der Krankheitsresistenz. Krankheiten scheinen ein unvermeidlicher Teil des Lebens zu sein: Selbst die Überreste von Geschöpfen aus der frühesten Frühgeschichte zeigen Anzeichen von Infektionen. Einige Zellbestandteile (wie das Mitochondrium) können Überbleibsel von Krankheitsorganismen sein, mit denen die höheren Organismen zu koexistieren gelernt haben. Die ‹life›-Computerspiele, die auf einer Analogie zur natürlichen Auslese aufgebaut sind, haben bereits ihre Krankheit in Form von Computerviren. Krankheit hat eine Geschichte und eine Geographie: Die Menschen waren zu unterschiedlichen Zeiten an verschiedenen Orten mit unterschiedlichen Krankheiten konfrontiert. Die Infektion ist ein unbarmherziger Feind, da sie Lebewesen involviert – die Krankheitsträger –, die als Reaktion auf die Abwehr des Körpers sich entweder weiterentwickeln oder aussterben müssen. Es kommt zu einem evolutionären Wettstreit der Waffen zwischen uns und unseren Krankheiten. Um zu erkennen, was die natürliche Auslese tatsächlich leisten kann und was nicht, und den Preis zu erfahren, den sie dafür verlangt, muß man diesen Wettstreit noch sehr viel genauer studieren. Das soll Aufgabe des nächsten Kapitels sein.

ELFTES KAPITEL
Tödliches Fieber

In einer Chronik aus dem 15. Jahrhundert, die von den ersten Portugiesen, die Westafrika erkundeten, verfaßt wurde, findet sich folgende bittere Klage: ‹Es scheint, daß um unserer Sünden willen oder aus Gottes unerforschlichem Ratschluß Er uns bei allen unseren Fahrten den Engel mit dem Flammenschwert des Todesfiebers schickt.› Dreihundert Jahre später war die Hälfte aller Engländer, die sich in diesen Teil der Welt begeben hatten, in weniger als einem Jahr gestorben. Als die Europäer und ihre afrikanischen Sklaven zuerst nach Südamerika kamen, hatte dies für die Einheimischen furchtbare Folgen. Die Bevölkerung Mexikos reduzierte sich zwischen 1500 und 1600 von fünfundzwanzig Millionen auf eine Million Einwohner. Einige Völker starben ganz aus. Im Jahre 1539 entrichteten fünfzehntausend Quimbaya in Kolumbien ihren Tribut an die Spanier, 1628 waren es noch neunundsechzig. Überall holten die Seuchen zum tödlichen Schlag aus: Malaria, Pocken und Typhus. In der Neuen wie in der Alten Welt hatten diejenigen, die schon viele Generationen mit einer Krankheit lebten, die besseren Überlebenschancen. Es hatte den Anschein, als gebe es gebietsbedingt angeborene Unterschiede bei den Widerstandskräften der Menschen. Damals hielt man diese Unterschiede für ein Wunder. Heute wissen wir, daß die Evolution der Resistenzmechanismen das beste Beispiel für die aktiv tätige natürliche Auslese ist. Wenn auch das Seuchenzeitalter (zumindest vorübergehend) für die westliche Welt vorbei zu sein scheint, so werden seine genetischen Konsequenzen sich noch viele tausend Jahre auswirken.

Wenn sie mit Seuchen konfrontiert wird, hat die Evolution

es mit einem hartnäckigen Feind zu tun. Der Westen hat sich inzwischen eine Art Stundungsfrist erstritten, doch im jüngsten Abschnitt der Evolutionsgeschichte war die Pest der größte Killer und das bedeutendste Agens der natürlichen Auslese. Vor dreißig Menschengenerationen, im 14. Jahrhundert, raffte der Schwarze Tod die Hälfte der englischen Bevölkerung dahin. Heute gehen manche Berechnungen davon aus, daß AIDS in einigen afrikanischen Ländern zu einem baldigen Bevölkerungsrückgang führen wird. An Kälte oder Hunger zu sterben ist gewiß ein brutaler und grausamer Tod, aber man kennt den Feind, er ist berechenbar. Bakterien und Viren jedoch sind selbst Lebewesen. Sie gehören zu einem ökologischen System, das den ständigen Nachschub neuer Opfer erfordert. Sie entwickeln sich weiter, und das bedeutet einen Wettlauf zwischen der natürlichen Auslese hinsichtlich unseres Überlebens und der bezüglich ihrer Fähigkeit, uns zu infizieren. Es ist ein unbarmherziger, zäher und anscheinend endloser Kampf. Sobald ein Feind besiegt wurde, ist schon der nächste da.

Infektionsmuster richten sich danach, wie viele Menschen für eine potentielle Infizierung zur Verfügung stehen, weshalb sich die Relevanz einer Krankheit im Lauf der Geschichte immer wieder verändert hat. Je länger eine Krankheit von jemandem Besitz ergreift, je wirksamer sie übertragen wird, desto kleiner ist die Bevölkerungszahl, die sie braucht, um sich zu halten. Auch die Immunität spielt eine Rolle, was heißt, daß manche Leiden lange vor anderen wirksam gewesen sein müssen. Anzeichen von Tuberkulose, die Jahrzehnte überdauern können, finden sich in den Knochen von Menschen, die vor Zehntausenden von Jahren gestorben sind. Dagegen sind die Masern ganz neu. Sie dauern nicht lange und sind nicht besonders ansteckend. Wer die Masern einmal hatte, ist immun und kann nicht mehr infiziert werden. Die Geschichte der Masern gleicht der vieler anderer Beschwerden, mit denen sich die Menschheit seit ihren Anfängen hat herumplagen müssen.

Bei einem Volk, das niemals mit Masern in Berührung kam

und deshalb auch keine Immunität dagegen entwickeln konnte, kann die Krankheit verheerende Auswirkungen haben. Als die Masern 1875 auf die Fidschi-Inseln eingeschleppt wurden (als Ergebnis einer Reise des Königs nach Sydney), fiel ihr fast ein Drittel der hundertfünfzigtausend Einwohner zum Opfer. Allerdings verschwand die Krankheit bald wieder von den Inseln, weil sie für ihr Weiterbestehen mindestens eine Gemeinschaft von einer halben Million Menschen braucht. Manchmal brechen die Masern auch an Orten mit weniger Einwohnern aus (wie eben auf Fidschi), aber sie können sich nicht einnisten. Vor dem Zweiten Weltkrieg gab es in Island ungefähr alle sieben Jahre eine Masernepidemie. Erst nach 1945, als die Bevölkerung beweglicher wurde und die Isländer immer mehr zu einem Teil Gesamteuropas, wurden auch die Masern zu einem ständigen Problem. Die Menschen leben seit frühestens zwei- oder dreitausend Jahren in Gruppen von einer halben Million und mehr, also müssen die Masern eine ziemlich neue Krankheit sein. Wenn sie irgendwo zum erstenmal zuschlagen, zeitigen sie eine weit verheerendere Wirkung als bei Bevölkerungen, die sie seit vielen Generationen gewohnt sind.

Die ständige Veränderung der Infektionsmuster bedeutet, daß die Evolution niemals rasten kann: Weit davon entfernt, uns zu vollkommenen Wesen zu machen, ist sie unentwegt mit neuen Problemen beschäftigt. Vor zehntausend Jahren lebten die Menschen in kleinen Verbänden. Vermutlich gab es kaum ansteckende Krankheiten. Dafür gab es sicher jede Menge Läuse und Bandwürmer, die sehr lange leben, ihre Wirte immer wieder neu infizieren und deshalb nur kleine Gruppen von Menschen brauchen, um weiterzubestehen. Im allgemeinen war die Welt in grauer Vorzeit recht gesund. Damals sind die Leute entweder verhungert oder erfroren oder wurden vom Tiger gefressen. Und wenn eine Infektionskrankheit auftrat, dann blieb sie ein lokales Problem. Überreste dieses Musters zeigen sich bei den wenigen Sammlern und Jägern, die es heute noch gibt. In den fünfziger Jahren fand man bei verschiedenen Stämmen der Yanomamo-Indianer große Unterschiede in den Antikörpern. In manchen Dörfern hatte jeder Einwohner einen Antikörper gegen Windpocken; in anderen hatte es niemals Windpocken gegeben, dafür ließ sich nachweisen, daß die gesamte Bevölkerung schon einmal an Grippe erkrankt gewesen war. Für jeden kleinen Stamm ergab sich eine ganz andere Geschichte der Infektionskrankheiten. Das Krankheitsmuster zeigte ein Gleichgewicht zwischen zufällig auftretenden Krankheitserregern und einer lokalen Epidemie, die dann endete, wenn die Leute immun oder tot waren. Das gleiche Muster für Leben – und Tod – gibt es heute bei den Schimpansen. Mittlerweile haben sich die kleinen Lebensinseln der Yanomamo-Indianer an den Rest der Menschheit und ihre Krankheiten angepaßt – und darunter haben sie sehr zu leiden.

Mit dem Ackerbau stiegen die Bevölkerungszahlen sprungartig an, und die Menschheit begann zu einer einzigen kontinentalen Masse zusammenzuwachsen. Eine Reihe völlig neuer Erkrankungen trat in Erscheinung. Hervorgerufen durch die neuen Bewässerungsmethoden, traten Wasserparasiten wie die *Schistosoma* auf, die durch Schnecken verbreitet werden. Ihre Eier hat man in Mumien aus der Zeit um 1200 v. Chr. gefunden. Die Schistosomiase (auch als Bilharziose bekannt) ist heute noch in Ägypten verbreitet. Viele der biblischen Plagen waren möglicherweise neue Krankheiten, die auftraten, als die Bevölkerung Ägyptens groß genug war, ihnen Nahrung zu geben.

Auch durch Tiere konnte Ansteckung erfolgen. Der engste Verwandte der Masern ist die Rinderpest. Vielleicht haben sich die Masern sogar aus ihr entwickelt. Ein naher Verwandter der Pocken findet sich bei den Kühen und einer der Schlafkrankheit beim Wild. Es bedurfte nur einer kleinen genetischen Veränderung der Parasiten, um ihnen zu ermöglichen, einen neuen Wirt zu befallen – *Homo sapiens*. Der gleiche Prozeß ist heute bei der ‹asiatischen Grippe› wirksam, die gelegentlich wellenartig über die Welt hereinbricht. Jeder einzelne Virusstamm entstammt ursprünglich den Enten auf chinesischen Bauernhöfen. Dann befällt er die Dorfschweine und schließlich die Bauern. Alle paar Jahre infiziert ein Stamm Millionen von Menschen auf der ganzen Welt und verschwindet wieder, bis eine neue Mutation entstanden ist.

Einige Übel sind auf geheimnisvolle Weise aufgetaucht und wieder verschwunden, ohne jemals identifiziert worden zu sein. Im mittelalterlichen Europa kam es in den Städten zu Ausbrüchen einer Tanzmanie, an der Tausende teilnahmen. Manche dieser Phänomene sind möglicherweise auf Massenhysterien zurückzuführen, aber da von Schwellungen und Schmerzen berichtet wird, muß es auch organische Ursachen gegeben haben. In Italien nannte man die Krankheit Tarantismus und schrieb sie (fälschlicherweise) dem Tarantelbiß zu. Der Veitstanz mit seinen Gottesvisionen war vermutlich nichts anderes. Die Epidemien begannen im 11. Jahrhundert in Deutschland und waren nach sechshundert Jahren wieder verschwunden. England hatte seine eigene, geheimnisvolle und vorübergehende Krankheit, genannt English Sweat, die zwischen 1480 und 1550 einige Male auftrat. Ihre Wirkung war schaurig. Sie wurde von Soldaten, die der Schlacht bei Bosworth entkommen waren, nach London eingeschleppt und hatte einen Monat später ihren Höhepunkt erreicht. Fast jeder Infizierte starb innerhalb von vierundzwanzig Stunden. Die Universität Oxford blieb sechs Wochen lang geschlossen. In den folgenden fünfzig Jahren kam es zu mehreren Epidemien, von denen einige auch aufs europäische Festland übergriffen. Dort war die Sterberate so hoch, daß man in jedes Grab acht Leichname legte. Die letzte Epidemie, bei der Tausende ums Leben kamen, brach 1551 in Shrewsbury aus. Seitdem ist die Krankheit nicht mehr aufgetreten, und kein Mensch weiß, was es war.

Hippokrates wußte im 4. Jahrhundert v. Chr. als erster Symptome so genau zu beschreiben, daß man Krankheiten erstmals diagnostizieren konnte. Im antiken Griechenland gab es Diphtherie, Tuberkulose und Grippe, aber aus keiner der Aufzeichnungen läßt sich entnehmen, daß es Pocken, Beulenpest oder Masern gab. Der Austausch zwischen den Zivilisationen der Welt führte zur neuen Ausbreitung von

Pestilenzen. Pocken gab es in Indien schon tausend Jahre v. Chr., aber ihre kurze Inkubationszeit bedeutete, daß die Träger rasch starben und sich das Virus auf dem Landweg nicht allzu erfolgreich verbreiten konnte. Es erreichte Europa übers Meer und bewirkte dort 165 v. Chr. in Rom die erste Epidemie. Vielleicht halfen die Pocken wiederum bei der Verbreitung des frühen Christentums, denn selbst ein Glas Wasser kann dem Leidenden helfen. Angelsächsische Chroniken berichten von fast fünfzig Pockenepidemien zwischen den Jahren 526 und 1087.

In den ersten Großstädten kam es zu noch schrecklicheren Entwicklungen. Große Städte gibt es erst seit neuerer Zeit. Vor 1800 n. Chr. lebte nur jeder fünfzigste Europäer in einer Stadt mit mehr als hunderttausend Einwohnern. Seit mehr als tausend Jahren hatte es Zuwanderungsbewegungen vom Land in die Stadt gegeben, doch die Epidemien sorgten dafür, daß bis zum 19. Jahrhundert keine Stadt ihre Einwohnerzahl aus eigener Kraft hätte aufrechterhalten können. London hatte zur Zeit des Samuel Pepys hunderttausend Einwohner, und es benötigte jährlich fünftausend Zuwanderer, um den durch die Pest verursachten Bevölkerungsverlust auszugleichen.

Die Pest hatte in den Jahrhunderten vor Pepys Millionen von Menschen umgebracht, doch die letzte – und schlimmste – Epidemie ereignete sich zu seinen Lebzeiten. Im Dezember 1664 starben zwei Franzosen in der Drury Lane. Ein halbes Jahr später schrieb Pepys in sein Tagebuch: ‹Heute habe ich, sehr gegen meinen Willen, in der Drury Lane zwei oder drei Häuser gesehen, bei denen ein rotes Kreuz über die Tür gemalt war und «Gott sei uns gnädig» geschrieben stand: ein trauriger Anblick für mich und der erste dieser Art, den ich, wenn ich es recht erinnere, jemals sah. Es versetzte mich in eine trübe Stimmung über mich selbst und meinen Geruch, so daß ich mich gezwungen sah, Rolltabak zu kaufen, damit ich ihn riechen und kauen konnte, um meine Furcht zu vertreiben.› Bis zum Sommer jenes Jahres waren drei Viertel der Bevölkerung aus London geflohen; die Krankheit wütete inzwischen in ganz England. Der Zyklus der Pestepidemien, die London heimsuchten, erreichte seinen Höhepunkt im Pestjahr 1665 und endete 1666, als nach dem Großen Feuer die von Ratten bevölkerten Strohdächer durch Schiefer ersetzt wurden. Die letzte große europäische Pestwelle suchte einhundert Jahre später den Balkan heim. Obwohl die Krankheit seitdem noch oft aufgetreten ist, kam es zu keiner größeren Verbreitung mehr.

Die Kontrolle über Krankheitserreger ist eine relativ neue Errungenschaft. Bis vor etwa dreihundert Jahren bestanden in England regelrechte Sterblichkeitszyklen. Die Lebenserwartung fiel von zweiundvierzig Jahren im späten 16. Jahrhundert auf dreißig Jahre im 17. Jahrhundert und erreichte den früheren Stand erst wieder in viktorianischer Zeit. Die höchste Sterblichkeitsrate war die niedrig gelegener Dörfer, was man ‹dem Fieber› zuschrieb. Die Realität sah so aus, daß junge Männer aus der Stadt, die zwangsrekrutiert wurden, bessere Überlebenschancen hatten als die gesünderen Jugendlichen vom Land. Die Soldaten aus der Stadt waren schwächlich und schlecht ernährt, aber sie waren schon oft mit Infektionen in Berührung gekommen und gegen Krankheiten immun, die ihre Vettern vom Land dahinrafften, wenn diese in enge und überfüllte Kasernen gesteckt wurden.

Immer wieder treten neue Infektionskrankheiten auf. Neben AIDS gab es in den siebziger Jahren in Afrika eine weitere geheimnisvolle Epidemie, das tödliche – und bis dahin unbekannte – Ebola-Fieber, das die Hälfte aller Erkrankten dahinraffte. Selbst kleine Veränderungen können eine neue Krankheit hervorrufen. Während der letzten zehn Jahre wurde die Lyme-Krankheit (benannt nach dem Dorf Lyme in Connecticut, wo sie zum erstenmal auftrat) mit mehr als zehntausend Fällen pro Jahr zu der verbreitetsten Seuche in den Vereinigten Staaten. Sie verursacht Arthritis und verschiedene schmerzhafte Symptome am Nervensystem. Die Krankheit entsteht durch einen Mikroorganismus, der einen Teil seines Lebens in einer Zecke verbringt, die sich beim Rotwild eingenistet hat. Bereits vor hundert Jahren gab es vereinzelte Fälle der Lyme-Krankheit, aber sie kam erst zur Verbreitung, als die Menschen aus den Städten in die Vororte zogen und dort mit dem Rotwild in Berührung kamen. Die sanitären Errungenschaften des 19. Jahrhunderts bewirkten, daß das Leben in den Städten weniger gefährlich war. Aber diese Sicherheit hatte ihren Preis. Vor der Einführung der Kanalisation kamen fast alle Kleinkinder regelmäßig mit einer kleinen Dosis des Poliovirus in Berührung. Das Immunsystem von Kleinkindern ist alert, und folglich wurden die meisten Kinder gegen den Krankheitserreger resistent. Seit es sauberes Trinkwasser gab, erkrankten nur noch die wenigen Kinder an Polio, die das Pech hatten, einer plötzlichen Dosis des Virus ausgesetzt zu sein.

Im größten Teil der Welt sind die Seuchen noch heute eine Geißel. Masern fordern jährlich zehn Millionen Opfer, Durchfall fordert fünf Millionen. Bei entsprechender politischer Bereitschaft könnten diese Krankheiten durch Impfungen oder sauberes Trinkwasser unter Kontrolle gebracht werden. Eine weitere Infektionskrankheit, die eigentlich einfach zu bekämpfen wäre, die Bilharziose, befällt zweihundert Millionen Menschen jährlich. Angesichts dieses Ansturms einer Reihe ständig wechselnder Feinde kann sich die natürliche Auslese keine Rast erlauben. Je besser wir die Humangenetik verstehen, um so klarer wird uns die Bedeutung der Infektionskrankheiten – ob existent oder ausgestorben. Möglicherweise ist ein großer Teil aller genetischen Variationen des Menschen ein Erbe aus vergangenen Kämpfen gegen die Seuchen, sind genetische Trends unserer Welt das Ergebnis der natürlichen Auslese durch Krankheiten in heutigen und früheren Zeiten.

Ich möchte mich im folgenden nur mit einer Infektionskrankheit befassen, besser gesagt, mit dem evolutionären Kampf gegen die Malaria. Dreihundert Millionen Menschen erkranken pro Jahr an Malaria, fast zwei Millionen sterben daran, und die Hälfte der Todesopfer sind Kinder in Afrika. Fast die Hälfte der Weltbevölkerung lebt in Malariagebieten. Schätzungen zufolge soll sich die Todesrate innerhalb der nächsten dreißig Jahre verdoppeln. Unsere zunehmende Reisefreudigkeit bewirkt, daß sich diese Krankheit rasch verbreiten kann. In England gibt es mehr als zweitausend eingeschleppte Fälle pro Jahr, und gelegentlich wird die Malaria in Südengland durch eine einheimische Stechmücke übertragen. In den heißen und feuchten Städten an den Flußmündungen der Vereinigten Staaten ist die Gefahr, daß die Malaria wieder endemisch wird, sehr ernst zu nehmen (besonders seit die Moskitos neue Brutplätze in den riesigen Halden von mit Brackwasser gefüllten Autoreifen gefunden haben, die die amerikanische Landschaft verunzieren).

Die Krankheit wird durch einen einzelligen Parasiten der Gattung *Plasmodium* hervorgerufen und durch Moskitos übertragen. Moskitoweibchen sind gefährlicher als Moskitomännchen, da sie Blut saugen müssen, damit sie Eier legen können. Die Parasiten gelangen aus den Speicheldrüsen der Insekten direkt ins Blut und setzen sich in der Leber fest, wo sie sich rasant vermehren. Eine infizierte Zelle kann durch Teilung zehntausend Nachkommen hervorbringen. Diese geraten ins Blut, brechen in die roten Blutkörper ein und teilen sich erneut. Bei ihrer Vermehrung verbrauchen sie das Hämoglobin. *Plasmodium*-Zellen brauchen Eisen, und das holen sie sich aus dem Hämoglobin ihres Wirts. So konnten Eisengaben an unterernährte Kinder in Afrika dazu führen, daß unterschwellig vorhandene Malaria zum Ausbruch kam. Ein neueres Malariamedikament ‹schluckt› das Eisen im Blut und hungert so den Parasiten aus.

Wenn die Parasiten das Gehirn befallen, kann es zur tödlichen zerebralen Malaria kommen. Selbst wo dies nicht der Fall ist, kommt es immer wieder zu Fieberausbrüchen, wenn neue Parasiten das Reservoir in der Leber verlassen. Viele Malariasymptome sind Folge der Freisetzung von Eisen und anderen toxischen Aufspaltprodukten, während das Blut verdaut wird. Nachdem das Opfer von einem Moskito gebissen wurde, treten die Parasiten in ihre nächste Entwicklungsphase ein. *Plasmodium* führt im Körper des Menschen ein Dasein tadelloser Rechtschaffenheit und ist hauptsächlich mit der Herstellung Tausender identischer Kopien von sich selbst beschäftigt. Im Moskito hat es ein Sexualleben. Männchen und Weibchen wachsen heran, paaren sich und produzieren neue genetische Kombinationen in ihren Nachfahren. Die neuen Generationen wandern in die Speicheldrüse, wo sie darauf warten, per Biß auf ein neues menschliches Opfer übertragen zu werden, so daß der Kreislauf von neuem beginnt.

Es gibt verschiedene Arten von Malariaparasiten. Sie haben eine erstaunliche Evolutionsgeschichte. Einige der Gene in ihrem Protoplasma ähneln Genen, die man in Pflanzen findet. Vielleicht waren ihre Urahnen in grauer Vorzeit mit einzelligen Pflanzen verwandt (möglicherweise mit jenen Algen, deren heutige Pendants das ‹Rotalgenblühen› bewirken, das die Fische tötet). Wenngleich dies eine reine Spekulation ist, finden sich in der jüngeren Evolutionsgeschichte der Parasiten richtige Beweise. Die DNS der virulentesten Form – *Plasmodium falciparum* – gleicht der DNS einer Spezies, die Vögel infiziert und die wahrscheinlich *falciparums* Urahnin ist. Andere Malariaparasiten sind biologisch eher denen ähnlich, die Affen befallen. Ihre relative Harmlosigkeit mag sich der langen Entwicklungsgeschichte unserer Vettern verdanken.

Die von *falciparum* verursachte Malaria kann nur in dichtbevölkerten Gegenden so recht gedeihen. Vermutlich hat sie vor etwa zehntausend Jahren erstmals große Zahlen von Menschen befallen, als die Afrikaner die Jagd in der Savanne gegen den Ackerbau an den Waldrändern eintauschten. Wir werden bald in der Lage sein, diese Theorie an den Funden fossiler Moskitos zu überprüfen, die menschliches Blut enthalten, das wiederum Malariaträger sein könnte.

Die Symptome werden bereits in Schriften aus dem antiken Ägypten und dem alten China beschrieben. Hippokrates wies als erster auf die Verbindung zwischen Malaria und Sumpfgebieten hin. Die Campagna um Rom blieb wegen der Malaria so lange unbewohnt, und die Malaria vernichtete blühende griechische Küstenstädte wie Sybaris und Syrakus.

Tausend Jahre lang wurde das fruchtbare Becken des Yangtse wegen der Malaria von den Menschen gemieden. Die Krankheit breitete sich mit der fortschreitenden Eroberung der Erde überall aus. Früher gab es sie auch in East Anglia. Die Fußballmannschaft von Norwich City trägt gelbe Trikots, weil die dortige Bevölkerung früher ‹Gelbbäuche› genannt wurde wegen der durch chronische Malaria verursachten Gelbsucht. Die Krankheit tötete König James I. und Oliver Cromwell. Als Sir Walter Raleigh auf dem Schafott stand, fürchtete er, sein Zittern könne als Angst gedeutet werden und nicht als das, was es war – Malaria.

Obwohl Hunderte von Millionen infiziert werden und Millionen an der Malaria sterben, scheint eine Art ungemütlicher Koexistenz zwischen Parasit und Wirt zu bestehen. Die Evolution hat verschiedenste Tricks gefunden, um die Aktivitäten des Parasiten zu erschweren. Die Art und Weise, wie die Menschheit dieser Krankheit begegnet, zeigt Stärke und Schwäche der natürlichen Auslese besonders gut. Alle möglichen Formen von Abwehr wurden entwickelt, ganz verschiedene an unterschiedlichen Orten. Einige sind sehr wirksam, andere weniger, und manche verlangen einen sehr hohen Preis von denen, die sie benutzen.

Um in die roten Blutkörperchen zu gelangen, muß der Parasit sich an sie heften, und dies gelingt ihm am besten in der Duffy-Blutgruppe. In Westafrika gibt es viele Menschen mit einer Mutation, die die Form der Blutkörper verändert, so daß der Parasit sich nicht an der Zelloberfläche einnisten kann. Diese Menschen sind ‹Duffy-minus› und so gegen die Krankheit geschützt. Duffy und die anderen Blutgruppen sind nur eine winzige Auswahl aller variablen Antigene sämtlicher Zellen. In den Malariagebieten Afrikas existiert eine Kombination dieser Antigene, die sonst selten ist. Menschen mit der entsprechenden Genkombination entwickeln weniger schwere Symptome, wenn sie infiziert werden, vielleicht weil es *Plasmodium* schwerfällt, in ihre roten Blutkörperchen einzudringen.

Eines der großen Rätsel der Biologie ist die Vielfalt der

ererbten Variationen auf der Zelloberfläche. Warum gibt es sie? Sie ist wichtig, weil sie verhindert, daß wir Gewebe voneinander übernehmen. Aber sie wurde sicherlich nicht entwickelt, um Nierentransplantationen zu erschweren. Vielleicht ist diese Vielfalt zum Teil Relikt einer Geschichte der natürlichen Auslese durch Krankheit, wobei bestimmte Antigene bevorzugt wurden, weil sie gegen bestimmte Infektionen schützten. Im Fall der Malaria muß diese Auslese sehr stark gewesen sein, denn die Hälfte der Bevölkerung Westafrikas verfügt über schützende Antigene, obwohl die schwerste Form der Krankheit erst seit ungefähr fünfhundert Menschengenerationen existiert.

Wenn das *Plasmodium* in die roten Blutkörper eingedrungen ist, bestehen weitere Formen der Abwehr. Bei den Mittelmeervölkern und im Mittleren Osten kennt man eine Mutation, die die Aktivität eines Enzyms in den Zellen verringert. Dies verringert wiederum die Überlebensfähigkeit der Zellen, sobald ein Parasit sie befällt – sie sterben, und der Eindringling stirbt mit ihnen.

Der verbreitetste Trick, den die Evolution sich in ihrem Kampf gegen die Malaria hat einfallen lassen, besteht in Veränderungen des roten Blutfarbstoffs Hämoglobin. Es gibt Dutzende solcher Mutationen. An manchen Orten in Westafrika haben bis zu einem Drittel der Kinder eine oder zwei Kopien des als Sichelzelle bekannten mutierten Hämoglobingens. Sie weisen eine einzige Veränderung auf der DNS auf. Diese wiederum bewirkt eine einzige Veränderung in einer der Aminosäuren, den Bausteinen, aus denen der rote Blutfarbstoff besteht. Wenn eine Zelle eines Sichelzellträgers von einem Parasiten befallen wird, dann bildet das Hämoglobin Fasern, und die Zelle kollabiert, was das Wachstum des Parasiten bremst. Dies hat sich als sehr wirkungsvoll erwiesen. Ein Kind mit einer einzelnen Kopie dieses Gens verfügt über einen neunzigprozentigen Schutz gegen schwere Krankheitssymptome.

In Indien und im Mittleren Osten gibt es Mutationen anderer Aminosäuren im Hämoglobin, die ziemlich ähnlich wirken – die infizierten Zellen begehen Selbstmord. Italiener, Zyprioten und andere haben noch drastischere Abwehrmethoden entwickelt. Ganze Sektionen des Hämoglobinmoleküls entfallen. Auch damit wird das Wachstum des *Plasmodiums* verlangsamt. Beide Aminosäureketten, aus denen das Hämoglobin besteht, können jeweils betroffen sein. Der Name dieser Krankheiten, Thalassämie, beschreibt ihre Verbreitung, denn er bedeutet ‹Anämien des Meeres› (in diesem Fall des Mittelmeers). Gelegentlich führt die Reaktion auf Malaria dazu, daß sich ein Hämoglobin, das normalerweise nur im Fötus vorkommt, bis ins Erwachsenenalter erhält.

Das alles ist bereits recht verwirrend. Da es inzwischen möglich ist, mit Hilfe der DNS genauere Einblicke zu gewinnen, ist alles noch komplizierter geworden. Was zunächst wie gleiche Abwehrmechanismen an verschiedenen Orten aussah, hat sich mittlerweile als genetisch völlig unterschiedlich Beschaffenes herausgestellt. Es gibt mindestens zwanzig (und vielleicht weit mehr) erkennbare Aussparungen kleiner Stücke der Hämoglobinkette und viele verschiedene schützende Zelloberflächenveränderungen. Insgesamt sind Hunderte von Mutationen im Kampf gegen die Malaria dienstverpflichtet worden. Zudem hat es ganz den Anschein, als seien Mechanismen wie beispielsweise die Sichelzellenanämie unabhängig voneinander bei völlig verschiedenen und weit voneinander entfernt lebenden Menschengruppen aufgetreten. Vier verschiedene Foci des Sichelzellgens mit jeweils verschiedenen Varianten in der das Gen umgebenden DNS kennen wir in Afrika und einen weiteren in Indien.

Es gibt sogar ein paar Flecken in Europa, wo sich das Sichelzellhämoglobin nachweisen läßt. Hier sind Menschen mit weißer Haut Träger der Mutation. Einer dieser Orte ist die Stadt Coruche in Zentralportugal, wo die Malaria früher einmal heimisch war. Obgleich der größte Teil der DNS der Leute aus Coruche ähnlich aussieht wie die der anderen Europäer, ist die DNS, die ihr Sichelzellgen umgibt, vom gleichen Typus wie jene, die man sonst nur in Westafrika findet. 1444 brachten die Portugiesen die ersten Sklaven aus Afrika mit, und hundert Jahre später lebten in der Algarve fast ausschließlich Afrikaner und ihre Kinder, die zu einem hohen Prozentsatz einen weißen Elternteil hatten. Viele dieser Kinder müssen Sichelzellträger gewesen sein. Die Sichelzellanlage schützte sie vor der Landplage Malaria, weshalb das spezifisch afrikanische Gen gedieh und sich verbreitete, während die Gene für schwarze Haut von der lokalen Bevölkerung absorbiert wurden und nach einigen Jahrhunderten verschwunden sind.

Die Geschichte der Malaria enthält einige wichtige Lektionen zur Theorie der Evolution. Zufällig schrieb ich den ersten Entwurf dieses Kapitels, während ich im Fernsehen die Bilder der Menschenmassen sah, die nach dem Coup gegen Michail Gorbatschow um das russische Parlament Barrikaden errichteten. Sie nahmen das Nächstbeste, um schnell eine Barriere aufzubauen, die zwar die Panzer nicht stoppen, sie aber zumindest aufhalten konnte. Die Reaktion der natürlichen Auslese auf die Malaria war nicht viel anders. Wann immer eine möglicherweise nützliche Mutation entstand, wurde sie benutzt, um den Eindringling aufzuhalten. Überall kamen unterschiedliche Gene zum Einsatz, und zwar immer das erstbeste, das sich anbot, auch wenn es nicht unbedingt das beste war. Solche Lösungen sind vielleicht nicht sehr effizient, und sie sind unwirtschaftlich, doch solche Flickschusterei ist typisch für die Evolution, und das erklärt, warum kein Lebewesen eine wunderbar ökonomische Lösung der Probleme seiner eigenen Geschichte darstellt und warum das Leben im Grunde ein so heilloser Wirrwarr ist.

Die Evolution der Malariaresistenz zeigt besonders plastisch, wie zweckdienlich das Leben eingerichtet ist. Es gibt ein berühmtes anatomisches Beispiel, das dies verdeutlicht: Bei allen Säugetieren nimmt einer der kranialen Nerven einen kleinen Umweg um einen Halswirbel herum. Giraffen haben einen sehr langen Hals – doch dieser Nerv geht, statt seinen Weg ins Gehirn abzukürzen, bis ganz nach unten und wieder zurück. Wie uns die genetische Geschichte der Malariaresistenz zeigt, sind umständliche Lösungen für evolutionäre

Dilemmata sogar auf Molekularebene an der Tagesordnung. Vielleicht können sie uns helfen herauszufinden (auch wenn wir bis jetzt noch nicht wissen, wie), warum der größte Teil der Struktur der DNS das reine Chaos ist, um es drastisch zu sagen.

In der Not greifen wir oft zu Lösungen, die uns auf die Dauer teuer zu stehen kommen. Die Evolution tut das gleiche. Manche Schutzmechanismen gegen die Malaria schädigen die Populationen, die sich ihrer bedienen. Als die Sichelzellenmutation zuerst auftrat, war sie sehr selten, und fast jede Kopie fand einen Partner in Form einer Kopie des unveränderten Gens. Diese Kombination schützt gegen Infektionen, und ihre Träger erfreuen sich guter Gesundheit. Indem die wilde Form der Sichelzellenanämie sich verbreitete, kamen Menschen mit zwei Kopien des veränderten Hämoglobins (einer von jedem Elternteil) auf die Welt. Sie leiden an homozygoter Sichelzellenanämie, die schlimmstenfalls zum Tod führen kann. Ihre roten Blutkörperchen kollabieren auch, wenn sie nicht von Parasiten befallen sind, was sich in Krankheitssymptomen wie Gehirnschäden, Herzversagen und Lähmungen äußert. In manchen Gegenden wird etwa eines unter zehn Kindern als Träger dieser Krankheit geboren.

Das ist ein sehr hoher Schutzzoll, aber wenn eine Population einmal begonnen hat, sich dieses speziellen Gens zu bedienen, ist er der unvermeidliche Preis dafür. Andere Mechanismen im Kampf gegen die Malaria wie die Thalassämie sind nicht weniger kostspielig. Da weltweit mehr als jeder Zwanzigste Träger eines dieser Gene ist, werden jedes Jahr Hunderttausende von Kindern mit ererbten Anämien geboren. Auch dies spricht nicht für die Idee, die natürliche Auslese als wohlwollenden Planer zu betrachten.

Andere genetische Varianten, die wir heute nur als angeborene Krankheiten kennen, sind möglicherweise wie die Sichelzellenanlage Relikte eines Infektionsschutzes (vielleicht gegen eine Krankheit, die es heute nicht mehr gibt). Sichelzellenanämie findet sich bei schwarzen Amerikanern, obwohl sie der Malaria nicht ausgesetzt sind. Wüßte man nicht um den Zusammenhang zwischen beiden in anderen Teilen der Welt, wäre das Auftreten der Anämie in dieser Population ein völliges Rätsel. Andere ethnische Gruppen haben wieder eigene spezifische Erbkrankheiten. Einer unter dreißig Aschkenasim ist Träger des Gens der Tay-Sachs-Krankheit. Wer zwei Kopien erbt, leidet an einer unerquicklichen und letztlich tödlichen Degeneration des Nervensystems. Es gibt Anzeichen dafür, daß in Familien, wo dieses Gen vorkommt, die Vorfahren resistenter gegen Tuberkulose waren als andere Leute. Da die Tuberkulose in den osteuropäischen Gettos, aus denen die meisten Aschkenasim kamen, verbreitet war, kann die Tay-Sachs-Krankheit sehr wohl Überbleibsel eines Schutzsystems gegen Ansteckung sein, das der Sichelzellenanämie ähnelt. Noch heute entrichten die Nachfahren den Zoll für einstigen Schutz. Andere Krankheiten wie *Spondylarthritis ankylopoetica* – die ‹Bambusstabwirbelsäule› – befallen eher Menschen, die Träger bestimmter Zelloberflächenantigene sind. Vielleicht ist auch das ein Relikt der natürlichen Auslese durch Krankheiten, die mittlerweile verschwunden sind.

Die Malaria hat noch weitere Eigenschaften, die sie selbst gegenüber modernen medizinischen Errungenschaften zu einem unbarmherzigen Feind machen. Viele Seuchen sind durch Impfung bekämpft worden. Indem man eine schwächere Ausgabe des Parasiten injiziert, kann der Körper veranlaßt werden, Antikörper zu produzieren, die den echten Parasiten attackieren, wenn er sich zeigt. Die Ausrottung der Pocken ist das spektakulärste Beispiel für den Erfolg dieser Methode. Einen Impfstoff gegen die Malaria herstellen zu wollen, hat sich als Fehlschlag erwiesen. Neuere Forschungen über die genetische Beschaffenheit des Parasiten lassen erkennen, wie schwierig so etwas sein dürfte. *Plasmodium* ist ungemein variabel. Eines seiner vielen Oberflächenantigene (das von einem erfolgsträchtigen Impfstoff nachgeahmt werden müßte) gibt es in vierzig verschiedenen Formen. Sieben davon wurden in einem einzigen sudanesischen Dorf gefunden. Das Sexualverhalten des Parasiten macht das Ganze noch komplizierter. Mehrere Gene, verteilt auf seine vierzehn Chromosomen, produzieren seine Zelloberflächenantigene. Jedesmal wenn *Plasmodium* in einen Moskito gelangt und sich geschlechtlich betätigt, werden diese Gene zu neuen und einzigartigen Kombinationen gemischt. Viele Malariakranke sind mit mehr als einem Strang des Parasiten infiziert, so daß ständig neue Mischungen von Antigenen auftreten. Es wird noch viele Jahre dauern, bis die Malaria den gleichen Weg geschickt werden kann wie die Pocken – wenn überhaupt. Die Krankheit hat sich als raffinierter und effektiver Gegner erwiesen. Die Gene, die uns vor ihr schützen, werden wir noch lange benötigen.

Dennoch sind viele Infektionskrankheiten für immer verschwunden. Manche Optimisten meinen, der Sieg über Seuchen, Kälte und Hunger bedeute, daß die natürliche Auslese an ihrem Ende angekommen sei. Wenn es eine Regel gibt, die die Evolution uns lehrt, dann die, daß stets das Unerwartete zu erwarten ist. Es ist möglich, daß eine neue Pestilenz auftaucht und ebenso viel Unheil anrichtet wie die Malaria oder daß fast ausgerottete Seuchen wieder aufleben, genau wie die Malaria.

Die Geschichte vom Kampf gegen die Seuchen erzählt uns einige nützliche Dinge über die Evolution. Weit davon entfernt, sich einen einfachen und effektiven Schutz auszudenken, griff die natürliche Auslese nach jedem Strohhalm, der sich ihr bot. Sie handelte wie ein Hilfsarbeiter, nicht wie ein Handwerksmeister. Ihre Produkte scheinen oft verblüffend ungeschickt (um nicht zu sagen exzentrisch) angelegt und lieblos ausgeführt zu sein. Wenn der Mensch tatsächlich nach Gottes Bild erschaffen wurde, dann ist das kein Kompliment für das göttliche Konstruktionsbüro.

Aber diese wahllose Planung hat auch ihre Vorzüge. Wenn sie von Technikern und Computerprogrammierern eingesetzt wird, kann sie schlaue und unerwartete Möglichkeiten eröffnen, mit einem Problem umzugehen. Turbinenschaufeln, Zerstäuber und Computerkunst sind entwickelt worden, indem man sich die Selektionslogik aus der Welt der Lebewesen zunutze machte und ein kompliziertes Design ohne Designer schuf.

Wie dem auch sei: In ihrer drei Milliarden Jahre alten Geschichte hat die natürliche Auslese niemals eine Turbinenschaufel oder nur ein Rad hervorgebracht, ganz zu schweigen von einem Kunstwerk, obwohl es ihr gelungen ist, Augen, Gehirn und andere Organe von größter Komplexität zu entwickeln. Das liegt an ihrer größten Schwäche, ihrem unbeholfenen Vorgehen. Ein Rad oder eine Taschenuhr setzen längerfristiges Nachdenken voraus. Herumtasten nützt hier nichts, und um beides zu bauen, ist ein intellektueller Spagat notwendig, den die natürliche Auslese nicht vollziehen kann. Sie verfügt über großartige Taktiken, aber sie verfolgt keine Strategie. Taktiken jedoch, ohne Rücksicht auf Verluste und lange genug angewendet, können Ergebnisse zeitigen, von denen kein Stratege je zu träumen wagte.

ZWÖLFTES KAPITEL

Calibans Rache

Der Plot des viktorianischen Romans *Daniel Deronda* von George Eliot ist ziemlich verwickelt. Es geht um die Abenteuer Daniels, des Adoptivsohns eines Barons. Nach einigen hundert Seiten entwickelt er ein erstaunliches Interesse an hebräischen Dingen, und etwas später stellt sich heraus, daß Daniel, wovon er nichts wußte, der Sohn einer Jüdin ist. Die Biologie hatte über die Umgebung gesiegt.

Für viele ist die Rolle der Vererbung im Verhältnis zur Erfahrung eine Obsession – eine Obsession, die es bereits lange vor der Genetik gab. Selbst Shakespeare läßt in seinem Drama *Der Sturm* Prospero Caliban einen ‹geborenen Teufel› nennen, ‹an dessen Art die Pflege nimmer haftet, an dem die Mühe [...] ganz verloren ist›. Es gibt immer noch endlose Diskussionen darüber, ob Musikalität, Kriminalität oder – besonders beliebt – Intelligenz ererbt oder erworben sind. Ernster zu nehmende Debatten werden über die Rolle von Genen und Umwelt bei der Bekämpfung von Leiden wie Krebs oder Herzerkrankungen geführt.

In *Genie und Vererbung* gab sich Galton große Mühe zu beweisen, daß Talente in bestimmten Familien gebündelt auftreten und biologisch codiert sind. Merkwürdigerweise verwies er nie darauf, daß die Hälfte seiner ‹Genies› aus Familien kam, die in keiner Weise etwas besonderes darstellten. Die Macht des Vorurteils war so stark, daß er sich nur auf jene Personen konzentrierte, die seiner Sicht von der Vererbung entsprachen. Die meisten Behauptungen, daß Talent (oder auch der Mangel daran) ererbt ist, basieren wie Galtons Genies auf wenig mehr als ausgewählten Anekdoten. Selbst die Nachfahren Johann Sebastian Bachs verschwanden nach wenigen Generationen vom musikalischen Firmament. Manchmal versuche ich, die Unbrauchbarkeit von Familienähnlichkeit zur Untermauerung biologistischer Thesen zu verdeutlichen, indem ich frage, welche unserer Eigenschaften bei britischen Eltern und ihren Kindern (oder Schwestern, Vettern und Tanten) am ähnlichsten ausfällt. Die Antwort lautet selbstverständlich: Der Kontostand.

Trotzdem ist die Frage nach Natur oder Erziehung ein unendlich fesselndes Thema. Dutzende von Studien wollen uns beweisen, daß Verhalten genetisch determiniert sei. Besonders in Amerika wurden ganze Serien degenerierter Familien unter die Lupe genommen: der Stamm Ismael, der Jukes-Clan und die Kalikaks (deren Pseudonym Kunstgriechisch für gut/schlecht ist). Ein Fall wurde bis zu einem Seemann des 18. Jahrhunderts zurückverfolgt, der mit einer ehrbaren Frau verheiratet war, aber eine Affäre mit einer Schlampe hatte. Die Nachkommen der Ehefrau waren Ausbunde an Tugend, die der anderen Abschaum der Gesellschaft – was selbstverständlich bewies, daß die Moral in den Genen steckt.

Die meisten Genetiker unserer Zeit finden die Frage nach dem Verhältnis der Bedeutung von Natur und Erziehung für normales menschliches Verhalten uninteressant, und das aus zwei Gründen: Erstens wissen sie kaum etwas über die Vererbung komplexer Eigenschaften (wie Größe, Gewicht oder Reaktionen, die eher gemessen als gezählt werden) selbst bei so simplen Kreaturen wie Fliegen oder Mäusen und selbst wenn es um Eigenschaften wie Größe oder Gewicht geht, die einfach zu definieren sind. Zweitens, wichtiger, wissen Genetiker, daß die ständige Frage: Natur oder Erziehung? weitgehend unsinnig ist. Die einzig sinnvolle Antwort lautet, daß die Frage keinen Sinn hat. Wenngleich die Genetik von der Vererbung handelt, ist die Vererbung nicht der Schlüssel zur Genetik. Fast alle ererbten Merkmale, die komplizierter sind als eine einzelne Veränderung auf der DNS, erfordern das Zusammenwirken von Genen und Umwelt. Es ist unmöglich, sie fein säuberlich in Schubladen einzuordnen. Eigenschaften wie die Intelligenz wurden gern wie ein Kuchen betrachtet, den man in soundso viele Stücke ‹Gene› und ‹Umwelt› aufschneiden kann. Tatsächlich aber sind die beiden so stark vermischt, daß die Absicht, sie zu trennen, dem Versuch gleichkommen muß, aus dem Kuchen wieder rohen Teig zu machen. Das Unvermögen, diese einfache biologische Tatsache zu verstehen, führt zu Verwirrung und Schlimmerem.

In Hampstead, einem bekanntermaßen wohlhabenden Teil Londons, befindet sich unweit vom Grabmal Herbert Spencers (und dem seines Nachbarn Karl Marx) ein großes rotes Backsteinhaus. Es wurde von Sigmund Freud bewohnt, der aus Österreich fliehen mußte, weil man dort einer rassistischen Politik huldigte, die auf Galtons Idealen beruhte. Auf seinem Schreibtisch steht eine Sammlung von Steinäxten und antiken Figuren. Freuds Interesse an ihnen gründete in seiner Überzeugung, daß unser Verhalten von unserer biologischen Geschichte bestimmt wird. Jeder Mensch durchlebt ihm zufolge in der Kindheit alle Phasen, die die Menschheit während ihrer Evolution durchlebt hat. Für Freud war das Unglück eine Art lebendes Fossil, Wiederauftauchen eines Urverhaltens, das nicht mehr in die moderne Zeit paßte. Wie Galton betrachtete er das menschliche Dasein als Resultat der Vererbung. Libido und Ego waren seiner Ansicht nach letztlich Ererbtes, abgekürzte Wiederholungen der Entwicklung der gesamten Menschheit seit Anbeginn. Freud hoffte, nach der Entdeckung des ererbten Defekts, der Geisteskrankheiten verursacht, diese heilen zu können.

Die heutigen Freudianer teilen die galtonistischen Verhaltenstheorien ihres Meisters nicht mehr. Sie halten Erziehung und Umgebung für wichtiger. In der Analyse sucht man nach Ereignissen in der Kindheit und nicht nach ‹Rassenerinnerungen›. Damit begibt man sich aber in die gleiche Gefahr wie Freud – die Gefahr, den Kuchen der menschlichen Natur wieder in Teig zurückverwandeln zu wollen.

Siamesische Katzen zeigen die Vergeblichkeit eines solchen Unterfangens. Sie haben schwarzes Fell an den Ohrenspitzen, am Schwanz und an den Tatzen, ansonsten sind sie weiß oder hellbraun. Die Katzen sind Träger der ‹Himalaya›-Mutation, die sich auch bei Kaninchen und Meerschweinchen findet (beim Menschen leider nicht). Durch Züchtungsexperimente wissen wir, daß ein ererbtes Gen nach Mendelschen Regeln die Mutation verursacht. Auf den ersten Blick scheint die Färbung angeboren zu sein: Wenn die Farbe des Fells von einem einzigen Gen bestimmt wird, kann die Umgebung nicht auch noch Einfluß haben.

Doch die Himalaya-Mutation ist ein wenig merkwürdig. Das geschädigte Gen kann bei normaler Körpertemperatur kein Pigment produzieren, sehr wohl aber unter kühleren Bedingungen. Deshalb sind die kälteren Teile des Katzenkörpers, Ohren, Nase, Schwanz (und bei Katern die Hoden) dunkler als der Rest. Ein ungewöhnlich dunkles Tier bekommt man, wenn man eine typische Siamkatze in einer kalten Umgebung hält, und ein helles Tier, wenn man es in einem warmen Zimmer aufwachsen läßt. In jeder Siamkatze ist eine schwarze Katze enthalten, die heraus will. Es ist sinnlos, sich zu fragen, ob das Fell der Siamkatze sich den Genen oder der Umgebung verdankt. Beide sind an seinem Zustandekommen beteiligt. Was die Siamkatze wie jedes andere Lebewesen als Anlage geerbt hat, ist die Fähigkeit, auf die Umgebung, in der sie sich befindet, zu reagieren.

Bei einigen angeborenen Krankheiten ist das besonders auffällig. Die rezessive Stoffwechselanomalie Phenylketonurie befällt jährlich ungefähr vierzig Kinder in England. Diese Kinder haben einen Enzymdefekt geerbt, der den Abbau der Aminosäure Phenylalanin erschwert, einer Substanz, die in den meisten Lebensmitteln vorkommt. Die Befallenen bilden große Mengen eines schädlichen Nebenprodukts, und wenn sie nicht behandelt werden, leiden sie unter starker geistiger Unterentwicklung und sterben jung. Das Schicksal dieser Patienten scheint also durch ihre Gene besiegelt zu sein.

Doch die meisten Kinder, die heutzutage mit diesem Enzymdefekt geboren werden, entwickeln sich normal und führen ein Leben wie andere Kinder auch, was durch eine kleine Änderung ihrer Umgebung ermöglicht wird. Bei rechtzeitiger Diagnose (heute werden Kinder gleich nach der Geburt getestet) muß man nur dafür sorgen, daß die Ernährung weitgehend frei von Phenylalanin ist, und die Kinder bleiben gesund. Auch hier gibt es keine definitive Antwort auf die Frage, ob Gene oder Umgebung das Wohlbefinden bestimmen.

Unzählige Abweichungen beim Menschen zeigen diese Interaktion zwischen Vererbung und Umwelt; mit ihnen befaßt sich der neue Wissenschaftszweig der ‹Pharmakogenetik›, der die individuell unterschiedlichen Reaktionen auf Arzneimittel und Drogen wie Tabak und Alkohol untersucht. Die Existenz der betreffenden Gene wurde erst bekannt, als die Menschen ihr Leben chemisch zu manipulieren begannen. Manche von uns sind Träger einer Mutation, die bewirkt, daß ein Muskelrelaxans, das vor Operationen verabreicht wird, zum Tode führt, und deshalb wird inzwischen jeder Patient vorher auf Verträglichkeit getestet. Sogar die Fähigkeit, Nahrungsmittel zu verdauen, variiert. Die Ermahnung des Pythagoras an seine Schüler, keine Saubohnen zu essen, mag uns erstaunen. Er mußte sterben, weil er – verfolgt von einem aufgebrachten Mob, dem seine Lehren nicht paßten – nicht durch ein Bohnenfeld fliehen wollte. Pythagoras lebte in der italienischen Stadt Kroton. Viele Einwohner des heutigen Crotone fühlen sich unwohl, wenn sie halbgare Bohnen essen. Sie sind Träger eines Thalassämie-Gens (das vor Malaria schützt), zu dessen Nebenwirkungen die Zerstörung der Fähigkeit gehört, einen bestimmten chemischen Bestandteil der Saubohne abzubauen (und einen anderen, der in einem Malariamittel vorkommt). Wenn Gen und Bohne (oder Medikament) aufeinandertreffen, kann es zu unangenehmen oder, im Fall des Medikaments, zu bösen Ergebnissen kommen.

All das zeigt uns, daß keine eindeutigen Grenzen zwischen Erbkrankheiten und dem, was traditionell als umgebungsabhängig angesehen wird, mehr bestehen. Auch unsere Sicht der Medizin wird verändert. Individuelle Behandlungen werden in Zukunft vielleicht wie ein Maßanzug auf das biologische Erbe des Patienten zugeschnitten sein. Ärzte werden

Träger bestimmter Varianten davor bewahren können, nichtsahnend ein gefährliches Leben zu führen. Zwei angeborene Anomalien, Spina bifida und Anenzephalie, führen zu ungenügender Ausprägung des Rückenmarks. Untersuchungen an betroffenen Familien legen nahe, daß es sich um Erbkrankheiten handelt. Nach der Hungersnot von 1945 schnellten in Holland die Erkrankungsraten in die Höhe. Die Krankheiten hängen also mit schlechter Ernährung zusammen, und beide sind in Nordirland und in Schottland, Ländern mit bekanntermaßen ungesunden Eßgewohnheiten, verbreitet. Mütter, die bereits ein krankes Kind auf die Welt gebracht haben, nehmen bei späteren Schwangerschaften inzwischen Vitaminpräparate ein, um die Gefahr zu verringern, daß ihre Gene das Ungeborene schädigen.

Der Begriff ‹Krebs› wird auf eine Vielzahl von Krankheitsbildern angewendet, die sich alle auszeichnen durch unkontrollierte Zellteilung. Die genetische Erforschung von Krebs würde inzwischen ein eigenes Buch füllen. Je mehr wir über Krebs wissen, desto weniger verstehen wir ihn, will es manchmal scheinen. Wir haben genug geforscht, um zu erkennen, daß er ähnlich wie eine Siamkatze reagiert: Oft steht der Ausbruch der Krankheit sowohl mit den Genen in Zusammenhang als auch mit den Lebensumständen, mit denen sie fertig werden müssen.

Manche Krebsarten treten besonders häufig bei Menschen auf, die bestimmten Gefahren ausgesetzt sind. Kaminkehrer – in viktorianischen Zeiten waren das schmächtige Kinder – starben häufig an einem Hautkrebs, der sich zuerst am Hodensack bemerkbar machte. Der englische Physiker Percival Pott kam auf die Idee, die Ursache im Ruß zu sehen. Er hatte recht, und heute wissen wir, daß Ruß, Öl und Teer viele karzinogene Chemikalien enthalten. Andere Krebsarten (wie das Retinoblastom, eine bösartige Netzhautgeschwulst) treten gehäuft in bestimmten Familien auf, ohne daß Umwelteinflüsse eine erkennbare Rolle spielen würden.

Die Ursachen einer Krebserkrankung können von den Genen (wie beim Retinoblastom) bis zur Umwelt (beim

Hodensackkrebs) reichen, und fast immer sind beide Faktoren beteiligt. Zu Beginn der Erdölgewinnung hieß es unter den Arbeitern, Leute mit hellen Haaren und Sommersprossen liefen eher Gefahr, ‹Rußkraut› zu entwickeln, wie sie den Hodensackkrebs nannten. Da hellhäutige Menschen auch leichter an Hautkrebs erkranken, wenn sie der Sonne ausgesetzt sind, kann diese Auffassung auf einer richtigen Beobachtung beruht haben. Selbst Lungenkrebs hat eine genetische Komponente. Wie jeder weiß, tritt er am häufigsten bei Rauchern auf. Tabakrauch wiederum enthält viele der Karzinogene, denen die Kaminkehrer ausgesetzt waren. Dennoch ist bei Rauchern, die zusätzlich eine genetische Anfälligkeit geerbt haben, die Wahrscheinlichkeit, an Krebs zu erkranken, größer als bei jenen, die erblich nicht belastet sind. Wenn jeder Mensch rauchen würde, wäre Lungenkrebs ein genetisch bedingtes Leiden.

Auch die Ernährung kann eine Rolle spielen. Leberkrebs ist in Teilen Chinas und im südlichen Afrika verbreitet. Die Lebensmittel sind dort mit Aflatoxinen verseucht, die durch Schimmelpilze erzeugt werden. Erkrankte Menschen weisen eine Mutation an einem Gen auf, das normalerweise dafür zuständig ist, das unkontrollierte Wuchern von Zellen zu verhindern. Die gleiche Mutation wird im Labor vom Pilzgift Aflatoxin produziert, und die befallenen Menschen haben eine hohe Konzentration des Gifts in ihrem Blut. Bessere Lagerung der Lebensmittel und Verhindern von Schimmelbildung wären also das Ende des Leberkrebses. Aber leider steht die Armut der betreffenden Landstriche dieser scheinbar so einfachen Änderung der Lebensbedingungen im Weg.

Viele Krebsarten werden durch Mutationen ausgelöst, vielleicht weil es zur Berührung mit Umweltmutagenen wie chemischen Substanzen oder Strahlen kommt. Jede Zelle enthält ungefähr hundert ‹Protoonkogene›, die für Zellteilung und zelluläre Interaktionen zuständig sind. Manchmal mutieren sie. Dann kommt es zur Erzeugung von Onkogenen, die das Frühstadium bestimmter Krebserkrankungen auslösen. Es kann auch zu Mutationen bei den ‹Tumorunterdrückungsgenen› kommen, deren normale Rolle darin besteht, unkontrollierte Zellteilung zu verhindern.

Manche Menschen erben die mutierte Form eines Gens für Krebsanfälligkeit von ihren Eltern. Bei ihnen ist die Wahrscheinlichkeit groß, daß sie an einem bestimmten Krebsleiden oder einer von mehreren Formen dieser Krankheit erkranken werden. Andere erben Gene für Krebsanfälligkeit, die nicht unbedingt zum Mutieren neigen. Diese Personen sind durch karzinogene Substanzen besonders gefährdet. Die Tatsache, daß auch Viren eine Rolle spielen, macht das Bild noch komplizierter. Die Viren können Träger von Onkogenen sein, die in die Wirts-DNS eindringen.

Das Zusammenspiel von Genen und Umwelt zur Erzeugung einer Krebskrankheit zeigt sich am deutlichsten in Afrika. Das Burkitt-Lymphom ist ein Tumor der Lymphknoten, der meist an Kiefer und Hals zuerst auftritt. Die Krankheit ist in Ostafrika verbreitet und wird von einem Virus, dem Epstein-Barr-Virus, hervorgerufen. Jede Infektion mit dem Virus führt zu einer Immunreaktion. In Afrika ist das Immunsystem oft durch chronische Malariainfektionen geschwächt. Zellen, die Antikörper gegen den Parasiten bilden sollten, können genetische Veränderungen aufweisen, indem eine Chromosomenmutation ein Antikörpergen mit einem bestimmten Onkogen zusammenschweißt. Dies läßt die Zellen Krebs produzieren, sobald es zu einer weiteren Belastung des Immunsystems durch das Epstein-Barr-Virus kommt. Nur dort, wo das Virus Menschen befällt, die erblich dafür anfällig sind und deren Immunsystem bereits durch Infektionen geschwächt ist, ist das Burkitt-Lymphom verbreitet.

Weil Krebs eine so enge Interaktion zwischen inneren und äußeren Ursachen voraussetzt, versucht man die Risikogruppen zu schützen. Starke Raucher, bei denen einer von zehn an Lungenkrebs erkranken wird, erhalten Vitamin A, weil man hofft, dadurch die Mutationsauswirkungen in ihren Lungenzellen zu mindern. Menschen mit einer ererbten Anfälligkeit für Darmkrebs werden präventiv mit Aspirin behandelt. Manchmal wird Krebs als eine Art biologischer Nemesis betrachtet, gegen die kein Kraut gewachsen ist. Neue Erkenntnisse über die Bedeutung von Umweltfaktoren und Lebensumständen (die oft geändert werden können) geben Anlaß für neue Hoffnung.

Manchmal ist ein schädliches Gen erst erkennbar, wenn die Umweltvoraussetzungen sich ändern. Diabetes resultiert aus dem Unvermögen, den erforderlichen Blutzuckerpegel aufrechtzuerhalten. Bei manchen Patienten zeigt sich die Krankheit früh, bei anderen spät im Leben. Obwohl manche Diabetiker erfolgreich mit Insulin behandelt werden können, leiden mehr Menschen an einer nicht insulinabhängigen Form des Diabetes. Zuckerkranke müssen viele Symptome erdulden, darunter Herzleiden, Wundbrand, Nierenversagen und Blindheit. In Teilen der dritten Welt ist der nichtinsulinabhängige Diabetes geradezu epidemisch geworden.

Die Bewohner der Pazifik-Insel Nauru sind durch den Phosphorabbau zu Reichtum gekommen, und ihre Ernährung kann man als Coca-kolonisiert bezeichnen. Statt Fisch und Gemüse essen sie Fett und Süßigkeiten. Acht von zehn erwachsenen Nauru-Bewohnern sind Diabetiker, und die Insulaner haben eine der geringsten Lebenserwartungen der Welt. Vielleicht waren die Gene, die für Zuckerkrankheit anfällig machen, in Zeiten, als auf Hungerperioden Überfluß folgte, von Vorteil. Erst als der Überfluß zur Norm wurde, wurden die Gene gefährlich. Die Veränderung der Lebensumstände führte zu einer genetisch bedingten Krankheit.

Vor einigen tausend Jahren wanderten die amerikanischen Indianer und die Völker der Pazifik-Region aus Asien ein. Das biologische Erbe der Zuckerkrankheit bei den Nauru findet sich auch bei anderen Völkern in der Neuen Welt. Viele Indios in Mexiko leiden am ‹Neue-Welt-Syndrom›: Sie sind Diabetiker und oft sehr dick. Diese Krankheit kommt bei weißen Bewohnern des amerikanischen Kontinents selten vor. Das Risiko, an Diabetes zu erkranken, steigt mit der Anzahl indianischer Vorfahren, die ein Bewohner Nord- oder Südamerikas hat. Auf den ersten Blick scheint das ein guter Beweis dafür zu sein, wie ungeheuer wichtig Gene sind.

Allerdings ist die Krankheit bei den Indianern Südamerikas, die in ihrer Ursprungsheimat leben, so gut wie unbekannt. Erst wenn sie in die Vereinigten Staaten übersiedeln und ihre Ernährungsgewohnheiten ändern, tritt sie auf. Unterschiede zwischen Amerikanern bezüglich des ‹Neue-Welt-Syndroms› resultieren aus Anlage wie aus Umgebung.

Für viele Menschen in der dritten Welt ist Zucker eine toxische Substanz. Andere Chemikalien wie die, die in der Industrie verwendet werden, sind noch gefährlicher. Doch wie beim Zucker gibt es auch hier eine Reihe ererbter Mechanismen, die vor schädlichen Auswirkungen schützen können. Die Aktivität dieser Gene ist unterschiedlich, und die Weltgesundheitsorganisation trägt sich mit dem Gedanken, gefährdete Personen zu beraten, sich einen anderen Job zu suchen. So neu ist diese Idee nicht. Leute, die farbenblind sind, wissen schon lange, daß sie nicht Lokomotivführer werden können. Die Genetik kann aber auch als Ausrede dafür herhalten, daß man Umweltbedingungen *nicht* verbessert. In der Zeitschrift *Chemical Week* stand zu lesen, es sei wirtschaftlich sinnlos, Millionen von Dollar auszugeben, um Arbeitsprozesse zu modifizieren, die nur für einen Bruchteil der Arbeiter gefährlich seien, wenn diese statt dessen identifiziert und ausgesondert werden könnten.

Das neue Verständnis der Art und Weise, wie die DNS mit ihrer Umgebung interagiert, könnte zumindest helfen, unser Risikoverhalten zu ändern. Die meisten von uns wissen mittlerweile, daß Rauchen Krebs erzeugt und daß fettes Essen zu Herzerkrankungen führen kann. Bestimmte Gene machen ihre Träger anfällig für die schädlichen Auswirkungen von Rauchen oder fettem Essen. Andere können trinken, rauchen und Schmalz essen, ohne dafür bestraft zu werden. Vielleicht können wir uns irgendwann die Laster aussuchen, die am besten zu uns passen. Vielleicht werden sich die Menschen in absehbarer Zeit gezwungen sehen, die persönliche Gefährdung mit anderen Augen zu sehen. Die Propagandafeldzüge gegen das Rauchen waren nicht sehr erfolgreich. Die Angesprochenen verfügen über den unerschütterlichen Glauben, wenn es einen von zehn Rauchern erwische, gehörten sie automatisch zu den neun Überlebenden. Wenn die Molekularbiologie erlaubt, zu sagen, welcher Raucher an Krebs erkranken wird, dann wird sich die individuelle Gefährdung als bessere Abschreckung erweisen als das kollektive Risiko.

Krankheiten mit einem einfachen Vererbungsmuster wie die Phenylketonurie sind nicht sehr verbreitet. Häufiger auftretende Leiden wie Krebs und Herzerkrankungen kommen sicherlich gehäuft in bestimmten Familien vor, aber die Erforschung der Vererbungsmuster ist hier schwieriger. Viele verschiedene Gene sind beteiligt, und die Lebensumstände spielen eine wichtige Rolle. Eine Möglichkeit, sie zu erforschen, bieten uns Zwillinge, das große Experiment der Natur auf dem Gebiet der Humangenetik.

Es gibt eineiige und zweieiige Zwillinge. Zweieiige Zwillinge entstammen der Befruchtung von zwei Eizellen durch zwei Spermien. In seltenen Fällen waren sogar zwei Väter im Spiel. Solche Zwillinge haben die Hälfte ihrer Gene gemeinsam und ähneln sich nicht mehr als Geschwister im allgemeinen. Auskunft hierzu gibt uns das Alte Testament, diese unerschöpfliche Quelle der frühen Genetik: Jakob und Esau waren Zwillinge, Esau aber ‹ward ein Jäger und streifte auf dem Felde, Jakob war ein sanfter Mann, und blieb in den Hütten›. Sie sahen sich nicht sehr ähnlich. ‹Siehe, mein Bruder Esau ist rauh und ich bin glatt›. Selbst ihre Art zu sprechen war verschieden. ‹Die Stimme ist Jakobs Stimme, aber die Hände sind Esaus Hände.›

Zweieiige Zwillinge kommen gar nicht selten vor. Bei den Krallenaffen sind sie sogar die Norm. Aus nicht ersichtlichen Gründen variiert ihr Auftreten überall auf der Welt. In Europa entfallen auf tausend Geburten acht Fälle zweieiiger Zwillinge (wobei Frankreich unter dem Durchschnitt liegt und Spanien darüber). Bei den Yoruba in Nigeria ist die Zahl fünfmal so hoch. Ältere Mütter bekommen häufiger Zwillinge, ebenso Mütter, die bereits mehrere Kinder geboren haben. Im vergangenen Jahrhundert ist die Anzahl in den Industrieländern zurückgegangen.

Eineiige Zwillinge gibt es seltener, ungefähr vier Fälle auf tausend Geburten, eine Rate, die über Zeit und Raum kaum Veränderungen aufweist. Bei einigen Säugetieren sind solche Geburten mehr oder weniger üblich; das Gürteltier bringt fast immer eineiige Vierlinge zur Welt. Eineiige Zwillinge sind das Ergebnis der Teilung einer befruchteten Eizelle. Sie haben sämtliche Gene gemeinsam. Solche Zwillinge liefern von alters her den Stoff für Legenden. Castor und Pollux, die himmlischen Zwillinge, waren eineiig ebenso wie Germaniens Baldur und Hodur (ganz zu schweigen von Romulus und Remus, den sagenhaften Gründern Roms).

Es gibt mehrere Möglichkeiten, Zwillinge für die Erforschung der Einflüsse von Natur und Umgebung zu nutzen. Die scheinbar einfachste (allerdings auch ungewöhnlichste) ist die, eineiige Zwillinge zu suchen, die nach der Geburt getrennt wurden und in verschiedenen Familien aufwuchsen. Sollten ihre Eigenschaften genetisch determiniert sein, dann müßten die Zwillinge einander trotz unterschiedlicher Lebensumstände gleichen. Sollte der Umgebung größere Bedeutung zukommen, müßte jeder Zwilling der Familie ähneln, in der er aufwuchs.

Dieser schlichte Gedanke hat viele Fiktionen hervorgebracht, in der Wissenschaft wie in der Literatur. Zahlreiche ältere Untersuchungen behaupten, daß nicht miteinander aufgewachsene eineiige Zwillinge in Größe, Gewicht oder sexueller Orientierung gleich seien. Diese Arbeiten sind aber recht problematisch. Oft kamen die Adoptivfamilien aus der gleichen Gesellschaftsschicht, und die Eltern bekleideten ähnliche berufliche Positionen. Manchmal kannten sich die Zwillinge sogar während ihrer Kindheit. Bei einigen stellte sich nach Blutuntersuchungen heraus, daß sie zweieiige Zwillinge waren. Darüber hinaus ist wiederholt der Vorwurf erhoben worden, daß Ergebnisse – besonders bei Intelligenztests – gefälscht wurden. Deshalb nimmt man von den Daten dieser Untersuchungen heute Abstand. Neue Forschungen haben inzwischen aber gezeigt, daß einige Charaktereigenschaften wie Aggressivität oder Introvertiertheit eine genetische Komponente aufweisen. Das heißt natürlich nicht, daß man die Umgebungseinflüsse außer acht lassen dürfte. Ein eigentlich aggressiver Mann wird möglicherweise erst dann als solcher erkennbar, wenn er die Chance erhält, seinen Genotypus in der Armee auszuleben.

Es gibt einen klügeren Weg, Zwillingsforschung zu betreiben. Man vergleicht die Ähnlichkeit eineiiger Zwillinge mit der von zweieiigen, die ja beide – indem sie in ihren Familien aufwachsen – gleichen Umweltbedingungen ausgesetzt sind. Eine größere Ähnlichkeit zwischen eineiigen Zwillingen müßte also bedeuten, daß die Gene eine Rolle spielen. Doch auch dieser Ansatz hat seine Tücken, insbesondere bei Verhaltensstudien. Obgleich beide Zwillingstypen gemeinsam aufwachsen, können eineiige Zwillinge ihre Verhaltensähnlichkeiten betonen, um aufzufallen – aus Gründen, die mit ihrer Biologie nichts zu tun haben. Allein die Tatsache, ein Zwillingspaar zu sein, möglicherweise Anja und Tanja zu heißen und in die gleichen Kleider gesteckt zu werden, kann zu einer Anfälligkeit für geistige Erkrankungen führen. Zwillinge leiden oft bereits vor ihrer Geburt unter einer wenig förderlichen Umgebung, da sie sich eine Plazenta teilen müssen, besonders eineiige Zwillinge, deren Ähnlichkeit vielleicht mehr auf der gemeinsamen Umgebung beruht, als man denken möchte.

Dennoch kann diese Untersuchungsmethode Erfolge vorweisen. Eineiige Zwillinge tragen ein doppelt so hohes Risiko für Herzerkrankungen wie zweieiige Zwillinge, und bei Diabetes ist es fünfmal so hoch. Selbst Tuberkulose findet sich bei ihnen öfter, was den Schluß erlaubt, daß eine ererbte Anfälligkeit denkbar ist. Andere Eigenheiten wie die Schizophrenie oder das Alter, in dem ein Baby aufrecht zu sitzen beginnt, sind bei eineiigen Zwillingen ähnlicher als bei zweieiigen.

Die Auseinandersetzung über Natur und Umgebung ist nicht nur von wissenschaftlichem oder medizinischem Interesse. Sie ist immer wieder von Leuten aufgebracht worden, die politische Ziele verfolgen. So wie die frühe Genetik als ein in den Feuern des Sozialdarwinismus geschmiedetes Schwert benutzt wurde, bemüht man sich hier um die Rechtfertigung von Ungerechtigkeit. Viel hat sich seit den Zeiten des Sozialdarwinismus nicht geändert. Nachdem die Genetik die Titelseiten erobert hatte, erfreuten sich biologistische Verhaltenstheorien neuer Beliebtheit. Brandstiftung, Traditionalismus, ja selbst die Lebensfreude – alles wurde schon der DNS in die Schuhe geschoben. Die sechziger Jahre waren die Zeit der Fürsorglichkeit. Wenn ein Kind sich nicht konzentrieren konnte, dann lag das an den schlechten Lehrern. In den darauffolgenden Boomjahren waren die berufstätigen Mütter an allem schuld. Mittlerweile haben die Psychologen ein ‹Aufmerksamkeitsmangelsyndrom› erfunden, das dem Kind innewohnen und genetisch codiert sein soll. Das obsessive Bedürfnis unserer Psychologen, zwischen Biologie und Erfahrung keine Verbindung zu sehen, feiert fröhliche Urstände. Kein Geringerer als ein Harvard-Professor hat herausgefunden, daß Studenten mit Heufieber ungewöhnlich schüchtern zu sein scheinen. Für ihn ist damit der Beweis erbracht, daß es ‹eine kleine Gruppe von Leuten gibt, die einen Satz Gene erben, der sie für Heufieber und Schüchternheit anfällig macht›. Diejenigen, deren Interesse den genetischen Grundlagen menschlichen Verhaltens gilt, leiden nicht an falscher Bescheidenheit. Man wollte bereits einzelne Gene für manische Depression, Schizophrenie und Alkoholismus entdeckt haben, mußte aber in allen Fällen einen Rückzieher machen.

Dennoch schreitet das Biologisieren des Verhaltens fort. Vielleicht ist es hin und wieder sogar gerechtfertigt. Verbrechen sind eine weitgehend männliche Domäne und können im weitesten Sinne auf den einen kurzen DNS-Abschnitt auf dem Y-Chromosom zurückgeführt werden, der einen Fötus dazu veranlaßt, sich zu einem männlichen Kind zu entwickeln. Die Verbindung zwischen Genen und Kriminalität ist jedoch so mittelbar, daß ihr so gut wie keine Bedeutung zukommt, und die meisten Männer sind ohnedies nicht kriminell.

Immer wieder wurde versucht, asoziales Verhalten mit spezifischen Genen in Zusammenhang zu bringen. In einigen

Gesetzeswerken ist davon die Rede, wie sich Kriminalität aufgrund biologischer Voraussetzungen errechnen läßt, und in US-Gerichtsverfahren gilt das Gehirn-Scanning als zulässiges Beweismittel. Der nächste Schritt, die Genetisierung des Verbrechens: ‹Ich war es nicht, es waren meine Gene!›, dürfte nicht lange auf sich warten lassen. Die Behauptung, ein zusätzliches Y-Chromosom mache Männer besonders gewalttätig, hat die Empfehlung zur Folge gehabt, man solle Babys testen und auf kriminelle Neigungen hin beobachten. In dieser schönen neuen, deterministischen Welt hätten sich die eugenischen Spinner, die glaubten, asoziales Verhalten sei genetisch codiert, zweifellos heimisch gefühlt.

Die Konfusion in Sachen Natur und Umgebung hat sich am nachteiligsten in der Erforschung der Unterschiede zwischen menschlichen Gruppen bemerkbar gemacht. Wenn man alte Lehrbücher über die verschiedenen Menschenrassen liest – was eine sehr deprimierende Erfahrung für mich war –, stößt man früher oder später stets auf die mit einer gewissen Lüsternheit behandelte Frage der ererbten Unterschiede in der Intelligenz. Früher galten solche angeborenen Unterschiede als etwas Selbstverständliches. Carl von Linné klassifizierte den Menschen als *Homo sapiens* – einsichtiger Mensch. Für die Spezies als solche hätte seine Definition ‹Homo, nosce te ipsum› (Mensch, erkenne dich selbst) nicht präziser ausfallen können. In seiner Beschreibung der verschiedenen Varietäten der Menschheit stellt er allerdings das Verhalten als wichtiges Charakteristikum dar. Einen Asiaten zum Beispiel definierte er als jemanden, der gelb, melancholisch und flexibel ist. Noch vor vierzig Jahren waren simpelste rassische Stereotypen unter Psychologen die Norm.

Die meisten Forschungen über angeborene intellektuelle Unterschiede zwischen Rassen sind unsinnig, und der Rest ist größtenteils falsch. Im allgemeinen hören sich die falschen Argumente so an: Schwarze schneiden bei Intelligenztests schlechter ab als Weiße, also sind sie weniger intelligent; die IQ-Werte von Eltern und Kindern sind ziemlich ähnlich, also wird die Intelligenz von den Genen bestimmt, und folglich ist der Unterschied zwischen Schwarzen und Weißen genetisch bedingt.

Diese Argumentation ist von trügerischer Schlichtheit. In den USA war sie früher die Ausrede dafür, daß man kein Geld in die Erziehung und Ausbildung schwarzer Kinder investierte. Eine Variante der Theorie, bei der nicht schwarze Kinder, sondern Kinder der Arbeiterklasse die Opfer ihrer Gene sind, hört man in England gern von Kreisen, die kein Geld für das öffentliche Erziehungswesen ausgeben wollen. So einfach sich diese Theorie anhören mag – sie ist leider nicht wahr.

Ich habe keine Ahnung, ob Intelligenztests tatsächlich ein objektives Mittel zum Messen von Intelligenz sind; ich kann nur hoffen, daß die, die sie entwickeln, wissen, was die Tests messen. Die Ähnlichkeit zwischen Eltern und Kindern bei den Tests sagt nicht viel aus, da Familien nicht nur gemeinsame Gene, sondern auch eine gemeinsame Umgebung haben. Neuere Zwillingsforschungen haben allerdings gezeigt, daß es eine ererbte Komponente beim Intelligenzquotienten geben könnte. Manche gehen davon aus, daß bis zu siebzig Prozent der Unterschiede bei Intelligenztestergebnissen innerhalb einer Bevölkerungsgruppe auf genetische Unterschiede zurückzuführen sind. Diese Zahl erscheint hoch, aber nehmen wir sie vorerst als gegeben. Auf den ersten Blick sieht es so aus, als wäre dies der kaum zu widerlegende Beweis für die Auffassung, daß sämtliche ‹rassischen› Unterschiede bei Intelligenztests biologisch programmiert sind.

Tatsächlich sagen sie gar nichts darüber aus, ob Intelligenzunterschiede zwischen Rassen – wenn es sie überhaupt gibt – ererbt oder erworben sind. Den Grund erkennt man, wenn man sich einige andere Unterschiede zwischen Rassen ansieht. In den Vereinigten Staaten ist der Blutdruck bei schwarzen Männern mittleren Alters um ungefähr fünfzehn Prozent höher als bei weißen. Untersuchungen an Zwillingen haben gezeigt, daß über die Hälfte der Variationen innerhalb einer Gruppe auf genetische Variationen zurückzuführen sind. Die Zahlen beim Blutdruck sehen den Zahlen beim

Intelligenzquotienten verblüffend ähnlich, nur daß die Schwarzen diesmal vorne liegen.

Ärzte und Pädagogen zeigen feine Unterschiede in ihrer Sicht der Welt, wenn sie mit solchen Zahlen konfrontiert werden. Ärzte sind Optimisten. Sie konzentrieren sich auf die Umgebung, auf die Tatsache, daß Schwarze mehr rauchen und sich schlechter ernähren als Weiße, und versuchen, dies zu ändern. In den USA hat sich der Optimismus ausgezahlt. Bluthochdruck und Herzerkrankungen in der schwarzen Bevölkerung sind zurückgegangen.

Viele Pädagogen sind weniger optimistisch. Für sie bedeutet die Existenz ererbter Variation in der Intelligenz, daß es keinen Sinn hat zu versuchen, die Dinge durch Veränderung der Umgebung zu verbessern. Schwarze, so sagen sie, haben einfach schlechtere Gene. Die kann man nicht ändern, also hat es auch keinen Zweck, Geld in bessere Schulen zu investieren. In anderen Ländern hat sich gezeigt, daß dieses Denken falsch ist. In den letzten zwanzig Jahren ist der IQ japanischer Kinder soweit gestiegen, daß er inzwischen durchschnittlich um zehn Punkte höher liegt als bei amerikanischen Kindern. Nicht einmal der radikalste Verfechter der Vererbungstheorie würde behaupten wollen, daß dies an einem plötzlichen Ausbruch genetischer Veränderungen in Japan liegt. Die Schulen sind einfach besser geworden.

Es ist naiv, Blutdruck oder IQ nur als genetisch oder nur als umgebungsbedingt zu betrachten. Sie sind Ergebnis von Genen und Umgebung. Es ist deshalb völlig sinnlos, nach genetischen Unterschieden zu forschen, es sei denn in Populationen, die unter genau den gleichen Bedingungen leben. Ich habe einmal mit Studenten ein einfaches Experiment durchgeführt. Sie wurden der Haarfarbe nach eingeteilt. Die hellhaarigen Studenten wurden in die Cafeteria zum Kaffeetrinken geschickt. Die anderen blieben oben und maßen ihren Blutdruck in Ruhelage. Dann rief ich die Leute aus der Cafeteria zurück und bat sie, ihren Blutdruck zu messen. Da sie gerade Kaffee getrunken hatten und anschließend die Treppe hinaufgerannt waren, war ihr Blutdruck höher als bei den dunkelhaarigen Studenten. So also sah die Verbindung zwischen Blutdruck und Haarfarbe aus.

Familienstudien haben ergeben, daß Unterschiede beim Blutdruck in Ruhelage zum großen Teil auf einer ererbten Variation basieren. Viele der Studenten waren überzeugt, daß es beim Blutdruck einen genetischen Unterschied zwischen hellhaarigen und dunkelhaarigen Menschen gibt. Erst als ihnen das einfache Geheimnis vom Zusammenhang zwischen Koffeinaufnahme und sportlicher Betätigung bei der einen sowie Ruhelage bei der anderen Gruppe erklärt wurde, erkannten sie ihren Irrtum. Die Studenten hatten den gleichen Fehler gemacht wie die Pädagogen. Die hohe Vererbbarkeit einer Eigenschaft in Kombination mit unterschiedlichen Werten bei verschiedenen Gruppen sagt noch nichts über Gene aus. Die Geschichte vom Intelligenzquotienten und von der Rasse ist eigentlich die Geschichte der jämmerlichen Unfähigkeit, die einfachsten biologischen Gegebenheiten zu begreifen.

Der Glaube an die Vererbung ist wie der an die Prädestination eine prächtige Entschuldigung für Untätigkeit. Die Umgebungstheorie ermuntert wenigstens dazu, Verbesserungen in die Wege zu leiten. Die genetische Sicht dient im allgemeinen nur dazu, dem Opfer die Schuld zu geben und Ungerechtigkeiten damit zu entschuldigen, daß sie von der Natur vorgegeben seien. Im letzten Kapitel von *Daniel Deronda* gewinnt die Biologie: Das Schicksal des Helden ist in seinen Genen codiert. Er kehrt zu seinen Wurzeln zurück und heiratet in Anwesenheit der Familie Cohen seine Mirah Mordecai. Seine Verehrerin Gwendolen Harleth muß sich mit ihrem unliebenswürdigen Gatten Henleigh Grandcourt trösten. Der Determinismus triumphiert, was praktisch für die Autorin ist. Leider – oder vielleicht zum Glück – ist das wirkliche Leben weitaus komplizierter.

DREIZEHNTES KAPITEL

Enge Verwandte

Das Jahr 1906 war ein erfolgreiches Jahr für den Zoo in der Bronx. Eine neue Sensation ließ die Leute herbeiströmen. Ein afrikanischer Pygmäe namens Ota Benga war mit einem Schimpansen im selben Käfig eingesperrt. Das Spektakel rief größte öffentliche Aufregung hervor, nicht wegen seiner Würdelosigkeit, sondern weil es den Gedanken der Evolution, daß Menschen und Affen miteinander verwandt seien, illustrierte. Nach einiger Zeit wurde Ota Benga freigelassen – unter anderem deshalb, weil er Pfeile auf diejenigen abschoß, die sich über ihn lustig machten. Er ging nach Virginia, wo er sich einige Jahre später umbrachte.

Es gab eine Zeit, da war diese Sicht der Evolution weit verbreitet. Linné, der als erster Tiere und Pflanzen nach Gruppen ordnete, brachte 1754 den Gedanken auf den Punkt: ‹Alle Lebewesen, Pflanzen, Tiere, ja sogar die Menschheit, bilden eine Kette des universalen Seins vom Anfang bis zum Ende der Welt.› Für die ‹große Kette des Seins› ist die Evolution ein unaufhaltsamer Fortschritt, sozusagen der nahtlose Übergang vom Urschleim zur Regierung John Major. Linné nannte unsere Gattung *Homo sapiens* – und definierte einige unterschiedliche Varianten. Da gab es neben dem gelben, melancholischen und flexiblen *asiaticus* den *europaeus*, weiß, gedrungen und muskulär, den *americanus*, rot, cholerisch und aufrecht, sowie den *afer* – schwarz, phlegmatisch und nachsichtig.

Die verschiedenen Gruppen der Menschheit befanden sich in unterschiedlichen Stadien. Die Afrikaner waren ganz unten, nahe bei den Affen, die Asiaten irgendwo darüber und die weißen Europäer selbstverständlich an der Spitze. Viktorianische Schriftsteller zögerten nicht, dies klar auszusprechen. Robert Chambers, der fünfzehn Jahre vor Darwin ein einflußreiches Werk über die Evolution schrieb, befand: ‹Unser Hirn passiert verschiedene Stadien zuerst beim Volk der Neger, dann bei den Malaien, den Amerikanern und Mongolen, bis es schließlich kaukasisch [europäisch] wird. Kurz gesagt, sind die führenden Charaktere der verschiedenen Menschenrassen lediglich Repräsentanten bestimmter Entwicklungsstadien des höchsten oder europäischen Typus. [...] Der Mongole ist ein zurückgebliebenes Kind, gerade erst geboren.›

Die Theorie vom biologischen Unterschied zwischen den Rassen hat eine lange und unrühmliche Geschichte, die Tod und Verderben mit sich brachte. Auch die Medizin ist davon betroffen. Die meisten kennen Kinder, die am Down-Syndrom leiden, einem chromosomalen Defekt. Von ihrem Entdecker, Langdon Down, wurde die Krankheit 1866 ‹Mongolismus› getauft. Für ihn lag die wissenschaftliche Erklärung auf der Hand: Diese Kinder waren einige Stufen auf der evolutionären Leiter hinuntergepurzelt und glichen einer niederen Form des Menschen, den Mongolen. Witzigerweise erzählte mir einmal ein japanischer Freund, daß in seinem Land diese Krankheit als ‹Englischismus› bezeichnet wird. Heutzutage erscheint dergleichen als völlig albern; wir wissen, daß das Down-Syndrom auf einem Irrtum in der Übertragung eines bestimmten Chromosoms beruht, das bei allen Menschen und sogar bei den Schimpansen zu finden ist.

Dieses Kapitel handelt davon, was die Biologie uns über die Unterschiede zwischen den Völkern der Welt sagen kann und was nicht. Die Geschichte der Rassen zeigt uns deutlicher als alles andere, wo die Grenzen der Biologie für das Verstehen menschlicher Belange liegen. Die Biologen reden – oder keifen – seit Jahren über Rassen. Ignoranz und Dreistigkeit gehen dabei Hand in Hand. Wenngleich Politiker Wissenschaftler meist weniger ernst nehmen als sich selbst, ist die Geschichte des wissenschaftlichen Rassismus, wie das früher hieß, unerfreulich. Auch ohne die Bigotterie der Vergangenheit bleibt die Diskussion von Art und Ausmaß ererbter Unterschiede zwischen Rassen kontrovers.

Ich habe immer ein gewisses Mitleid mit Zeitgenossen empfunden, deren Fähigkeit, Mitmenschen zu verachten, von der Hautfarbe ihrer Opfer abhing. Meiner Meinung nach spielt die Genetik bei der Beurteilung eines Menschen keine Rolle und darf es auch nicht. Hier hat die Biologie der menschlichen Rasse nichts mit Rassismus zu tun. Die moderne Genetik hat in der Tat gezeigt, daß es innerhalb der Menschheit keine verschiedenen Gruppen oder Rassen gibt (obwohl zwischen den Völkern der Welt unstreitig Unterschiede bestehen). Das ist zwar beruhigend, aber für soziale oder politische Rassenfragen hat es ohnehin nichts zu sagen. Moralische Probleme mittels der DNS anzugehen ist gefährlich. Die Wissenschaft entwickelt sich weiter. Wir lernen ständig Neues, und Theorien ändern sich, in der Genetik wie anderswo. Unsere Sicht der biologischen Beschaffenheit des Menschen hat sich verändert und wird sich weiter verändern. Dies kann aber wohl kaum für unser Verhältnis zu den Menschenrechten gelten. Wir sollten nie aus den Augen verlieren, wo die Biologie aufhört und die Grundsätze beginnen.

Man kann die Menschheit auf vielerlei Weise in Gruppen einteilen: nach kulturellen, sprachlichen und rassischen Aspekten, und letztere werden gern mit der Hautfarbe gleichgesetzt. Jede Einteilung ist bis zu einem gewissen Grad von Vorurteilen bestimmt und kann zu Mißverständnissen führen. 1987 verklagte eine Sekretärin aus Virginia ihren Arbeitgeber wegen Rassendiskriminierung, weil sie Schwarze ist. Sie verlor den Prozeß, weil sie rothaarig ist und demzufolge weiß sein muß. Daraufhin wechselte sie zu einem schwarzen Arbeitgeber und verklagte ihn unverzagt wegen Diskriminierung, weil sie weiß ist. Abermals verlor sie den Prozeß. Das Gericht befand, sie könne nicht weiß sein, weil sie eine Schule für Schwarze besucht hatte.

Auch Nationen unterscheiden sich in der Definition ihrer rassischen Identität. In Südafrika bedeutete ein einziger afrikanischer Vorfahre, wann immer er gelebt haben mag, den

Ausschluß von der weißen Rasse. Auf Haiti erklärte Papa Doc seine Nation stolz zur weißen, weil fast jeder, ganz gleich wie dunkelhäutig er sein mochte, auf einen weißen Vorfahren verweisen konnte. Andere Länder entwickelten komplizierte Unterscheidungen: In Lateinamerika wurden zweihundert Jahre nach der Invasion durch die Spanier zwanzig verschiedene Rassen anerkannt; die Sprößlinge einer spanisch-indianischen Verbindung waren Mestizen, die einer spanisch-mestizischen Morisken, moriskisch-spanische hießen Albinos, albino-spanische *torna atras*, und so weiter und so fort. Das zeigt nur, wie schwierig es ist, objektiv zu definieren, was unter Rasse zu verstehen sein soll.

Früher glaubte man, Rassen unterschieden sich voneinander, weil sie von verschiedenen Vorfahren abstammten. Noahs Söhne Ham, Sem und Japhet waren beliebte Kandidaten. Am Anfang der Anthropologie stand die Suche nach perfekten Exemplaren jeder Linie, nach *Rassentypen*. Afrikaner, Weiße und Asiaten wurden für unterschiedliche Einheiten gehalten. Vielleicht, so dachten die Anthropologen, war in den Zeiten der Morgendämmerung der Menschheit jede Rasse eine reine, unbefleckte Linie gewesen, die in ihrem angestammten Gebiet lebte, und erst in der Neuzeit war diese Reinheit durch Rassenvermischungen besudelt worden. Also waren solche Mischungen naturwidrig und tunlichst zu vermeiden. Ausnahmen konnten im Notfall erlaubt sein, so im Fall der Heiligen Kosmas und Damian, die mit Hilfe göttlicher Intervention einem weißen Patienten ein schwarzes Bein transplantierten.

Wenn die heutigen Völker, so räsonnierten die Anthropologen, eine ziemlich verwegene Mischung aus dem bilden, was einst eine Reihe reiner Rassen war, muß es doch immer noch möglich sein, Individuen zu finden, die perfekte Exemplare der einen oder anderen ursprünglichen Gruppe sind. Viel Zeit ging ins Land, in der sie versuchten, Schubladen zu finden, in die sich die Menschen einordnen ließen. Zuerst verschwendeten sie ihre Zeit mit der fruchtlosen Suche nach Heimatgebieten und Wanderungsrouten einer Anzahl imaginärer reiner Rassen, aus deren Vermischungen die moderne Menschheit entstanden sein sollte. Ein Überbleibsel dieser Philosophie ist die Wahl der Miß World, bei der die Juroren – nicht unähnlich den frühen Erforschern menschlicher Evolution – so verzweifelt wie erfolglos versuchen, eine objektive Definition der perfekten Frau zu finden.

Es war üblich, Rassen anhand der Schädelform zu definieren. In dem Wort ‹kaukasisch› steckt die Behauptung, daß der Schädel, der weiße Menschen am besten repräsentierte, in den kaukasischen Bergen beheimatet sei. Daraus zog man den Schluß, die weiße Rasse habe sich möglicherweise von diesen entlegenen Schlupfwinkeln aus verbreitet. Viele Jahre wurden mit den Schädelmessungen vergeudet, statt daß man über die Evolution nachdachte. Die populärste (und einfachste) Methode war die Anwendung des sogenannten kephalischen Index, des Verhältnisses von Länge und Breite des Schädels. Zehntausende Schädel aus aller Welt wurden vermessen beim Versuch, ihre Vorfahren herauszufinden.

Die ganze Arbeit war umsonst. Nirgendwo läßt sich nachweisen, daß es Populationen gibt oder gab, bei denen alle Menschen denselben kephalischen Index aufweisen. Noch betrüblicher für die armen Schädelmesser ist die Tatsache, daß die Schädel der Kinder amerikanischer Einwanderer sich sogleich von denen ihrer Eltern zu unterscheiden und denen der Menschen, die bereits in Amerika lebten, zu ähneln begannen. Die Schädelform wird in jedem Fall von der natürlichen Auslese beeinflußt. Völker, die in so weit voneinander entfernten warmen Gegenden wie Afrika und Malaysia leben, zeigen ähnliche Schädelformen, die sich von denen der Skandinavier oder der Eskimos unterscheiden. Trotz unterschiedlicher Vorfahren haben sie ähnliche Schädel. Die gemeinsame Schädelform setzt also nicht unbedingt einen gemeinsamen Ursprung voraus. Ein wenig natürliche Auslese hat viel Geschichte eliminiert.

Die Unterschiede zwischen Gruppen schienen so offenkundig zu sein, daß Wissenschaftler vor den eigenen Ergebnissen die Augen verschlossen. In seinem Werk *Crania Americana* aus dem Jahr 1830 berichtet Samuel George Morton, daß er zweihundertfünfzig Schädel vermessen hat. Für ihn waren die Unterschiede ganz klar: ‹Kaukasier› hatten größere Hirnschalen als Mongolen und Malaien, die wiederum über größere Gehirne verfügten als Afrikaner. Hundertfünfzig Jahre später hat man dieselben Schädel noch einmal mit modernen Instrumenten nachgemessen, und von den Unterschieden blieb nicht viel übrig. Mortons Erkenntnisse waren Ergebnis der Unterschlagung einiger Gruppen – wie der Peruaner –, die nicht in seine Vorstellungen paßten, der Verwechslung von männlichen mit weiblichen Schädeln und dem Versäumnis, Schädelgröße abhängig von der Körpergröße zu sehen.

Trotz dieser Probleme, die zur Abschaffung des kephalischen Index führten, setzten die frühen Schädelvermesser unendliches Vertrauen in den wissenschaftlichen Wert ihres Tuns. Die Nazis verwendeten Schädelmessungen zum vermeintlichen Nachweis jüdischer Vorfahren. Der Franzose Georges Vacher de Lapouge, der 1887 schrieb: ‹Ich bin überzeugt, daß sich im nächsten Jahrhundert Millionen gegenseitig die Gurgel durchschneiden werden wegen einiger Grade auf dem kephalischen Index›, konnte nicht wissen, wie schrecklich seine Worte sich bewahrheiten sollten.

Auch die Sprache diente zur Klassifizierung von Rasse. Der Begriff ‹Arier›, der eine so unheilvolle Bedeutung erhielt, bedeutet in Sanskrit ‹der Edle› und bezog sich ursprünglich auf indoarische Völker, die aus dem Osten kamen und ihr Erbe und ihre Sprache mitbrachten. Der französische Schriftsteller Joseph Gobineau, der Vater des modernen Rassismus, schrieb 1854 in seinem Aufsatz ‹über die Ungleichheit der menschlichen Rassen›, daß ‹alles Große, Fruchtbare und Edle an Werken des Menschen auf dieser Erde der großen arischen Familie› entstamme. Er redete sich ein, daß die Arier die Gründer der antiken Kulturen Ägyptens, Roms, Chinas, ja sogar Perus gewesen seien und daß ‹alle Zivilisationen auf die weiße Rasse zurückzuführen› seien. Thor Heyerdahls berühmte Reise über den Pazifik auf der Suche nach den

Gründern der polynesischen Kultur kann direkt bis zu Gobineaus Schriften zurückverfolgt werden. Sie waren Auslöser einer Vielzahl von Versuchen (darunter Heyerdahls), historische Verbindungen zwischen Kulturen wie der der Kelten und Inkas herzustellen, die sich durch Sonnenkulte, große Steinmonumente und Mumien auszeichneten. Sie sollten sämtlich auf die Arier zurückgehen, die wiederum oft mit den antiken Ägyptern gleichgesetzt wurden.

Die Anthropologie ist das Studium der Bewegungen von Völkern, Genen und Kulturen. Einst hielt man diese drei Dinge für eines. Dabei kann sogar ein Anthropologe beim Beobachten der Leute auf der Straße erkennen, daß nicht alle einem einzigen Rassentypus zuzuordnen sind: Menschen sehen verschieden aus. Unterschiede bedeuten für gewöhnlich Klassifizierung, und von der Klassifizierung der Menschen ist es nur ein kleiner Schritt bis zu ihrer Beurteilung. Die frühen Evolutionstheoretiker taten sich keinen Zwang an. Blumenbach, der den Begriff ‹kaukasisch› prägte, hielt mit seinen Sympathien nicht hinter dem Berg. Er ließ sich zu Formulierungen hinreißen wie: ‹Die schönste Menschenrasse [...]. Die Natur hat die Frauen mit Schönheit überhäuft, wie sie nirgendwo sonst zu finden ist. Es ist unmöglich, sie anzuschauen, ohne sie zu lieben.› Die Ansichten seiner Nachfolger waren genauso vorhersehbar – ihresgleichen befanden sich auf der obersten Stufe der Leiter, andere von weit weg auf der untersten. Selbst Rousseau, der behauptete, an das Gute im Menschen zu glauben, hat nie gesagt, der edle Wilde sei schwarz.

Rousseau folgte einer alten Tradition der Bewertung. Neunzig Prozent der Namen, die sich primitive Völker geben, haben die Bedeutung ‹Menschen›, ‹die einzigen Menschen› oder ‹die besten Menschen›; das heißt, wir sind menschlich, die anderen sind es weniger. Die Siouxindianer in Nordamerika scheinen eine Ausnahme zu bilden. Die wörtliche Übersetzung von ‹Sioux› heißt Schlange oder Feind. Dieser Name wurde ihnen jedoch von einem Nachbarstamm verliehen (und von den ersten französischen Siedlern übernommen). Die Sioux selbst nennen sich ‹Lakota› – die menschlichen Wesen, das Menschenvolk.

Die Idee, daß die Menschheit einstmals in biologisch getrennte reine Linien mit qualitativen Unterschieden eingeteilt war, hat furchtbare Auswirkungen gezeitigt. Besonders einflußreich war sie in Deutschland. Die Verbindung der NS-Philosophie und -Politik zur Anthropologie und der Wunsch zur Rückkehr in eine mythische Zeit reiner Rassen sind unübersehbar. Die Gesellschaft für Rassenhygiene wurde 1905 gegründet. Bis 1908 waren alle gemischten Ehen in Deutsch-Südwestafrika (heute Namibia) anulliert, und den Betroffenen wurde die deutsche Staatsbürgerschaft aberkannt. Haeckel selbst, der deutsche Übersetzer von *Die Entstehung der Arten durch natürliche Zuchtwahl*, schrieb, daß die morphologischen Unterschiede zwischen zwei fest definierten Spezies – zum Beispiel zwischen Schafen und Ziegen – viel weniger ins Gewicht fielen als die zwischen einem Hottentotten und einem Menschen der ‹teutonischen Rasse›. Diese Gedanken führten geradewegs in die Katastrophe von Hitlers Rassenwahn.

Manche Verbindungen zwischen Biologie und einer Politik der Aussonderung waren lange vor Hitler geknüpft worden und endeten erst Jahre nach seinem Tod. Bis 1923 hieß die Freiheitsstatue wirklich, wie es in ihrer Inschrift heißt, die ‹gedrängten Massen› willkommen, die ‹um die Freiheit kämpfen›. In seinem 1916 erschienenen Buch *The Passing of the Great Race* sprach der Autor mit dem wohlklingenden amerikanischen Namen Madison Grant vielen seiner Zeitgenossen aus der Seele, als er sich beklagte, daß fremde Rassen auf die amerikanische Rasse aufgepfropft würden. Auf Anraten von Biologen fühlte sich Präsident Coolidge veranlaßt, mitzuteilen: ‹Aus biologischen Gesetzmäßigkeiten wissen wir, daß zu unterschiedliche Völker sich nicht vermischen können. Die nordischen Rassen haben sich erfolgreich fortgepflanzt. Wenn sie sich mit anderen Rassen mischen, kommt minderwertiges Erbgut dabei heraus.

Nach energischem Lobbying der Genetiker trat 1924 das erste Einwanderungsgesetz in Kraft. Es sollte sicherstellen, daß die ethnische Zusammensetzung der USA so blieb, wie sie Ende des 19. Jahrhunderts gewesen war. Jedem Bundesstaat wurde eine Quote von zwei Prozent der Bürger erlaubt, die 1890 in den Vereinigten Staaten gelebt hatten (als die meisten Einwanderer aus Großbritannien, Skandinavien und Deutschland kamen). Das Gesetz hielt Osteuropäer erfolgreich fern und lieferte sie zu großen Teilen dem Experiment in Rassenhygiene aus, das bald darauf in Mitteleuropa begann. Erst 1966 wurde dieses Gesetz aufgehoben. Die Theorie von den reinen Rassen hatte einen langen Schatten geworfen. Eine politische Partei in Ungarn, die sich 1992 gegen Rechte für die Roma aussprach, nannte sie eine ‹benachteiligte Gruppe, bei der die Gesetze der natürlichen Auslese nicht zur Anwendung gekommen sind›.

Die Genetik hat endlich die Werkzeuge geliefert, mit denen die Theorie von den reinen Rassen überprüft werden kann. Der Begriff ‹Rasse› ist verschwommen und unklar. Da soziale und politische wie auch biologische Kriterien in ihn eingehen, kann die Genetik allein niemals das Problem einer rassischen Unterscheidung der Menschen lösen. In dem Bemühen, einem Problem aus dem Weg zu gehen, indem man es umtauft, wird heute manchmal der Begriff ‹ethnische Gruppe› verwendet. Ein Teil des Problems liegt jedoch darin, daß solche Gruppen sich selbst schaffen können. Die Schotten gab es eigentlich nicht so recht, bis sie von König George IV. erfunden wurden, als er 1822 Edinburgh besuchte. Angetan mit einem Stuart-Kilt und fleischfarbenen Strumpfhosen, verlieh er den Schotten eine nationale Identität, von deren Existenz sie bis dahin nichts gewußt hatten. Es bedurfte lediglich der Vorstellungskraft Sir Walter Scotts zum Ersinnen einer einheimischen Kultur, um einen neuen und starken ethnischen Mythos hervorzubringen. Viel davon stützte sich auf den Kilt, den – in Macaulays Worten – ‹vor der Vereinigung neun von zehn Schotten als Wegelagererkleidung ansahen›. Die Kelten – die größere Einheit, zu der die Schotten gehören sollen – sind selber großteils eine Illusion, die sich auf lückenhafte archäologische Funde gründet.

Für die ethnische Identität ist am wichtigsten, welcher Gruppe wir uns zugehörig fühlen. Bei den Genen ist das nicht so einfach. Man könnte vorbringen, die wichtigsten Gene seien die, die man sehen kann – schließlich neigen die meisten Menschen dazu, sich Partner der eigenen Hautfarbe zu suchen. Die Theorie von der reinen Rasse behauptet aber, daß es eindeutig definierte menschliche Gruppen gebe, die von einer Reihe ebenso eindeutiger Vorfahren abstammten. Wenn dem so wäre und wenn die Gene, die das Erscheinungsbild der Menschen verändern, wirklich die Überbleibsel dieser Geschichte darstellten, dann müßten sich die Rassen der Welt in vielen Genen voneinander unterscheiden, nicht nur in denen für die Hautfarbe.

Dies stellt uns vor die Frage, welche Gene wir verwenden sollen. Die Information auf der DNS könnte uns helfen. Da der größte Teil der DNS nichts produziert und Rassendiskussionen schnell in Erörterungen biologischer Qualitäten ausarten, ist es gewiß sinnvoller, sich funktionale Gene wie Blutgruppen, Enzyme und Proteine anzuschauen. Außerdem können wir ihnen viel mehr Informationen entnehmen als der Anordnung der Basen auf der DNS. Unser Wissen um die DNS beginnt sich langsam zusammenzusetzen, und es verursacht neue Kontroversen über den Einsatz der Genetik bei der Bestimmung rassischer Zugehörigkeit.

Wir wissen bereits, daß keine zwei Mitglieder einer Population identisch sind, was Proteine oder Blutgruppen betrifft. Wie sieht der genetische Atlas aus? Entsprechen den Trends in der Hautfarbe, die aus Veränderungen in weniger als zehn Genen resultieren, parallele Trends in den Hunderttausenden funktionaler Gene, die einen Menschen ausmachen?

Jeder kann die globalen Trends von Hautfarbe, Art der Haare und so weiter erkennen, doch es gibt weniger auffällige Muster. Warum es sie überhaupt gibt, wissen wir nicht. Bei einigen spielt vielleicht die natürliche Auslese eine Rolle (obwohl es schrecklich einfach ist, Geschichten über ihre Wundertaten zu erfinden, die jedes Muster der Genverteilung herbei- oder wegreden). Zweifellos haben sich einige globale

Veränderungen von Hautfarbe, Körperform und Hämoglobinstruktur aufgrund der natürlichen Auslese entwickelt.

Andere Muster sind so auffällig, daß sie förmlich danach verlangen, so erklärt zu werden. Die Blutgruppen gehören dazu. In England ist das Gen für die Gruppe B im ABO-System ziemlich selten – weniger als einer von zehn Menschen hat es. In Zentralrußland und in Westafrika ist die Blutgruppe B weit verbreitet, und fast ein Drittel der jeweiligen Population ist Träger dieser Variante. Das Muster könnte Ausdruck verschiedenartiger Krankheitsanfälligkeit sein, aber das wurde nie nachgewiesen. Beim Rhesussystem kann die Ehe zwischen einem Rh-positiven Mann und einer Rh-negativen Frau gefährlich sein, weil das Blut der Frau bei Schwangerschaft Antikörper gegen das ihres Kindes bilden kann. Trotzdem ist die Rhesus-negative Blutgruppe in Europa und Afrika verbreitet. Sie muß also irgendeinen Vorteil bieten, der ihren großen Nachteil aufwiegt.

Selbst sehr phantasiebegabte Leute würden sich schwertun, Erklärungen für die meisten geographischen Trends zu finden. Ein Beispiel: Die meisten Menschen in der westlichen Welt haben nasses und klebriges Ohrenschmalz, bei den meisten Orientalen ist es spröde und trocken. Die neue Biologie bringt weitere, ebenso verblüffende Unterschiede der verschiedenen Teile des Globus zutage. Die Europäer sind schon immer Säufer gewesen. Die Literatur ist voller Anspielungen auf die Freuden des Alkohols. Obwohl Alkohol ein Gift ist, können die meisten von uns damit umgehen. Unsere Leberenzyme bauen den Alkohol so ab, daß wir ihn auf unproblematische Weise ausscheiden können. Alkoholiker kann man mit Medikamenten behandeln, die diese Enzyme ausschalten, so daß sie sich nach dem kleinsten Tropfen bereits krank und elend fühlen und rasch lernen, mit dem Trinken aufzuhören.

In Japan meiden die meisten Leute den Alkohol, weil ihre Gesichter sich bei Alkoholgenuß röten und sie sich unwohl fühlen. Ihre Variante des Leberenzyms tut sich mit dem Gift Alkohol viel schwerer als die der Menschen im Westen. Japanische Alkoholiker hingegen sind häufig Träger der westlichen Form des Gens. Der Trend bei der Häufigkeit des alkohol-metabolisierenden Gens geht von Westen nach Osten. Und auch hier weiß man nicht, warum das so ist.

Da ein großer Bereich der modernen Medizin – Bluttransfusionen, Organverpflanzungen und der Umgang mit angeborenen Krankheiten –, auf die Genetik angewiesen ist, sind wir in die erstaunliche Lage gelangt, mehr über die Veränderungen genetischer Muster beim Menschen zu wissen als über die irgendeiner anderen Kreatur. Hunderte von unterschiedlichen Genen – Blutgruppen, Enzyme und vererbte Varianten auf der Zelloberfläche – wurden kartiert. Die meisten, wie Hautfarbe, Blutgruppen oder Alkoholverträglichkeit, variieren von Gegend zu Gegend. Dabei ergibt sich ein ganz anderes Bild, als es jene im Kopf haben, die glauben, die menschliche Spezies sei in einzelne Rassen aufgeteilt, die sich durch ihre Hautfarbe voneinander unterscheiden. In Wahrheit korrespondieren die Trends in der Hautfarbe nicht denen anderer Gene. Die Variationsmuster jedes Systems (ob Blutgruppen, Enzyme oder Zelloberflächen-Antigene) sind weitgehend unabhängig. Wir hätten eine völlig andere Vorstellung von der menschlichen Rasse, wenn wir diese nach Blutgruppen diagnostizierten, wobei eine Allianz zwischen Armeniern und Nigerianern herauskäme, die gemeinsam die B-losen Australier und Peruaner verachten könnten. Wenn man die Gengeographie zur Betrachtung von Variationsmustern heranzieht, unterscheiden sich die Menschen in den verschiedenen Teilen der Welt im großen und ganzen kaum voneinander. Die Farbe sagt nicht viel über den Verwandtschaftsgrad aus.

Stellen wir uns vor, man würde die genetischen Varianten der gesamten Weltbevölkerung für Blutgruppen, Enzyme und Zelloberflächenformen messen. Das dürfte nicht allzu schwer sein, denn die genetische Substanz der Weltbevölkerung ergäbe einen Eintopf vom Volumen eines größeren Stausees. Dann kann man den gesamten Satz von Variationen nach Völkern, Ländern und Rassen sortieren und sehen, wie er sich aufteilen läßt.

Die Analyse (die auf achtzehn variablen Genen in hundertachtzig verschiedenen Populationen basiert) zeigt, daß ungefähr fünfundachtzig Prozent der gesamten Unterschiedlichkeit innerhalb dieser Genprobe auf den Unterschieden zwischen einzelnen Individuen eines Landes beruhen: zwei nach dem Zufallsprinzip ausgewählten Engländern oder Nigerianern. Weitere fünf bis zehn Prozent resultieren aus Unterschieden zwischen Nationen, beispielsweise zwischen Engländern und Spaniern oder Nigerianern und Kenianern. Genetische Unterschiede zwischen sogenannten Rassen (also beispielsweise Afrikanern und Europäern) sind nicht viel größer als zwischen verschiedenen Ländern in Europa oder Afrika. Individuen, nicht Nationen oder Rassen, sind die Hauptfundgrube von Variationen bei menschlichen Genen. Eine Rasse, durch Hautfarbe definiert, ist genausowenig eine biologische Einheit wie eine Nation, deren Identität lediglich auf einer kurzen gemeinsamen Geschichte ihrer Mitglieder beruht.

Geographisch bedingte Veränderungen in den Genen beweisen, daß es ein Irrtum ist, die Menschheit in eine Reihe deutlich getrennter Gruppen aufteilen zu wollen. Die verborgene Urheimat im Kaukasus als Wiege der weißen Rasse gehört genauso ins Reich der Fabel wie ägyptische oder peruanische Mythen. Würde nach einer Weltkatastrophe nur eine Gruppe – Albaner, Papuas oder Senegalesen – überleben, so würde der größte Teil unserer biologischen Vielfalt erhalten bleiben. Die Menschen sind eine ziemlich homogene Spezies, was daran liegen mag, daß sie sich erst in jüngster Zeit entwickelt haben. Wenn man die Information über die Variationsbreite bei Proteinen als Indikator nimmt, dann macht der Unterschied zwischen den Rassen der Menschheit nur ein Fünfzigstel des Unterschieds zwischen Menschen und Schimpansen aus. Daran sieht man, wie wenig Zeit vergangen ist, seit die Menschen sich auf dem Globus ausbreiteten und sich in jene Gruppen aufteilten, die wir heute kennen.

Andere Geschöpfe variieren je nach Gegend weit mehr. Bei

ihnen spielt die Rasse wirklich eine Rolle. Die genetischen Unterschiede zwischen den Schneckenpopulationen zweier Nachbartäler in den Pyrenäen sind viel größer als die zwischen australischen Aborigines und Europäern. Die Orang-Utans von Borneo und Sumatra, die nicht weit voneinander entfernt leben, gleichen sich viel weniger als zwei beliebige Menschengruppen, vermutlich weil sie sich so lange auf den Inseln unabhängig voneinander entwickelt haben. Für eine Schnecke oder einen Orang-Utan hätte es durchaus einen (biologischen) Sinn, Rassist zu sein, Menschen jedoch müssen sich damit abfinden, daß sie einer nervtötend uniformen Spezies angehören.

Wir sind zwar relativ einheitlich, doch es gibt einige größere Muster. Viele dieser Muster unterscheiden die Afrikaner von allen anderen Populationen der Erde. Die Afrikaner weisen zum Beispiel eine erheblich größere genetische Vielfalt auf als der Rest der Welt, vermutlich weil die Menschheit erst relativ spät in ihrer Geschichte Afrika verließ. Nicht-Afrikaner repräsentieren nur eine kleine Auswahl der Gene, die sich auf dem Kontinent ihrer Herkunft finden. Die Gene lassen auch darauf schließen, daß die meisten Nicht-Afrikaner enger miteinander verwandt sind als mit den Völkern Afrikas.

Die Tatsache, daß Gene dazu dienen können, Völker wie Afrikaner und Europäer zu unterscheiden, sagt nichts über das Ausmaß der Unterschiede. Schließlich kann auch ein Gerichtsmediziner zwei einer Straftat verdächtigte Brüder durch einen Bluttest auseinanderhalten, selbst wenn sie ihr genetisches Erbe zur Hälfte teilen. Schon ein einzelnes Gen (das einen winzigen Teil des gesamten Unterschieds zwischen zwei Menschen darstellt) kann ein verläßlicher Indikator sein. Wenn ein Blutfleck am Ort eines Verbrechens Sichelzellhämoglobin enthält, kann man fast mit Sicherheit davon ausgehen, daß der Verdächtige afrikanische Vorfahren hat. Findet sich hingegen das Gen für zystische Fibrose (die bei Afrikanern nicht vorkommt), dann sollte die Polizei nach einem Europäer suchen. Keine dieser Feststellungen ändert etwas daran, daß Afrikaner und Europäer die meisten ihrer Gene teilen.

Das Thema Unterscheidungsmöglichkeiten versus Unterschied führt zu neuen Kontroversen. DNS-Fingerabdrücke sind von ungeheuer großer Vielfalt. Jeder ist einzigartig. Als sie entdeckt wurden, stellte man die kühnsten Behauptungen auf, in welchem Maß sie die Kriminaltechnologie revolutionieren würden. Bei einer amerikanischen Gerichtsverhandlung behauptete der Ankläger, die Möglichkeit, sich zu irren, stehe eins zu siebenhundertachtunddreißig Millionen Millionen. Ein einziges Stück DNS – Blut, Sperma oder sogar eine Haarwurzel –, und der Schuldige sei identifizierbar. Gegenargumente schienen nicht möglich. Es schien so überzeugend, daß Richter sich sogar geweigert haben sollen, Verteidiger, die diese Methode in Frage stellten, überhaupt anzuhören.

In Wahrheit ist alles etwas weniger eindeutig. Zunächst ist da die schlichte Tatsache, daß selbst unfehlbare Tests von Leuten durchgeführt werden, die nicht unfehlbar sind. Fehler (zum Beispiel beim Beschriften der Proben) sind vorgekommen. Auch technische Schwierigkeiten treten auf. Wenn man die von einem Tatort stammende DNS mit der des Verdächtigen vergleicht, werden die gefärbten Banden nebeneinander mit dem Auge verglichen. Das Auge ist jedoch kein zuverlässiges Instrument, und es kann zu falschen Beurteilungen kommen, ob die Banden identisch sind. Experten, die von Verteidigung und Anklage beigezogen wurden, haben sich nicht selten Schreiduelle darüber geliefert, was ‹identisch› eigentlich bedeutet. Mittlerweile lassen Gerichte ähnliche Banden zusammenfassen, um Fehlerquellen auszuschließen.

Solche Auseinandersetzungen bilden Stoff für Rechtsdispute, und sie unterscheiden sich nicht von Kontroversen über andere forensische Tests (wie für Sprengstoff), von denen man in den Schlagzeilen lesen kann. Es gibt aber ein grundsätzliches Problem in der Rechtsgenetik, das mit der Evolutionsgeschichte zu tun hat und mit den Unterschieden zwischen den Menschheitsgruppen.

DNS-Fingerabdrücke bestehen aus kurzen Abschnitten der DNS-Information, die ständig wiederholt werden. Die Anzahl dieser Wiederholungen und ihre Positionierung sind von Mensch zu Mensch verschieden, und das macht das Besondere des ‹Fingerabdruck-Messens› aus. Normalerweise wird eine Probe vom Tatort mit einer Probe des Verdächtigen und einigen Proben unschuldiger Blutspender verglichen. Das Ganze erinnert an den Vorgang, bei dem Zeugen den Täter inmitten einer Reihe Unbeteiligter identifizieren sollen.

In den Anfängen der Verwendung von DNS-Fingerabdrücken stellte das FBI eine Vergleichsgruppe unbeteiligter DNS-Spender zusammen, die aus weißen Polizisten bestand. Wenn der ‹Fingerabdruck› des Verdächtigen dem am Tatort mehr glich als denen der Vergleichsgruppe, war der Fall für manche Geschworenen damit geklärt: dann hatte der Angeklagte das Verbrechen begangen.

Aber diese scheinbar einfache Methode birgt ein potentielles Problem. Wenn ein Augenzeuge – sagen wir – eine weiße Person bei einem Verbrechen beobachtet hätte und den vermeintlichen Verbrecher unter lauter Schwarzen identifizieren sollte, gäbe es einiges legale Stirnrunzeln. Zweifellos muß die ethnische Gruppe, mit der der Verdächtige verglichen wird, seiner eigenen entsprechen, da die Anhaltspunkte (in diesem Fall die Hautfarbe) bei den verschiedenen Völkern der Welt genetisch unterschiedlich ausfallen.

DNS-Fingerabdrücke haben eine sehr hohe Mutationsrate und entwickeln sich rasch. Seit ihrer Entdeckung hat sich herausgestellt, daß die Abdrücke von Menschen mit afrikanischen Vorfahren sich in manchem von denen europäischer Menschen unterscheiden (obwohl der Unterschied insgesamt zwischen Afrikanern und Europäern für dieses Charakteristikum nicht größer ist als bei Enzymen und Blutgruppen). Häufigkeit und Position des wiederholten Abschnitts, der die Basis des Fingerabdrucks bildet, variieren bei Afrikanern stärker als bei Europäern. Aus diesem Grund ist die afrikanische DNS in eine größere Anzahl unterschiedlich langer Stücke zerschnitten (manche darunter länger als bei jedem

Europäer). Das Muster des DNS-Fingerabdrucks eines Menschen mit afrikanischen Vorfahren kann sich folglich von dem eines typischen Europäers erheblich unterscheiden. (Auch bei südamerikanischen Indianerstämmen gibt es geographische Unterschiede in kleinerem Rahmen.)

Hieraus ergeben sich mehrere potentielle Probleme. Nehmen wir das Beispiel eines Extremfalls: Ein schwarzer Verdächtiger wird – fälschlicherweise – eines Verbrechens beschuldigt, das ein anderer Schwarzer begangen hat. Nun wird der DNS-Fingerabdruck des Verdächtigen mit dem vom Tatort verglichen und mit Proben von weißen Polizisten. Die genetische Divergenz zwischen den Rassen bedeutet, daß die DNS des zu Unrecht Verdächtigten der des Verbrechers ähnlicher sieht als der irgendeines Europäers, so daß die Gefahr besteht, daß er zu Unrecht verurteilt wird. Und wenn Afrikaner oder eine andere Gruppe eigene, charakteristische ‹Fingerabdrücke› haben und eine in dieser Gruppe übliche DNS-Bande am Tatort gefunden wird, dann wird diese Probe wahrscheinlich auch noch andere Banden enthalten, die für die entsprechende Population spezifisch sind. Das erschwert die Einschätzung, inwieweit die Ähnlichkeit der DNS des Verdächtigen mit der des Blutflecks durch Zufall besteht. Inzwischen hat man in den Vereinigten Staaten drei verschiedene Datenbanken mit Daten von weißen, hispanostämmigen und schwarzen Amerikanern angelegt, um dem Problem so aus dem Weg zu gehen.

All das hat in der Welt der DNS-Fingerabdrücke zu einer begrüßenswerten Kontroverse geführt. Zumindest in den Vereinigten Staaten, wo gesetzlich angeordneter Mord vom Staat ausgeübt wird, geht es dabei um Leben oder Tod. In amerikanischen Gerichten ist es üblich, auf wissenschaftliches Beweismaterial zu verzichten, wenn die Methode fachlich nicht uneingeschränkt anerkannt ist. In mehreren Fachpublikationen wurden Zweifel an den Methoden geäußert, die die Möglichkeiten einer falschen ‹Diagnose› ausschließen sollen. Berufungsgerichte in Kalifornien und Massachusetts haben Urteile wegen Mord und Vergewaltigung aufgehoben, weil sie nicht davon überzeugt werden konnten, daß DNS-Fingerabdrücke von der Wissenschaft ‹uneingeschränkt› akzeptiert werden. Auch ein britisches Gericht traf diese Entscheidung, als im Prozeß um einen Raubüberfall die Verteidigung einen Statistikexperten aus Amerika präsentierte. Inzwischen werden Informationen über DNS-Fingerabdrücke aus aller Welt zusammengetragen, so daß ein Verdächtiger zumindest mit jemandem aus seiner eigenen Gruppe verglichen werden kann und diesbezügliche Fehlerquellen reduziert sind. Man könnte meinen, daß wirkliche Unterschiede zwischen menschlichen Rassen zu geringfügig sind, um die Zuverlässigkeit der Methode ernsthaft zu gefährden, aber unbestreitbar unterstellte man ihr bei ihrer Entdeckung schier unglaubliche Möglichkeiten, weil man die genetischen Unterschiede ignorierte, die zwischen den Völkern der Welt bestehen.

Auch wenn Menschen aus verschiedenen Teilen der Welt sich voneinander unterscheiden, ist die Vorstellung von reinen Rassen reine Einbildung. Ein Gutteil der Geschichte der Rassengenetik – die seinerzeit herausragenden Wissenschaftlern ein Anliegen war – ist wieder einmal nichts als wissenschaftlich verbrämte Vorurteile und somit ein geradezu klassisches Beispiel dafür, wie wir die Biologie nicht einsetzen dürfen, um mehr über uns selbst zu erfahren. Wie viele meiner Kollegen war ich immer der Meinung, daß moralische Fragen, die durch unsere biologischen Eigenarten aufgeworfen werden – Rassismus, sexuelle Stereotype und die Behauptung, Egoismus, Bosheit und Nationalismus seien genetisch bedingt –, nichts anderes sind als moralische Fragen, nicht wissenschaftliche, und daß es die Wissenschaft nichts angeht, wie wir unsere Mitmenschen wahrnehmen oder wie wir sie behandeln. Wenn es auch für das liberale Bewußtsein tröstlich sein mag, daß die Genetik (zumindest das wenige, was wir über sie wissen) nur sehr wenige Unterschiede zwischen den Völkern der Welt erkennen läßt, ist dies für das Problem des Rassismus völlig irrelevant, denn der ist ein moralisches und politisches Problem.

Andererseits heißt das natürlich, daß wissenschaftliche Argumente niemanden beeindrucken können, der entschlossen ist, eine andere Rasse abzulehnen. Ich habe einmal in Botswana vor afrikanischen Studenten einen Vortrag über Rassen gehalten. Die Zuhörer freuten sich zu erfahren, daß sie sich von den weißen Südafrikanern, die sie so heftig verabscheuten, kaum unterschieden. Nach dem Vortrag wurde mir nur eine Frage gestellt. Ein Student wollte wissen, ob meine Ausführungen sich etwa auch auf die Buschmänner bezogen, denn die seien ja *offensichtlich* wirklich anders. Ich muß gestehen, daß mich in diesem Moment ein gewisses Gefühl der Verzweiflung beschlich.

Meiner Meinung nach kann uns die Biologie viel darüber sagen, wo wir herkommen, aber nichts darüber, was wir sind. Die furchtbare Geschichte der Rassengenetik bestärkt mich in dieser Auffassung.

VIERZEHNTES KAPITEL
Die gesteuerte Evolution

Die meisten Biologen haben *Die Entstehung der Arten durch natürliche Zuchtwahl* nicht gelesen. Zweifellos gilt das gleiche für Marxisten, wenn es um *Das Kapital* geht. Nachdem ich mich zwanzig Jahre lang mit der Evolution beschäftigt und ständig auf Darwin berufen hatte, las ich endlich *Die Entstehung der Arten* an einem griechischen Strand, um die unerträgliche Langeweile eines Urlaubs zu mildern. Das Buch ist erstaunlich leicht zu lesen. Die ersten beiden Kapitel waren allerdings eine Überraschung: Statt tiefschürfender Gedanken über die Philosophie der Existenz oder zumindest die Theorie der Evolution findet man eine Abhandlung über Tauben.

Darwin gab sich große Mühe zu zeigen, daß Züchter, indem sie die Vögel auswählten, die ihnen am besten gefielen, aus der gewöhnlichen Felsentaube so unterschiedliche Varietäten wie die Flugtaube, die Trommel- und die Kropftaube hervorbrachten. Genau der gleiche Ausleseprozeß hatte zu den Züchtungen von Rindern, Hunden und Pferden geführt. Darwin nutzte die Resultate derer, die evolutionäre Prinzipien angewendet hatten, ohne es zu wissen, um zu demonstrieren, daß seine Theorie tatsächlich funktionierte. Weiter als die Taubenliebhaber ging Darwin nur mit der Behauptung, daß es mit fortschreitender Auslese zu Widerständen gegen den genetischen Austausch kommen und so eine neue Form von Leben, eine neue Art, entstehen müsse.

Heute ist die Evolution ein angewandtes Fach eigener Art, obwohl viele, die sie benutzen, immer noch nicht genau wissen, was sie eigentlich tun. Bis vor kurzem haben die Methoden der angewandten Evolution (oder biologischen Steuerung) ziemlich genau denen des Lebens entsprochen. Im Leben funktioniert das Herumbasteln, und wenn es lange genug dauert, kann es unerwartete Ergebnisse zeitigen. Jeder technische Fortschritt hat einmal so einfach und praktisch begonnen. Die Mechaniker, die Steinwerkzeuge oder Dampfmaschinen entwickelten, hatten keine Ahnung von den physikalischen Gründen für das Funktionieren ihrer Maschinen, und die ersten Ackerbauern züchteten neue Getreidesorten, ohne jemals etwas von der Vererbung gehört zu haben. Pragmatismus hat durch die gesamte Geschichte hindurch zu Fortschritten geführt.

Heute haben die Konstrukteure ein völlig anderes Weltbild. Ihre Philosophie besteht darin, vorauszuplanen und unter Verwendung soviel wissenschaftlicher Theorie wie erforderlich das zu entwerfen, was benötigt wird. Die angewandte Biologie – von der Landwirtschaft bis zur Medizin – verwendet diesen Ansatz erst seit einigen Jahren. Damit befindet sie sich auf der ersten Stufe eines Fortschritts, der so spektakulär sein wird wie die Entwicklung des Transportwesens seit der Erfindung der Dampfmaschine.

Durch die Fusion von Mendelismus und Darwinismus ist die Landwirtschaft bereits sehr viel produktiver geworden. Trotz des größten Bevölkerungswachstums in der Geschichte der Menschheit hat, weltweit gesehen, die Menge der pro Kopf verfügbaren Nahrung zugenommen. Dieser Erfolg hat bereits Probleme verursacht, und mit Gewißheit dürfen wir uns darauf verlassen, daß die neuesten Bemühungen, die Natur zu steuern, unerwartete und unerfreuliche Reaktionen der Natur zur Folge haben werden.

Mendel oder Darwin würden einige der neuen Technologien ganz vertraut erscheinen. Die ‹grüne Revolution› basiert auf traditionellen Methoden der Pflanzenzüchtung. Eines ihrer wirksamsten Mittel ist der Einsatz von Reis- und Weizensorten mit härteren und kürzeren Halmen. Nur einige wenige Gene sind daran beteiligt. Zwergwüchsige Sorten wurden mit Sorten gekreuzt, die besonders robuste Halme haben. Deren Nachkommen wiederum kreuzte man mit Sorten, die Gene für einen hohen Ertrag und schnelles Wachstum besitzen. Die Pflanzen mit den besten Eigenschaften der Elterngeneration wurden ausgewählt, und das Ganze wurde über mehrere Generationen hinweg fortgesetzt. Diese Pflanzen waren, um Thomas Hunt Morgans Begriff zu verwenden (vgl. S. 72 f.), Rekombinanten, indem sie Eigenschaften (kurzer Halm und hoher Ertrag) enthielten, die in der Natur bis dahin als Kombination nicht aufgetreten waren. Mit einem Streich hatte man eines der größten Probleme der tropischen Landwirtschaft gelöst. Reis und Weizen (durch Düngung zu hohem Wachstum angeregt) fielen bei stärkerem Wind nicht mehr um.

Dieser einfache Trick veränderte die ländlichen Wirtschaftsformen in Indien und China. In weniger als fünfzig Jahren führte die gesteuerte Evolution zu einer Versechsfachung der Ernteerträge. Die Produktionssteigerung war ebenso groß wie vor zehntausend Jahren, als die Menschheit mit dem Ackerbau begann.

Das gleiche kann man mit Tieren tun. In *Die Entstehung der Arten* wird von verbesserten Schafzüchtungen durch den Einsatz einer ‹kurzstämmigen› Mutation berichtet. Das Ancongen verkürzte die Beine der Schafe, die es hatten. Das war sehr praktisch, denn es hielt die Schafe davon ab, über Steinmauern zu springen, und die Sorte wurde sehr beliebt. Durch die Erfindung des Stacheldrahtzauns ist sie inzwischen wieder verschwunden. Weitere nützliche Gene – zur Abwehr von Krankheiten bei tropischen Rindern oder für stärkeres Wachstum bei Schweinen, und so weiter – sind in die Nutztiere hineingezüchtet und mittels darwinscher Selektion verbreitet worden. Oft sind die Verbesserungen nicht auf die Auswahl einzelner Gene zurückzuführen, sondern das Resultat von Zuchtversuchen mit den besten Tieren (wobei im allgemeinen viele Gene gleichzeitig betroffen sind). Das kann spektakuläre Ergebnisse zur Folge haben. Immerhin hatten Pudel und Bernhardiner vor nur wenigen tausend Jahren einen gemeinsamen Vorfahren. 1904 hat man in Illinois mit einem Experiment begonnen, bei dem besonders ölhaltige

Maispflanzen jeder neuen Generation weitergezüchtet werden. Das Experiment wird noch immer fortgeführt, und heute, nach fast hundert Generationen, hat sich der durchschnittliche Ölgehalt pro Pflanze verdutzendfacht, und zwar ohne Anzeichen einer Verlangsamung der Entwicklung. Die direkt angewandte Evolution (bei der keine radikaleren Methoden zum Einsatz kommen als eine Richtungsänderung der natürlichen Auslese oder das Zusammenbringen neuer Genmischungen) kann Erstaunliches vollbringen.

Eine andere Möglichkeit perfektionierten Darwinismus besteht darin, den Zufluß des verwendeten genetischen Rohmaterials zu beschleunigen. Mehr Mutationen können schnellere Fortschritte bewirken. Die Penicillinproduktion bestand früher in der Gewinnung winziger Mengen des Antibiotikums aus großen Fässern mit Schimmelpilzen. Durch Weiterzüchten der produktivsten Stämme erzielte man den hundertfachen Ertrag. Der nächste Schritt bestand darin, mit Hilfe von Bestrahlung und unter Einsatz chemischer Mittel Mutationen der beteiligten Gene herbeizuführen. Bald entstand eine völlig neue Generation von Antibiotika. Die gleiche Methode ist sehr erfolgreich bei der Veredelung von Tomaten eingesetzt worden.

Auch auf andere Weise kann man an Gene gelangen. Die Wildpflanzen, aus denen die heutigen Getreidesorten entstanden sind, besitzen noch eine Menge potentiell nützlicher Variationen. Die Effizienz der modernen Landwirtschaft fordert, wie auch sonst im modernen Leben, ihren Preis. Die meisten Getreidesorten sind das Ergebnis hochgradiger Inzucht. Jede Pflanze hat genau die gleichen Gene. Eine evolutionäre Sackgasse ist erreicht, wo keine Variabilität mehr existiert. Ihre Feinde – Klima und Krankheit – sind nicht so eingeschränkt. In den sechziger Jahren kam es zu einer Reihe gewaltiger Katastrophen in den Getreideanbaugebieten Nordamerikas. Fast alle Farmer waren dazu übergegangen, die gleichen Getreidesorten anzubauen. Plötzlich traten Pilze auf, gegen die die Pflanzen nicht resistent waren, und Millionen Hektar an Getreide wurden vernichtet. 1970 wurde ein

Sechstel der gesamten Ernte im Wert von mehreren Milliarden Dollar zerstört. Dies bewirkte eine hektische Suche nach den halbdomestizierten Getreidevorfahren (in denen noch viele Gene zur Abwehr von Krankheiten enthalten waren, die man seitdem weggezüchtet hatte). Man entsandte Expeditionen in den Mittleren Osten und in andere große Zentren der Pflanzenvielfalt wie die Anden, um dort heimische Sorten zu finden, die noch nicht durch westliche Varietäten ersetzt waren. Obwohl viele Gene für immer verlorengegangen sind, gibt es inzwischen Saatgutbanken (manche sogar an so erstaunlichen Orten wie im kalten, trockenen Spitzbergen) für die meisten Getreidesorten. Sie enthalten eine große Menge ererbter Variationen – den Treibstoff für die biologische Manipulation. Die Frage nach den Eigentümern dieser kostbaren Ressourcen ist ein anderes Thema: Zur Zeit werden Gene wie in den Tagen der kolonialen Ausbeutung Afrikas exportiert, ohne daß die einheimische Bevölkerung großen Nutzen daraus ziehen könnte. Viele Überreste von Getreidesorten haben sich bei Ausgrabungen von Höfen und Häusern gefunden, deren Besitzer schon seit langer Zeit tot sind: Das auf der DNS codierte Protein zur Verbesserung der Brotqualität wurde aus Weizensamen extrahiert, die man in einem zweitausend Jahre alten Fort aus der britischen Eisenzeit fand. Bis zur Re-Insertion dieser Gene in moderne Getreidesorten ist es noch ein weiter Weg, aber vielleicht ist ein Teil der ererbten Vielfalt, die durch die Ausbreitung moderner Varietäten ausgerottet wurde, auf unerwartete Weise erhalten geblieben.

Die landwirtschaftliche Standardmethode des Weiterzüchtens der Besten – Evolution in Großbuchstaben sozusagen – hat ihre Grenzen, und die werden häufig erreicht. Der nordamerikanische Mais und einige eher abstoßende Hundezüchtungen können sich nicht mehr weiterentwickeln: Sie haben ihre genetischen Reserven aufgebraucht. Die wichtigste Grenze zieht der Sex: Um Geschöpfe mit neuen Genmischungen hervorzubringen, braucht es Eltern, die sich paaren. In der Biologie ist strikt festgelegt, wer sich mit wem paaren kann. Selbstverständlich müssen die Partner dem jeweils anderen Geschlecht angehören, aber sie müssen auch derselben Spezies entstammen. Die beste Definition einer Spezies lautet: Zwei Individuen gehören zu ihr, wenn sie ihre Gene in ihren Nachkommen kombinieren können. Sex ist unabdingbar, wenn man in der Natur oder als Züchter Gene rekombinieren will.

Obwohl diese Beschränkung unvermeidlich scheint, verringert sie das Rohmaterial, mit dem der Evolutionsmanipulator arbeiten kann. Gene, die für die Verbesserung eines Lebewesens vielleicht nützlich wären, können nicht verwendet werden, weil sie in einem anderen eingeschlossen sind. Normalerweise kann man die Reproduktionsblockade nicht durchbrechen. Spezies bestimmen die Reichweite des genetischen Freihandels; sie markieren biologische Grenzen. Das gewinnträchtige Gen einer Spezies kann nicht auf eine andere übertragen werden.

Die größten Fortschritte der angewandten Genetik sind mit dem Durchbrechen der Sexbarriere verbunden. Auf diese Weise begann der Ackerbau. Die ersten Bauern griffen in die Natur ein durch Bewässern oder Bäumefällen, so daß Gräser eine größere Wachstumschance hatten. Das brachte die lokale Ökologie aus dem Lot. An solchen Standorten kamen Pflanzen zusammen, die sich sonst nicht treffen. Die Barrieren zwischen Pflanzenarten sind leichter zu durchbrechen als die zwischen Tierspezies, und gelegentlich kam es zu Hybriden. Sie enthielten Genkombinationen, die es vorher nicht gegeben hatte. Diesen Prozeß kann man auch heute noch beobachten. Viele Sumpfgebiete Englands sind von einem harten Gras bedeckt, der Kreuzung aus einer einheimischen Spezies mit einer versehentlich aus Amerika eingeschleppten. Die neu entstandene Art, eine Mischung aus den Genen ihrer Vorfahren, kommt wesentlich besser mit den rauhen und salzigen Lebensbedingungen zurecht als jeder Elternteil und entwickelt sich inzwischen zur Landplage.

Getreidepflanzen tragen ihre genetische Geschichte in sich genau wie die Leute, die sie anbauen. Chromosomen verraten uns, daß unser heutiger Weizen entstand, als sich zwei

Grasarten kreuzten. Im Mittleren Osten haben beide bis heute überlebt, und ihre Körner dienen als Nahrungsmittel. Wie beim Sumpfgras erwies sich auch hier die Kreuzung als produktiver als jedes ihrer Elternteile. Vielleicht wurde die Paarungsbarriere vom Zufall durchbrochen; vielleicht hat man die eine Spezies bewußt mit der anderen zusammen angepflanzt. Wie auch immer die Kreuzung entstand, die Bauern von vor zehntausend Jahren wußten sie schnell zu nutzen. Schon bald kreuzte sich ein anderes Gras mit dem neuen Getreide und verbesserte es weiter, und das Ergebnis war der Vorläufer jeder einzelnen Weizenpflanze, die heute wächst. Die neue Weizensorte besaß eine größere genetische Vielfalt als alle ihre Vorfahren. Unbeabsichtigt hatten die ersten Ackerbauern Chromosomen, Gene und die DNS von einer Spezies auf die andere übertragen. Sie waren die ersten Gentechnologen.

Heute liegt der Genhandel zwischen verschiedenen Spezies nicht mehr in der Hand des Zufalls. Familienplanung ist dabei angesagt. Das neue *Triticum* ist eine Kreuzung aus Weizen und Roggen. Es gedeiht in heißen, trockenen Gebieten und wird für die tropische Landwirtschaft von großem Vorteil sein.

Dieses *Triticum* und weitere Kreuzungen sind nur der erste Schritt zu einem freien Markt der Gene. Gentechnologie ist ein Weg, den Sex überhaupt zu umgehen. Die Molekularbiologie macht es möglich, Gene zwischen Linien zu tauschen, die normalerweise voneinander isoliert sind, rekombinierte DNS zu erzeugen, ohne sich mit Sex abgeben zu müssen. Technologischer Fortschritt bedeutet, daß Gene mehr oder weniger von überall nach überall übertragen werden können. Schon heute werden sie routinemäßig zwischen so unterschiedlichen Kreaturen wie Menschen und Bakterien ausgetauscht. Die DNS kann in der gesamten lebenden Welt eingesetzt werden, ganz gleich, woher sie kommt.

Die Gentechnologie begann bei den Bakterien, die über ein beneidenswert großes Spektrum sexueller Interessen verfügen. Sie tauschen Gene auf vielerlei Weise aus: indem sie einfach DNS übernehmen, mittels eines Prozesses, der eher dem Paarungsverhalten höherer Lebewesen gleicht, und indem sie Dritte (etwa Viren) zur Übertragung der DNS benutzen. Diese ‹infektiöse Vererbung› (die darauf schließen läßt, daß die Geschlechtskrankheiten vor dem Sex da waren) ist durch die Wissenschaft unterlaufen worden.

Das zu manipulierende Gen (das aus einem Bakterium, aus einer Pflanze oder einem Menschen kommen kann), wird mit Hilfe technischer Tricks in ein Stück Viren-DNS eingefügt. Der manipulierte Virus mitsamt seinem neuen Gen wird dazu benutzt, einen neuen Wirt zu infizieren. Mit etwas Glück wird der Empfänger die fremde DNS wie seine eigene behandeln und bei jeder Zellteilung eine Kopie herstellen. Auf diese Weise können Bakterien dazu gebracht werden, zahllose Kopien des manipulierten Gens anzufertigen – und eine große Menge dessen, was es produziert: menschliche Proteine, chemische Substanzen oder ein ganzes Aufgebot anderer Dinge. Die gleichen Methoden kann man auf Pflanzen, Tiere und sogar Menschen anwenden. Ein neues Gebiet des angewandten Darwinismus war beschritten.

Die Überwindung des tiefen sexuellen Grabens zwischen Bakterien und anderen Lebewesen erwies sich als erstaunlich einfach. Eines der ersten menschlichen Gene, das dazu benutzt wurde, war das für das Hormon Insulin. Früher wurde Insulin aus der Bauchspeicheldrüse von Schweinen gewonnen. Mittlerweile hat man das menschliche Gen geklont und kann große Mengen reinen Proteins herstellen. Auch das menschliche Wachstumshormon – früher mühselig und gegen ethische Bedenken aus der Hirnanhangdrüse soeben Verstorbener gewonnen – wird inzwischen auf diese Weise hergestellt. Dadurch vermeidet man ein makabres und unerwartetes Problem. Einige Patienten hatten sich mit einer degenerativen Nervenkrankheit angesteckt, weil manche Tote Träger eines bestimmten Virus gewesen waren. Die Geschichte dieser medizinischen Katastrophe ist ähnlich der, wo Hämophile sich mit AIDS infizierten, wenn Faktor VIII des Spenderbluts für ihre Behandlung verwendet wurde.

Mittlerweile hat man auch das Gen des Faktors VIII in Bakterien eingeschleust und kann Patienten mit dem bakteriellen Produkt behandeln.

Die Gentechnologie kann auch gegen Infektionskrankheiten eingesetzt werden. Edward Jenner benutzte den Kuhpockenvirus, um die Pockenschutzimpfung zu entwickeln (ein Experiment, das heute vor den Augen selbst der nachsichtigsten Ethikkommission keine Gnade finden würde), weil die beiden Viren gemeinsame Antigene haben – Identitätshinweise, die vom Immunsystem als Basis für seine Abwehrreaktion erkannt werden. Antikörper gegen Kuhpocken schützen gegen Pocken. Aber die Kuhpocken können selbst zur Gefahr werden, und sogar bei den heutigen Impfstoffen besteht ein geringes Infektionsrisiko oder das Risiko einer Abwehrreaktion gegen die fremden Proteine. Viele Krankheiten (wie Lepra) können nicht durch Schutzimpfungen abgewehrt werden, weil es sehr schwierig ist, ihre Erreger im Labor zu züchten.

Mit Hilfe eines raffinierten Stücks Gentechnologie ist es gelungen, dieses Problem zu umgehen. Die Antigengene eines Krankheitserregers werden in ein harmloses Bakterium eingepflanzt. Die Gefahr einer zufälligen Verbreitung der Krankheit besteht nicht, da man die Virulenzgene wegläßt. Antigene aus mehreren verschiedenen Quellen können in dasselbe Bakterium eingesetzt werden, und es entsteht ein Impfstoff, der gegen viele Infektionen wirksam ist. Man verwendet einen modifizierten Salmonellenstrang (in ihrem Urzustand lösen Salmonellen Lebensmittelvergiftungen aus). Das Bakterium mit seinen zusätzlichen Antigenen gedeiht für kurze Zeit im Darm. Indem es dem Wirt den Eindruck vermittelt, er sei infiziert worden, sorgt es dafür, daß Antikörper gebildet werden. Ein auf diese Weise hergestellter Impfstoff wird bei Füchsen eingesetzt, um die Verbreitung der Tollwut in Europa einzudämmen.

Gentechnische Methoden zum Durchbrechen der Sexbarriere sind auch in der Landwirtschaft wichtig. Durch höhere Ernteerträge können enorme Summen verdient werden, und ein enormer Arbeitseinsatz wird von denen geleistet, die davon zu profitieren hoffen. Einige der verwendeten Tricks sind einfach. Pflanzen sind in der Lage, sich aus nur wenigen Zellen zu reproduzieren. Auf diese Weise kann man aus einer einzigen Pflanze sehr viele Pflanzen gewinnen, ohne auf Sexualität angewiesen zu sein. Es ist schwierig, durch Züchtung der geeignetsten Exemplare Bäume zu verbessern, weil es so lange dauert. Indem man einen besonders schönen Baum wählt und sein Gewebe in einzelne Zellen auflöst, können Kopien dieses Superbaums hergestellt werden, die innerhalb einer einzigen Generation zu einem Superwald heranwachsen. So werden verbesserte Ölpalmen gezüchtet, und man hofft, durch geklonte, krankheitsresistente Exemplare die Ulmen ersetzen zu können, die einst überall in England wuchsen und durch die holländische Ulmenkrankheit ausgerottet wurden. Eine ähnliche Methode könnte die natürliche Vanille ersetzen, die heute unter großem Aufwand aus einer tropischen Orchidee gewonnen wird, indem der gleiche Stoff aus Vanillezellkulturen extrahiert würde, die man im botanischen Äquivalent einer Agrarfabrik züchtet.

Gene können auch in Pflanzen eingesetzt werden. Da es den meisten von ihnen an bestimmten Aminosäuren mangelt, ist es nicht ganz leicht, als strikter Vegetarier gesund zu bleiben. Hier könnte man durch das Einbringen der richtigen Gene viel erreichen. Viele Pflanzen produzieren wirkungsvolle natürliche Pestizide. Das ist nicht überraschend, weil sie sich ständig gegen Angreifer zur Wehr setzen müssen. Einige dieser Gifte wie Kaffee, Kokain und Pfeffer benutzt man zum Vergnügen oder für den Profit. Inzwischen kann man die Pestizidgene einer Spezies auf eine andere übertragen, was den Einsatz von Sprühgiften verringern könnte. Ein anderer Trick ist die Insertion eines Gens, das die Pflanze gegen Unkrautvernichtungsmittel resistent macht. Die Felder können besprüht werden, das Unkraut wird vernichtet, und das Getreide bleibt unberührt. Man kann Pflanzen sogar ‹impfen›, und zwar durch das Einsetzen einiger Gene ihrer natürlichen viralen Feinde. Wenn ein Virus angreift, nutzt es die Maschinerie der Pflanze zu seiner eigenen Reproduktion. Wenn bereits Teile seiner eigenen Struktur hergestellt werden, kommt dies dem Reproduktionsmechanismus in die Quere, und die Attacke schlägt fehl.

Wir bauen Pflanzen an, weil sie sinnvolle Produkte wie Nahrungsmittel hervorbringen. Sie könnten als erheblich vielseitigere biologische Fabriken eingesetzt werden. Kartoffeln zur Herstellung von Proteinen aus Menschenblut und Tabak zur Gewinnung von Antikörpern zu verwenden, wird bereits erwogen.

Ein glänzender Erfolg für die agrarischen Gentechniker wäre es, Gene einzusetzen, mit deren Hilfe das Getreide seinen eigenen Dünger produzieren könnte. Der Klee hat bereits Arrangements mit bestimmten Bakterien getroffen. Die Bakterien holen Stickstoff aus der Luft und wandeln ihn in eine Form um, die die Pflanze nutzen kann. Im Gegenzug erhalten sie Nahrung und Schutz. Bauern pflanzen Mischkulturen aus Gras und Klee, die ergiebiger sind als beides allein. Wenn man stickstoffbindende Gene direkt in das Getreide einbauen könnte, würde der Bedarf an Dünger drastisch sinken. Bis jetzt ist es noch niemandem gelungen, die richtigen bakteriellen Gene in einer Pflanzenzelle zum Funktionieren zu bringen. Der Lohn wäre immens, und zweifellos wird sich eines Tages der Erfolg einstellen.

All dies kann bedeuten, daß Pflanzen in naher Zukunft zu fast allem in der Lage sein werden und daß die Bedeutung der Tiere schwinden könnte, weil es – vielleicht – die Banane mit Lachsgeschmack geben wird. Ein paar unverbesserliche Fleischfresser werden zweifellos übrigbleiben. Doch die angewandte Evolution kann auch ihnen helfen. Kuhembryos werden im Labor durch die Befruchtung ausgewählter Eizellen mit besten Spermien erzeugt, man wartet die Teilung ab, stellt mehrere Portionen her und pflanzt diese in neue Mütter ein (die über keinerlei besondere Vorzüge verfügen müssen). Auf diese Weise wird die Anzahl qualitativ hochstehender Kälber vervielfacht. Die Embryos können bis zu dem Zeitpunkt, an dem man sie braucht, problemlos eingefroren werden; schon heute dienen jedes Jahr Tausende von Kühen als Leihmütter. Vielleicht wird es irgendwann möglich sein, sogar ausgewachsene Zellen auf die gleiche Weise zu benutzen. Vielleicht sieht das Landleben dann so aus, daß asexuelle Kühe im Schatten geklonter Bäume gentechnisch erzeugtes Gras fressen.

Fremde DNS kann auch in Tierzellen eingesetzt werden (der Prozeß ist allerdings komplizierter als bei Bakterien oder Pflanzen). Man nimmt Körperzellen oder Eizellen, wobei im letzteren Fall die Gene an nachfolgende Generationen weitergegeben werden können. Gene für menschliche Proteine – wie jenes für einen der Gerinnungsfaktoren bei der Hämophilie – sind bereits auf Schafe übertragen worden, und das reine Protein wird in ihrer Milch produziert. (Das könnte uns einen neuen Zeitvertreib namens ‹pharmazeutische Schafzucht› bescheren, der zweifellos eines Tages EU-Subventionen erhalten wird.) Mäuse, denen man Gene des menschlichen Wachstumshormons eingepflanzt hat, werden größer als normal. Die gleiche DNS, auf Schweine übertragen, hat zwar größere Tiere hervorgebracht, aber sie sind nicht gesund. Bei Fischen ist es leichter. Ihre großen Eizellen übernehmen fremde DNS, und das für das Wachstumshormon zuständige Gen bringt den Fischlaich dazu, schneller zu wachsen. Eine andere findige Idee besteht darin, die DNS, die das natürliche ‹Antifrostmittel› arktischer Fische codiert, tropischen Fischen einzupflanzen, die dann in nördlichen Gewässern leben können. Selbst Insekten kann man genetisch verändern. Schon bald wird die Insertion von Genen zur Resistenz gegen Insektenvernichtungsmittel bei nützlichen Lebewesen (wie zum Beispiel Milben, die Getreideschädlinge fressen) möglich sein. Dann können die Felder mit Insektiziden besprüht werden, ohne daß man die natürlichen Feinde der Schädlinge vernichtet.

So weit, so gut. Aber das Überschreiten der Grenzen zwischen den Spezies kann große Besorgnis hervorrufen. Es ist auf Widerstand gestoßen, bis hin zu ordnungsgemäßen

Demonstrationen in Deutschland. Ein Teil des Problems liegt am Begriff ‹Gentechnologie›, der bedrohlicher klingt als das gemütliche Wort ‹Domestikation›, das die ersten Gentechnologen verwendeten. Außerdem gingen die Biologen sehr vorsichtig vor, als sie zu Anfang des neuen Zeitalters – vor etwa zwanzig Jahren – neue Experimente solange auf Eis legten, bis Sicherheitsvorschriften vorhanden waren. Und dann ist da die Angst vor Keimen, weil man meint, daß alle Bakterien schädlich sind. Tatsächlich sind sie unverzichtbar, und jeder von uns trägt zehnmal mehr Bakterien als Zellen in sich. Am meisten jedoch mißtrauen die Leute technischen Patentlösungen und der Behauptung, die Technologie sei imstande, alle Probleme zu lösen. Von der Atomkraft bis zur Bewässerung der Wüsten hat sich der Optimismus von Technikern und Ingenieuren nur zu oft als kurzlebig herausgestellt.

Auch ökonomische Begleiterscheinungen geben Anlaß zur Sorge. Die grüne Revolution hat zwar die Nahrungsmittelproduktion verbessert, gleichzeitig aber die Bauern von ihrem Land vertrieben, weil große Konzerne die Kontrolle über Saatgut und Dünger übernahmen. Die Geschichte der amerikanischen Landwirtschaft verlief ähnlich. In den dreißiger Jahren tauchten neue Maishybriden auf, die, wie in den ersten Tagen des Ackerbaus, aus der Kreuzung zweier Linien entstanden waren. Ihr Verkauf lag in der Hand weniger Trusts, die durch Preismanipulationen kleine Bauern in den Ruin trieben. Gentechnisch erzeugtes Pflanzengut (das durch Patente geschützt wird) birgt dieselbe Gefahr einer neuen Ernte der Früchte ökonomischen Zorns. Nur wenige Bauern könnten mit einer Organisation handeln, die das Verkaufsmonopol für eine herbizid-verträgliche Pflanze besitzt – und das Saatgut nur gemeinsam mit dem entsprechenden Herbizid verkauft. Außerdem ist es nicht sehr sinnvoll, die Anzahl der Milchkühe durch künstliche Befruchtung zu steigern, wenn wir bereits auf einem Butterberg sitzen, und genmanipulierten Weizen für ohnehin überquellende Silos zu produzieren.

Doch die größte Angst ist die, daß ein genetisch manipuliertes Etwas aus einem Labor entweichen und der Welt eine neue Seuche bescheren könnte. Für solche Bedenken haben die Biologen einige Standardberuhigungen parat. Genetisch manipulierte Wesen sind im allgemeinen weniger überlebensfähig als naturbelassene. Sollte das Gen dem Träger einen Vorteil verschaffen, dann wäre gewiß dies bereits auf natürliche Weise geschehen. Die Untauglichkeit künstlich erzeugter Kreaturen ist schon heute erkennbar. Die meisten Tiere und Pflanzen in der Landwirtschaft können außerhalb ihrer Umgebung nicht überleben, weshalb es auf den Straßen nicht von streunenden Kühen, Schafen und Kartoffeln wimmelt. Das gleiche dürfte für Bakterien und Viren gelten. In England und den Vereinigten Staaten werden die Kinder mit dem aktiven Poliovirus geimpft, das zur Minderung seiner Gefährlichkeit ‹verdünnt› wurde. Abwasseruntersuchungen haben gezeigt, das dieses aktive Virus ständig entweicht. Darin liegt der Schlüssel zum Erfolg der Methode: Selbst Kinder, deren Eltern keine Impfung gestatten, kommen durch Vermittlung ihrer geimpften Freunde mit dem Virus in Berührung. In der freien Wildbahn hat das verdünnte Virus jedoch niemals überlebt; es braucht ständigen Nachschub frischgeimpfter Kinder. Sollten alle gentechnisch behandelten Organismen so schwach sein wie das Poliovirus, dann brauchten wir uns keine Sorgen zu machen.

Es kann allerdings nicht schaden, sich ins Gedächtnis zu rufen, daß fast jedes domestizierte Tier irgendwo auf der Welt eine Plage darstellt. Katzen haben die meisten Vögel in Neuseeland ausgerottet. Ziegen haben in vielen Gebieten noch Schlimmeres angerichtet, verwilderte Schweine sind überall in den Subtropen anzutreffen, und sogar Pferde sind in der kalifornischen Wüste zum Ärgernis geworden. Pflanzen sind noch zerstörerischer. Jeder weiß über den australischen Feigenkaktus Bescheid, doch auch die hübsche gelbe südafrikanische Gartenpflanze namens Saure Sobbe richtet enorme Weidelandschäden an. Wo immer domestizierte Wesen verwildert sind, haben einheimische Pflanzen und Tiere darunter leiden müssen.

Der unsensible Biologe kann einwenden – und das tut er auch –, daß wir inzwischen genug wissen, um solche Fehler zu vermeiden. Biologen können außerdem zu Recht darauf verweisen, daß vieles, was die Gentechnik tut, völlig natürlich ist. Jedesmal wenn Spermien auf Eizellen treffen, entsteht eine DNS-Rekombination. Spezies sind keine unveränderbaren Einheiten; sie entwickeln sich eine aus der anderen und tauschen sogar auf natürlichem Weg Gene aus (so Bakterien und manchmal auch Pflanzen). Ständig werden ungeheure Zahlen von Bakterien produziert, wobei allein die menschliche Rasse jeden Tag die Summe von einer Zehn mit zweiundzwanzig Nullen ausscheidet. Aufgrund der Mutation bestehen viele zwangsläufig aus genetisch neuen Formen und manche enthalten dank der Launen ihrer Reproduktion Gene, die anderen Spezies entstammen. Keines hat die Welt überschwemmt, und die Darmflora ist nach wie vor kein Gruselkabinett.

Diese Darlegungen haben bewirkt, daß genehmigt wurde, genetisch manipulierte Organismen freizusetzen. In Kalifornien wird die Ernte durch Frosteinbrüche geschädigt. Mit dem Abkühlen der Luft bilden sich auf Blättern kleine Eispartikel um die natürlichen Kolonien der *Pseudomonas*-Bakterien herum. Für dieses unerwünschte Phänomen ist ein bakterielles Gen verantwortlich. Manchmal mutiert es zu einer ‹Eis-minus›-Variante, die weniger Schaden anrichtet. Nun hat man das ‹Eis-minus›-Bakterium künstlich hergestellt; die Pflanzen werden damit gespritzt, und das Bakterium ersetzt die ‹eisigen› Naturformen und mindert die Frostschäden. Man hat das Gen einem normalen Bakterium entnommen, Teile herausgeschnitten und die veränderte DNS wiederum in *Pseudomonas* eingepflanzt. Obwohl die Bakterien eigentlich nicht wirklich manipuliert werden, da die betreffenden Gene ihrer eigenen Spezies entstammen, stieß das Vorhaben auf heftigen Widerstand und wurde für mehrere Jahre auf Eis gelegt, was wiederum den Unwillen der Forscher hervorrief. Sie verwiesen darauf, daß eine derartige Rechtsauffassung sogar DNS-Übertragungen von einem Unkraut auf ein Getreide untersagen würde – ebendas, was am Anfang des Ackerbaus stattfand, als der Weizen entstand. Nach endlosen Gerichtsverfahren wurde die Freisetzung erlaubt (hauptsächlich deshalb, weil ‹Eis-minus›-Bakterien jederzeit durch natürliche Mutation entstehen können, ohne negative Auswirkungen zu zeigen).

Während dieser Verhandlungen stellte sich nebenbei heraus, daß das Militär, ohne die Öffentlichkeit mit Informationen zu behelligen, die grauenhaftesten Experimente durchgeführt hatte. Die biologische Kriegführung diente früher gerne als Vorwand für zusätzliche Verteidigungsausgaben. Was man tatsächlich erforschen wollte, war, wie man Menschen am besten infiziert. In den fünfziger Jahren wurden riesige Mengen des Bakteriums *Serratia marcescens* (das man damals für harmlos hielt) über San Francisco und anderen amerikanischen Städten versprüht, damit man beobachten konnte, wie es sich ausbreitete. Nach diesem Experiment stellte sich heraus, daß *Serratia* geschwächte Menschen infizieren kann; eine Anzahl von (damals unerklärlichen) Infektionen erfolgte durch dieses Bakterium. (Leider hat sich niemand bemüßigt gefühlt, einen Zusammenhang zu überprüfen.) Das Experiment beweist, daß selbst ein völlig natürliches und scheinbar harmloses Bakterium unter unnatürlichen Umständen gefährlich sein kann.

Die Gentechnologie birgt noch andere Gefahren. Was tun, wenn ein neues Gen von seiner Spezies in eine andere hüpft? Herbizidresistente Gene könnten aus Getreidepflanzen in verwandte Unkräuter geraten (die gelegentlich mit den Nutzpflanzen Kreuzungen eingehen) und ein neues Superunkraut erzeugen, das gegen Sprühmittel resistent wäre. In der Fischzucht gibt es so viele Ausreißer, daß das Erbgut des Atlantiklachses *Salmo salar* bereits durch Vermischung mit dem von Zuchtlachsen geschädigt ist. Was wäre zum Beispiel, wenn das Antifrostgen den Tropenfischen ermöglichte, einheimische Fische zu verdrängen oder sich mit ihnen zu kreuzen?

Wenngleich manche Befürchtungen übertrieben sein mögen, bedeutet die Freisetzung genetisch manipulierter Wesen einen Schritt auf unbekanntes Terrain und folglich zwangsläufig ein Wagnis. Manche Wissenschaftler würden uns gerne weismachen, das Risiko sei verschwindend gering. Sie leben geistig noch in der Phase des technologischen Absolutismus. Wenn ihr Vertrauen zu uns habt, sagen sie, dann kann nichts passieren. Ihre Beschwichtigungen klingen verdächtig, ähnlich wie die Argumente der Entdecker der Atomkraft oder der Trockenleger der Everglades in Florida. Wie die Bourbonen scheinen gewisse Biologen sich nur an die Erfolge zu erinnern und nichts aus den Katastrophen gelernt zu haben, die eintraten, wenn eine Wissenschaft sich zu einer Technologie entwickelte.

Einzelne Enthusiasten übersehen sogar das Wesen ihres Fachgebiets. Sie behaupten, die zufällige gentechnische Erschaffung eines Monsters sei genauso unwahrscheinlich wie die Herstellung eines Fernsehgeräts durch das willkürliche Mischen elektronischer Bauteile. Damit beten sie ein Standardargument der Kreationisten nach (um Duane Gish, einen der Gründer des Institute for Creation Science, zu zitieren), das Argument, die Wahrscheinlichkeit, ein so komplexes Organ wie das Auge sei ohne göttliche Intervention entstanden, sei der vergleichbar, daß ein Wirbelsturm durch eine Fabrik rast und dabei zufällig ein Flugzeug baut.

Evolution ist nichts anderes als das Zusammenbringen des Unwahrscheinlichen in kleinsten Schritten. Erst wenn das Ungeahnte erreicht ist, können wir wissen, was sie zu tun vermag. Genetisch gesteuerte Organismen werden sich wie jedes andere Lebewesen so entwickeln, daß sie mit ihren neuen Lebensbedingungen zurechtkommen. Es ist anzunehmen, daß einige von ihnen Probleme verursachen werden. Auch ein geringes Risiko bleibt ein Risiko. Wie bei allen wirtschaftlichen Unternehmungen stellt sich die Frage, ob der Gewinn die Kosten rechtfertigt. Bei genetisch manipulierten Organismen kann das niemand beantworten, weil das Experiment noch nicht durchgeführt wurde. Aber vielleicht haben wir einen Präzedenzfall in einem anderen berühmten Fall biologischer Technologie, der chemischen Schädlingsbekämpfung.

DDT, das erste moderne Insektizid, wurde gegen Ende des Zweiten Weltkriegs als Läusemittel erfunden. Es erwies sich als durchschlagender Erfolg. Sofort hatten die Optimisten Oberwasser. Sie betrachteten die Dinge mit den Augen des Technikers: Mit Geld und technologischen Mitteln kann man alles erreichen. Wie zu erwarten, reagierten die Tierchen mit einer Entwicklung, die das Insektizid unterlief. Die Gefahr allzu großer Siegesgewißheit zeigt sich nirgends deutlicher als im Kamf gegen die Malaria, wo biologische Stümperei über technische Eleganz den Sieg davontrug.

Nach dem Bezwingen der Läuse wurde DDT gegen die *Anopheles*-Mücken eingesetzt, die Malaria übertragen. Der Sieg schien greifbar nahe. Die Infektionszahlen sanken dramatisch, in Ceylon von Millionen auf Hunderttausende. Der Rückschlag erfolgte sehr bald, als insektizidresistente Gene von den Mücken gebildet wurden. Der Gegenangriff war so wirksam, daß die Malaria heute in unerreichten Ausmaßen wütet. Die Weltgesundheitsorganisation mußte zugeben, daß ‹die Geschichte der Kampagne gegen die Malaria eine Geschichte übertriebener Erwartungen ist, denen früher oder später die Enttäuschung folgte›.

Auch die Parasiten haben alle Versuche des Menschen sabotiert, ihnen biologisch den Garaus zu machen. Obwohl sie länger brauchten als die Moskitos, um resistent zu werden, sind heute in vielen Gebieten die alten Mittel gegen die Malaria wirkungslos geworden, weil die Parasiten Möglichkeiten entwickelt haben, mit ihnen fertig zu werden.

Die klassisch darwinistischen Mechanismen von Mutation und natürlicher Auslese haben Insekten und Parasiten geholfen zu überleben. Bei den Insekten gibt es eine verwirrende Reihe neuer Mutationen. Manche bauen die Insektizide ab oder hindern sie daran einzudringen. Einige gestatten dem Insekt, das Gift zu speichern, andere verändern die Form des Zielmoleküls, und wieder andere befähigen das Insekt zum Meiden der Gebiete, die besprüht worden sind.

Auch die Parasiten haben eine Reihe von Taktiken gegen ihre chemischen Feinde entwickelt. In den vierziger Jahren wurde gegen die Malaria das Mittel Chlorochin entwickelt. Noch vor dreißig Jahren wirkte es fast überall auf der Welt. In den sechziger Jahren zeigten sich in Südostasien und in Südamerika erste Resistenzen, die mittlerweile überall in den Tropen zu finden sind. Eine der wirksamsten Gegenwehrmaßnahmen gleicht den Mechanismen, die von Krebszellen zur Bekämpfung von Krebsmedikamenten eingesetzt werden. Große Mengen eines Proteins, das für den Materialtransport in den Membranen zuständig ist, werden produziert, und sie pumpen die Medikamente fünfzigmal schneller aus den Zellen, als es normalerweise der Fall wäre. In jüngster Zeit sind Gene aufgetaucht, die Resistenz gegen andere Medikamente – manchmal gegen mehrere gleichzeitig – verleihen. Das Walter Reed Army Institute in Washington hat über eine Viertelmillion Zusammensetzungen geprüft, um ein neues Mittel gegen die Malaria zu finden. Nur zwei erwiesen sich als geeignet. Eines war Meflochin, aber in Thailand sind inzwischen achtzig Prozent der Malariaparasiten resistent dagegen. 1991 hieß es, den Malariaexperten stehe nur noch ein Mittel zur Verfügung, ohne daß ein neues in Sicht sei. Daraufhin griffen die Ärzte wieder auf Chinin und auf einen Wermutextrakt zurück (der in China vor tausend Jahren erstmals verwendet wurde), obwohl diese Behandlungen giftig und nicht sonderlich wirksam sind.

Die Geschichte der Gentechnologie wird sich in der Rückschau vielleicht gar nicht so sehr von der des Kampfs gegen die Insekten unterscheiden, in dem die Evolution nach anfänglichen Rückschlägen den Sieg davontrug. Insektizide haben sich bewährt und tun es weiterhin. Ohne sie hätte es keine grüne Revolution gegeben, und der tropische Getreideanbau wäre größtenteils unwirtschaftlich. In den ärmeren Gegenden Europas könnten Läuse noch immer Typhus verbreiten, und die Malaria würde mehr Opfer fordern, als sie es heute tut. Doch der Triumph des menschlichen Erfindungsgeistes hat seine Grenzen: Weil lebende Organismen neuen Herausforderungen durch Anpassung begegnen können, müssen Gentechniker im Gegensatz zum normalen Ingenieur sich darauf gefaßt machen, daß ihre neuen Spielzeuge sich wehren.

FÜNFZEHNTES KAPITEL
Die Angst vor Frankenstein

In Paraguay gibt es ein abgelegenes Dorf mit dem ungewöhnlichen Namen Nueva Germania, Neues Deutschland. Seine Einwohner sehen anders aus als ihre Nachbarn. Viele haben blondes Haar und blaue Augen. Sie haben keine spanischen Namen, sondern heißen eher Schütte oder Neumann. Diese Menschen sind das Überbleibsel eines Experiments zur Veredelung der Menschheit. Ihre Vorfahren hatte Elisabeth Nietzsche 1886 in Sachsen ausgesucht. Sie war die Schwester des berühmten Philosophen, der einmal den unsterblichen Gedanken äußerte, nichts auf der Welt habe mehr Schaden angerichtet als die Torheiten des Mitleids. Die Auswanderer waren wegen der Reinheit ihres Blutes ausgewählt worden. (Die Idee stammte ursprünglich von Wagner, zu dessen geplantem Besuch es nie kam.) Sie sollten eine Gemeinschaft gründen, deren außergewöhnlich edles genetisches Erbe den Grundstock für eine neue Rasse von Übermenschen bilden sollte.

Elisabeth Nietzsche starb 1935. Hitler weinte persönlich an ihrem Grab. Heute sind die Leute von Nueva Germania arm, krank und zeigen deutliche Anzeichen von Inzucht. Ihr Utopia ist fehlgeschlagen.

Die Idee der Veredelung der Menschheit durch genetische Spielereien war einmal sehr populär. Sie stammt von Francis Galton. Er war der erste Befürworter der selektiven Züchtung auf wissenschaftlicher Basis und erklärte: ‹Was die Natur blind und rücksichtslos vollzieht, kann der Mensch auf vorausblickende, rasche und barmherzige Weise tun.› Charles B. Davenport, sein amerikanisches Äquivalent, drückte sich drastischer aus: ‹Die Gesellschaft muß sich schützen›, sagte er. ‹Sie nimmt sich das Recht heraus, einem Mörder das Leben zu nehmen, also kann sie auch der scheußlichen Schlange hoffnungslos mangelhaften Protoplasmas den Kopf abschlagen.› Das größte Interesse der Eugeniker galt der Steuerung der menschlichen Evolution. Die Sterilisation stellte einen einfachen Weg zur Umkehr evolutionärer Trends dar, die in ihren Augen nicht wünschenswert waren. Ihre einzige Möglichkeit, die Evolution die Richtung einschlagen zu lassen, die ihnen zusagte, waren Ermahnungen, und die schienen nicht auf sonderlich fruchtbaren Boden zu fallen.

Es liegt eine gewisse Ironie der Geschichte darin, daß heute sowohl Galtons Laboratory for National Eugenics als auch Davenports Eugenics Records Office (das zur Verdeckung seiner Vergangenheit ebenfalls den Namen änderte, diesmal in Cold Spring Harbor Laboratory – nach dem Ort, wo es sich befindet) Weltforschungszentren der neuen Humangenetik sind. Beide – nebst Hunderten weiterer Einrichtungen, die auf sie zurückgehen – entwickeln inzwischen die Technologie zur Steuerung der Evolution, über die Galton und Davenport nicht verfügten. Es gibt erste Antworten auf viele wissenschaftliche (wenn auch nicht moralische) Fragen, die die Eugeniker vorrangig beschäftigten. Das vorliegende Kapitel handelt von dem Verhältnis zwischen Menschen und Genen zu einer Zeit, da wir das Rüstzeug für eugenische Eingriffe besäßen, wären diese erwünscht.

Die Einstellung der Genetiker hat sich seit den Anfängen dieser Wissenschaft stark verändert. Sie interessieren sich nicht in erster Linie für die Auswirkungen ihres Tuns auf die Zukunft unserer Spezies; sie fühlen sich für Menschen verantwortlich, nicht für die Menschheit; für Einzelpersonen und nicht für die Nachwelt. Das geht so weit, daß heutige Biologen mehr Bedenken gegenüber einer Anwendung ihrer Erkenntnisse haben als die Öffentlichkeit. In einer neueren Umfrage hatten drei von vier Amerikanern nichts dagegen einzuwenden, daß man Gene in menschliche Spermien oder Eizellen einfügte, während fast kein Wissenschaftler so etwas auch nur in Erwägung ziehen wollte. Hier zeigt sich ein erstaunlicher (und erfreulicher) Rollentausch nach der einstigen Selbstüberschätzung der Fachleute.

Kein ernstzunehmender heutiger Wissenschaftler träumt von einer genetisch geplanten Gesellschaft. Die Wissensexplosion wird jedoch zur Folge haben, daß die Gesellschaft, ob es ihr paßt oder nicht, sich schon bald mit ethischen Problemen auseinandersetzen muß, die von den Gründern der Eugenik weitgehend ignoriert wurden. Es wird wieder Diskussionen darüber geben müssen, ob wir eine auf Genen basierende Auswahl treffen können oder dürfen, ob wir, in anderen Worten, bewußte Entscheidungen über die menschliche Evolution fällen sollen. Man beschäftigt sich bereits mit der Frage der Bedeutung individueller Rechte gegenüber denen der Gesellschaft, aber muß man sich wirklich auch um die Rechte künftiger Generationen kümmern? Plato war der Meinung, unsere moralische Verpflichtung gegenüber der Zukunft beruhe darauf, daß die Menschheit ihre Unsterblichkeit ihren Kindern verdankt, doch Sam Goldwyn, eine andere Geistesgröße, wischte dieses Argument vom Tisch: ‹Was bitte hat die Nachwelt für mich getan?›

Ihr größtes Problem, die Allgegenwart angeborener Krankheiten, hat die heutige Genetik nicht einmal ansatzweise bewältigen können. Mancherorts ist dies unübersehbar. In den Mittelmeerländern und in Afrika kennt man zahlreiche Defekte der roten Blutkörperchen, die sich entwickelten, um gegen die Malaria zu schützen. In Zypern (und nicht nur dort) ist das am meisten verbreitete geschädigte Gen eine Form der Thalassämie: der Verlust eines Abschnitts des Hämoglobinmoleküls. Eine Kopie dieses Gens ist sinnvoll, weil sie vor Malaria schützt, aber Kinder mit zwei Kopien leiden an schwerer Anämie. Die Krankheit kann mit Bluttransfusionen behandelt werden, aber das ist sehr teuer. Wenn man in Zypern alle betroffenen Kinder behandeln will, würde das innerhalb der nächsten zehn Jahre die Hälfte des gesamten Gesundheitsbudgets verschlingen. Es gibt bereits zweihundertfünfzig Millionen

Menschen auf der Welt, die Träger einer Kopie des Malariaabwehrgens sind, und gegen Ende des Jahrhunderts wird es jeder fünfzehnte Weltbewohner sein. Falls sich kein medizinischer Durchbruch einstellt, wird keine Gesellschaft in der Lage sein, Millionen anämischer Kinder zu behandeln, die auf die Welt kommen werden. Hohe Kosten werden schwere Entscheidungen bedingen.

Selbst in England gibt es viele Erbkrankheiten. Ungefähr jedes dreißigste Kind wird mit einer genetischen Störung geboren. Über ein Drittel aller offiziell registrierten Blinden haben diese Krankheit aus genetischen Gründen, und mehr als die Hälfte aller schweren geistigen Behinderungen ist erblich bedingt. Wenn man die Definition der Anlage korrekterweise auf Leiden wie Krebs oder Herzerkrankungen erweiterte, ließe sich sagen, daß zwei Drittel der Bevölkerung irgendwann an einer genetischen Krankheit leiden und möglicherweise daran sterben werden.

Die Einstellung gegenüber solchen Phänomenen ist je nach Gegend sehr verschieden. In Ghana kommen bisweilen Kinder mit zusätzlichen Fingern oder Zehen auf die Welt. Manche Stämme ignorieren das, andere freuen sich darüber, weil sie glauben, daß dieses Kind reich werden wird, und nur wenige Meilen entfernt gelten solche Kinder als Unholde und werden gleich nach der Geburt ertränkt. Selbst im Christentum galten genetisch Benachteiligte nicht als Menschen. Martin Luther bezeichnete siamesische Zwillinge als seelenlose Ungeheuer. Leider sind solche Reaktionen immer wieder anzutreffen.

Viele Probleme, die sich heute stellen, unterscheiden sich gar nicht so sehr von Galtons Fragen. Soll man es zulassen, daß alle Kopien eines bestimmten Gens an die nächste Generation weitergegeben werden, oder soll die menschliche Rasse versuchen, ihre biologische Qualität zu verbessern? Jedes Jahr gibt es auf der Welt ungefähr neunzig Millionen Geburten und sechzig Millionen Abtreibungen. Viele Schwangerschaften enden mit einem Abortus, ohne daß die betreffenden Frauen sich dessen bewußt sind. Häufig geschieht dies, weil der Fötus einen genetischen Defekt hat. Die genetische Auslese ist ein natürlicher Bestandteil der Fortpflanzung. Das willkürliche Eingreifen in das Gleichgewicht zwischen ausgetragenen und nichtausgetragenen Schwangerschaften hat zu erbitterten Kontroversen geführt. Manche rufen nach der staatlich kontrollierten Fortpflanzung und nach Erschwernis der legalen Abtreibung, andere sind der Ansicht, daß diese Entscheidung ausschließlich den Eltern zusteht.

Solche Entscheidungen werden durch die Erfahrungen der Menschen mit angeborenen Krankheiten beeinflußt. Sardinien ist ein traditionell katholisches Land, in dem viele Kinder mit Thalassämie auf die Welt kommen. Neun Zehntel aller Ehepaare, bei denen das Risiko besteht, ein solches Kind zu bekommen, wissen dies mittlerweile, und bei Schwangerschaften entscheiden sich neun Zehntel für den Abbruch der Schwangerschaft, die zur Geburt eines genetisch geschädigten Kindes führen würde. Auch in den Vereinigten Staaten ist die Suche nach Trägern der Tay-Sachs-Krankheit (einer erblichen Degeneration des Nervensystems, die hauptsächlich bei Menschen mit jüdischen Vorfahren auftritt, vgl. S. 244) auf ähnliche Resonanz gestoßen. Pränatale Untersuchungen an älteren Frauen in Dänemark haben die Zahl der Kinder mit Down-Syndrom drastisch verringert. Einige der engagiertesten Kämpfer für fötale Untersuchungen auf angeborene Krankheiten sind Eltern, die bereits ein krankes Kind haben, um das sie sich aufopfernd kümmern. Dies sagt einiges darüber aus, wie genetische Entscheidungen getroffen werden und wo die ethischen Schwerpunkte liegen.

Die betreffende Gentechnologie ist im großen und ganzen bedrückend einfach. Sie besteht darin, ein geschädigtes Gen zu identifizieren und Eltern, deren ungeborenes Kind Träger eines solchen Gens ist, die Möglichkeit einer therapeutischen Abtreibung zu bieten. Alle häufig vorkommenden Einzelgendefekte können auf diese Weise festgestellt werden. Es gibt sogar pränatale Untersuchungen auf bestimmte erbliche Krebsanfälligkeiten. Eine der Hauptaufgaben des Humangenom-Projekts wird in der Erweiterung diesbezüglicher diagnostischer Möglichkeiten liegen. Prognosen gehen davon aus, daß binnen fünfzehn Jahren Tests auf über tausend erbliche Krankheiten möglich sein werden.

Dies wird zweifellos zu neuen Auseinandersetzungen führen. Wo soll die Grenze gezogen werden, wenn es darum geht, den biologischen Wert eines Menschen zu messen? Berichten zufolge werden in Rußland Schwangerschaften unterbrochen, weil der Fötus Gene für Diabetesanfälligkeit aufweist. Diabetes kann mit Insulin behandelt werden. Und was ist mit Krankheiten, für die es jetzt noch keine Behandlung gibt, die aber zu dem Zeitpunkt, da sie für ein Kind gefährlich werden, heilbar sein könnten? Bei der Muskeldystrophie zum Beispiel gibt es erste Erkenntnisse über die Dysfunktion der Zellmaschinerie, und es ist denkbar, daß in den nächsten zwanzig Jahren ein Heilverfahren entwickelt wird. Da Buben, die jetzt geboren werden, höchstwahrscheinlich dann noch leben werden, stellt uns diese Frage vor ein moralisches Dilemma.

Pränatale Untersuchungen können tyrannische Auswirkungen haben. Es kommt zum Diktat der Norm, zum Druck, ein Kind zu produzieren, das dem ‹normalen› Durchschnitt entspricht. In den Vereinigten Staaten hat dies bereits bewirkt, daß man Kindern mit einer ganz leichten ererbten Anomalie Wachstumshormone verabreichen will, weil sie ein paar Zentimeter kleiner sind als die anderen (früher hätten sie als völlig normal gegolten). Fast die Hälfte der amerikanischen Bevölkerung befürwortet solche ‹genetischen Verbesserungen›, obwohl Genetiker dies einhellig ablehnen.

Genetische Beratung ist auch in anderer Hinsicht problematisch. Einige der ersten Versuche, die neuen wissenschaftlichen Erkenntnisse zu nutzen, führten zu Problemen, weil sie die soziale Realität ignorierten. Vor zwanzig Jahren bewirkte die Suche nach Trägern des Sichelzellgens große Verärgerung bei der schwarzen Bevölkerung der USA. Die Träger dieses Gens sind eigentlich gesund und nur bei extremem Sauerstoffmangel gefährdet (den die meisten niemals erleben); dennoch erhoben manche Staaten die Untersuchung auf die

Krankheit zur Pflicht. Träger einer Kopie des mutierten Gens erlitten Diskriminierungen durch Arbeitgeber und Versicherungen. Schwarze ohne Sichelzellgen hielten die Träger für krank und unglücklicher, als diese sich selbst sahen. Wer als Träger eines einzelnen Gens heiraten wollte, erfuhr Diskriminierungen, und es wurden sogar Rufe nach eugenischen Eingriffen zum Wohl der Bevölkerungsstruktur statt der Gesundheit des einzelnen laut. Rückblickend läßt sich von diesem Vorgehen – obwohl es mit besten Absichten erfolgte – sagen, daß es ein Modellbeispiel dafür ist, wie genetische Informationen nicht genutzt werden sollten.

Andere Projekte waren nicht weniger erfolglos. In den siebziger Jahren wurden in Schweden fast alle Neugeborenen auf eine genetische Mutation untersucht, die sie unter anderem anfälliger für Luftverschmutzung durch Zigarettenrauch machte. Das Motiv war ehrenwert: Die Eltern sollten vom Rauchen abgehalten werden. Die Ergebnisse waren entmutigend. Selbst im gebildeten Schweden glaubten viele Eltern, deren Kind Träger des Gens war, ein krankes Kind zu haben, obgleich die Kinder normal waren. Außerdem rauchten die meisten Eltern mehr statt weniger, vermutlich wegen der seelischen Belastung. Das Projekt wurde fallengelassen.

Doch genetische Untersuchungen sind aus unserem Leben nicht mehr wegzudenken und gehören bereits zur Routine. Die meisten Frauen, die erst mit Ende dreißig oder später schwanger werden, haben die Möglichkeit, sich auf die chromosomale Anomalie testen zu lassen, die zum Down-Syndrom führt (und mit zunehmendem Alter der Eltern immer häufiger auftritt). Für das neueste Testverfahren genügt eine Blutprobe der Mutter, die genügend Information über den Fötus enthält, um dem Arzt eine fast sichere Diagnose seiner chromosomalen Beschaffenheit zu ermöglichen.

Das Vorherrschen genetischer Unvollkommenheit begrenzt die Möglichkeiten von Testverfahren. Bei rezessiven Krankheiten (für deren Ausbrechen zwei Kopien des geschädigten Gens vorhanden sein müssen) gibt es weit mehr Träger einer Kopie der ererbten Variante als von zwei Kopien. Wenn eine solche Krankheit eine unter zehntausend Geburten betrifft, ist eine von fünfzig Personen Träger des Gens. Das bedeutet, daß es ungefähr hundertmal so viele Kopien bei gesunden Menschen gibt wie bei denen, die an der Krankheit leiden, und es bedeutet, daß es ausgemachter Schwachsinn ist, die Volksgesundheit auf lange Sicht dadurch verbessern zu wollen, daß man Menschen mit Erbkrankheiten an der Fortpflanzung hindert. Es bedeutet – und das sollte uns zu denken geben –, daß fast jeder von uns eines oder mehrere Gene für eine rezessive Erbkrankheit trägt – daß jeder einzelne mindestens eine genetische Leiche im Keller hat. Jede großangelegte Reihenuntersuchung würde nur unerwünschte Informationen zutage fördern, die vermutlich nicht einmal von irgendwelchem Nutzen wären.

Nehmen wir die zystische Fibrose. In England wird eines von zweitausendfünfhundert Kindern mit dieser Krankheit geboren. Das heißt, daß ungefähr zwei Millionen Briten – also einer unter fünfundzwanzig – Träger einer Kopie sind, so daß bei ungefähr einem Zehntel alle Ehepaare ein Partner dieses Gen aufweist. Andernorts kommt es noch häufiger vor. Bei den Amischen in Pennsylvania leidet eines von sechshundert Kindern an der Krankheit, und einer von zehn Erwachsenen ist Träger des Gens. Bei den Amischen erklärt sich die Häufigkeit der Erkrankung aus dem Gründereffekt, das heißt, daß ein einziger Vorfahre Träger des Gens war. Warum die Krankheit in anderen Gegenden so oft vorkommt, ist weniger leicht zu erklären. Möglicherweise verleiht sie ihren Trägern bessere Abwehrkräfte gegen Infektionskrankheiten wie Tuberkulose, Cholera oder Pest.

Fast jede Reihenuntersuchung würde eine große Anzahl von Paaren ergeben, bei denen ein Partner das Gen trägt, und eine kleinere, aber nicht unbedeutende Anzahl, wo beide Träger sind. Inzwischen gibt es einen billigen und einfachen Test, mit dem (zumindest in Westeuropa) die meisten Träger ermittelt werden können. Bei einem Versuch mit tausend Menschen, die sich am Projekt einer Familienplanungsklinik beteiligten, wurden mehrere Träger ermittelt. Die Betroffenen reagierten eher erstaunt als besorgt. Würde man jedoch Tausende von Ehepaaren routinemäßig auf sämtliche testbare rezessiven Gene untersuchen, fänden sich so viele Menschen mit einem geschädigten Gen, daß man gar nicht mehr wüßte, was mit den Daten anzufangen wäre – oder ob man sie überhaupt erheben soll.

Selbstverständlich bestehen Meinungsverschiedenheiten über den Sinn großangelegter Reihenuntersuchungen. Tests sind nicht unfehlbar. Da die gleiche Krankheit als Ergebnis von Mutationen verschiedener Teile eines Gens auftreten kann (oder weil das geschädigte Gen bei unterschiedlichen Familien zu verschiedenen Abschnitten der DNS gehört), erfassen Tests nie alle Betroffenen. Bei der zystischen Fibrose wird einer von acht englischen Kranken nicht erfaßt, und in anderen Teilen Europas sieht das Ergebnis noch schlechter aus. In der Türkei oder in Israel könnte der britische Standardtest lediglich ein Drittel der Träger des Gens identifizieren. Tests können nicht mit Sicherheit beweisen, daß man ein bestimmtes Gen nicht trägt, sie können nur nachweisen, daß man es tut oder daß der Test nichts aussagt. Diese Ungewißheit kann Angst und Kummer verursachen.

Manche Paare glauben irrtümlicherweise, daß sie ein krankes Kind bekommen müssen, wenn ein Partner die Mutation hat. Deshalb sind viele Kliniken dazu übergegangen, Testergebnisse nur dann als positiv zu bezeichnen, wenn beide Partner Träger sind. Auch die Schatten der Vergangenheit sind noch vorhanden. Bei einer kürzlich durchgeführten Umfrage fand sich kein einziger deutscher Arzt, der bereit gewesen wäre, solch ein Testprogramm zu akzeptieren, sei es noch so zuverlässig. Weil das Thema so sehr mit der Abtreibungsdebatte verbunden ist, konzentriert sich die Amerikanische Stiftung für zystische Fibrose darauf, Geldmittel für Heilung statt für Tests aufzutreiben. Eine allgemeine Untersuchung der Bevölkerung ist in den USA nicht geplant. So etwas wäre auch sehr teuer. In England könnte jeder Fall, den man verhindert, bis zu fünfzigtausend Pfund kosten – wesentlich weniger, als eine lebenslange Behandlung kosten würde.

Die neue Biologie kann sich wesentlich positiver auswirken, als man denkt. Eine Krankheit zu verstehen, könnte der erste Schritt zu ihrer Behandlung sein. Im Grunde kann die Genetik schon jetzt viel mehr als nur nach Anomalien suchen. Sie kann Erbkrankheiten behandeln. Manchmal ist diese Behandlung ganz einfach. Früher mußten Kinder, die mit Phenylketonurie, also der Unfähigkeit zum richtigen Umgang mit einer bestimmten Aminosäure, auf die Welt kamen, jung sterben. Um ein einigermaßen normales Leben zu führen, muß man aber lediglich eine Diät einhalten, bei der Nahrungsmittel mit dieser Aminosäure gemieden werden. Andere Therapien für Erbkrankheiten sind komplizierter, aber auch sie lassen sich durchführen. Das Injizieren eines Blutgerinnungsfaktors heilt zum Beispiel die Symptome der Hämophilie. Manchmal muß man freilich drastischer vorgehen. Die zystische Fibrose ist deshalb tödlich, weil sich die Lunge mit Eiter füllt. Eine Herz-Lungen-Transplantation kann Abhilfe schaffen. Diese Maßnahme ist mit Risiken verbunden, aber sie bietet die Chance eines einigermaßen normalen Lebens.

Die genannten Behandlungen befassen sich nur mit den Symptomen genetischer Schäden – aber genau das tut die Medizin bei den meisten Krankheiten. Die Gentherapie gibt Hoffnung auf Heilung. Bei ihr wird der fehlerhafte Abschnitt auf der DNS ersetzt. Im Labor gezogene Kopien werden mit Hilfe eines Virus in eine lebende Zelle eingesetzt. Man kann sogar aktive Gene in gezüchtete Zellen einbringen, indem man diese mit der DNS ‹beschießt›. Diese Methode hat viel für sich. Zu Anfang, vor zehn Jahren, war die Hoffnung groß, daß man so die Behandlung von Erbkrankheiten revolutionieren könnte. Obwohl der Triumph der Gentherapie von Anfang an zum Greifen nahe schien, hat sich diese Hoffnung bisher nicht erfüllt. 1993 waren mehr als fünfzig Versuchsprojekte geplant oder bereits in Arbeit, und vielleicht ist die Zeit nicht mehr fern, in der die Gentherapie ihre Ziele zu erreichen beginnt.

Erfolge wurden bereits verzeichnet. SCID, ein angeborenes Versagen des Immunsystems, bewirkt, daß Kinder, die daran leiden, manchmal unter einem Plastikzelt leben müssen, damit sie sich nicht infizieren, und Knochenmarktransplantationen erhalten, damit ihre Abwehrkräfte gestärkt werden. Ihnen fehlt ein ganz bestimmtes Enzym. In Kultur gezüchtete Zellen, denen dieses Enzym fehlt, wurden durch Einsetzen der passenden DNS ‹geheilt›. 1990 wurden zwei Kinder mit solchen Zellen behandelt. Sie leben beide noch, und eines geht sogar zur Schule. Da sie gleichzeitig mit Extrakten des Enzyms behandelt wurden, die man Tieren entnommen hat, ist noch nicht sicher, ob die Besserung ihres Zustands direkt auf die Gentherapie zurückzuführen ist.

Auch bei verbreiteteren Leiden ist man vorangekommen. Es besteht die Aussicht, das Gen eines der Blutgerinnungsfaktoren, die bei der Hämophilie versagen, in lebende Zellen einzupflanzen. Falls dies erfolgreich sein sollte, könnte es die Basis für eine neue Behandlungsmethode werden. Manche Familien haben ein Gen, das den Abbau von Blutfetten beeinträchtigt. Betroffenen droht eine Herzkranzgefäßerkrankung. Kinder mit zwei Kopien des geschädigten Gens haben kaum Chancen, ein mittleres Alter zu erreichen. Ein Kind wurde mit Zellen behandelt, in die eine aktive Kopie eingepflanzt worden war, und es scheint, daß diese Behandlung dazu beiträgt, seine Blutfette abzubauen.

Man setzt große Hoffnungen in diese Form von Gentherapie. Bei einigen der häufigsten Erbkrankheiten wird sich die Behandlung allerdings als schwierig erweisen. Zur Heilung der Sichelzellenanämie müßte man einige wenige Zellen tief im Knochenmark anvisieren, denn sie – und nicht die roten Blutkörperchen selbst – produzieren das fehlerhafte Hämoglobin.

Es gibt noch weitere Möglichkeiten für den Einsatz der Molekularbiologie bei der Behandlung von Krankheiten. Man könnte zum Beispiel Zellen einsetzen, die mit Genen versehen wurden, die Krebszellen zerstören oder an weiterer Teilung hindern. Vielleicht gelingt es sogar, Gene, die die Immunabwehr gegen Krebs stimulieren, unmittelbar in Krebszellen einzusetzen und damit die Saat ihrer eigenen Zerstörung zu säen. Ein anderer Trick, der bei Tieren erfolgreich war, besteht darin, Gene in Krebszellen einzupflanzen, die sie für bestimmte Medikamente empfänglich machen. Am besten gelingt dies bei Gehirntumoren; im Gehirn findet fast keine Teilung normaler Zellen statt, so daß nur die Krebszellen das fremde Gen aufnehmen. Sobald der DNS-Abschnitt eines fehlerhaften Gens vorhanden ist, läßt sich eine ‹Gegensinn›- Nukleinsäure herstellen, die sich an die genetische Maschinerie heftet und sie blockiert. Vielleicht wird es eines Tages möglich sein, irregeleitete Gene (wie die Krebsgene) einfach abzuschalten. Die ‹Gegensinn›- Therapie könnte sich als ähnlich wichtiger medizinischer Durchbruch erweisen wie das Penicillin.

Selbst wenn sich diese Hoffnungen nicht erfüllen sollten, gibt es doch Aussichten auf diagnostische Verbesserungen. Neue Tests werden Mutationen entdecken (wie die, die Krebserkrankungen auslösen), lange bevor die ersten Krankheitssymptome auftreten. Krebszellen entwickeln oft ungewöhnliche Antigene auf ihren Oberflächen, wenn neue Gene zugeschaltet werden. Kennt man erst die zuständige DNS, müßte es möglich sein, die Proteinform zu finden, die das Antigen produziert. Daraufhin könnte man ein passendes Protein herstellen, das nur an der Krebszelle haftet. Wenn ein Medikament verabreicht wird, bindet es sich ausschließlich an diese Zellen. Auf diese Weise könnte eine viel stärkere Chemotherapie zum Einsatz kommen, da nicht länger das Risiko bestünde, normale Zellen zu zerstören.

Die Biologie könnte sogar noch mehr erreichen: Theoretisch wäre es möglich, auch ungeborene Generationen zu behandeln. Mäusen kann man Gene in die Eizelle einpflanzen und so an künftige Generationen weiterreichen. Die Keimbahn, wie man es nennt, hat sich verschoben. Solche ‹transgene Mäuse› sind wertvolle Instrumente der Forschung. Wenn man ihnen die Gene einer menschlichen Krankheit einpflanzt, kann man die Symptome dieser Krankheit studieren (obwohl diese bei Mäusen unter Umständen anders aussehen als beim Menschen). Mäuse helfen sogar, Medikamente zu testen. Inzwischen gibt es transgene Mäuse für Sichelzellenanämie und andere Erbkrankheiten. Eine Manipulation der menschlichen Keimbahn ist noch nie versucht worden, wenngleich es keinen triftigen Grund dafür gibt. Wenn sie erfolgreich wäre, könnte man Erkrankten und ihren Nachkommen helfen.

Für manche ist all das der erste Schritt auf dem Weg zu Frankenstein. Viele dieser Ängste sind übertrieben. Die meisten Behandlungsmethoden bei Erbkrankheiten unterscheiden sich nur wenig von denen in der übrigen Medizin. Gewiß hat niemand Bedenken, die Phenylketonurie mit einer Spezialdiät oder die Hämophilie mit dem Faktor VIII zu behandeln. Und eine Gesellschaft, die bei einem Kind mit zystischer Fibrose eine Herz-Lungen-Transplantation gutheißt, kann diesem Kind wohl kaum das Recht versagen, die Symptome mit einem aktiven Gen an der Quelle behandeln zu lassen. Der einzige Unterschied besteht in der Stelle, wo interveniert wird – an der DNS oder bei dem, was sie hervorbringt.

Es gibt unmißverständliche Regeln, die für jede medizinische Therapie gelten. Jeder hat das Recht auf seinen eigenen Körper und kann selbst entscheiden, ob er eine Behandlung wünscht oder nicht. Aber das gilt auch für die Gene. Eine geschädigte DNS zu ersetzen ist nicht viel anders, als eine geschädigte Niere herauszunehmen, und die Entscheidung muß ebenfalls vom Betroffenen (oder seinen Eltern) gefällt werden. Gene in Spermie oder Eizelle auszutauschen ist etwas anderes. Das beeinflußt das Erbgut von jemandem, der keine Wahl hatte, denn in einigen Jahren wird das manipulierte Gen nicht nur bei denen zu finden sein, die sich dafür entschieden haben, sondern auch bei ihren Nachkommen. Aus diesem Grund (und nicht nur aus diesem) hält man die Keimlinientherapie für ethisch nicht vertretbar. Es gibt sogar Bestrebungen, der Erklärung der Menschenrechte den Satz hinzuzufügen, daß jeder das Recht auf eine genetische Verfassung hat, die ohne seine Einwilligung nicht verändert werden darf.

Die moralischen Probleme, die sich aus DNS-Manipulationen ergeben, sind weniger dringlich als ein kompliziertes ethisches Dilemma, das Dilemma der Erkentnis: Die Genetik kann uns Dinge verraten, die wir vielleicht gar nicht wissen wollen. Die Huntingtonsche Chorea, der Veitstanz (vgl. S. 89), weist ein ungewöhnliches Vererbungsmuster auf. Bei Genträgern mit einer Kopie kommt die Krankheit zum Ausbruch, oft aber erst in mittleren Jahren. Jeder mit einem Elternteil, der dieses Gen trägt, hat das Risiko von eins zu zwei, das Gen geerbt zu haben. Weil die Symptome der Krankheit sich erst spät zeigen, leben diese Menschen lange Zeit in Unsicherheit. Die Symptome treten im allgemeinen zwischen dem dreißigsten und dem vierzigsten Lebensjahr auf und zeigen sich zunächst in Form von Unruhe, gefolgt von unfreiwilligen Bewegungen, die in Lähmung und Tod enden. Die Patienten leben selten länger als zwanzig Jahre nach der Erstdiagnose.

Obwohl es noch nicht gelungen ist, das Gen ausfindig zu machen, gibt es Veränderungen auf der DNS in seiner Nähe, denen man lange vor Auftreten erster Symptome entnehmen kann, ob jemand die Krankheit geerbt hat oder nicht. Weil diese Veränderungen sich auch bei gesunden Menschen finden, müssen auch die Verwandten eines Risikopatienten – Großeltern, Eltern und sogar Vettern und Cousinen – getestet werden, damit man erkennen kann, welche Varianten innerhalb einer bestimmten Familie mit dem Huntington-Gen zusammenhängen. Das heißt, daß manche, die von ihrer Gefährdung nichts wußten, so ihr mögliches Schicksal erfahren können.

Menschen mit einem erkrankten Elternteil laufen Gefahr, die Krankheit ihren Nachkommen weiterzugeben. Manchmal entscheiden sie sich für pränatale Untersuchungen (und unterbrechen gegebenenfalls die Schwangerschaft), auch wenn sie selbst keine Symptome zeigen. Wenn der Fötus Genträger ist, weiß auch der betroffene Elternteil, daß bei ihm oder ihr die Krankheit bald zum Ausbruch kommen wird.

In England gibt es ungefähr zehntausend Menschen mit dem fünfzigprozentigen Risiko, Träger des Gens der Huntingtonschen Chorea zu sein. Der Test wurde zum erstenmal 1987 angeboten, und nur etwa zweihundertfünfzig Menschen, also erstaunlich wenige, haben bisher von diesem Angebot Gebrauch gemacht. Vielleicht kann man die Wahrheit über das eigene Schicksal nur schwer ertragen, und die Menschen entscheiden sich deshalb dafür, lieber mit der Unsicherheit statt mit der Gewißheit zu leben. Die neue Genetik macht die Gewißheit, auch wenn sie nicht erfreulich ist, für immer mehr von uns wünschenswert.

An der Huntingtonschen Chorea zeigen sich die ethischen Probleme, die entstehen, wenn wir über unsere Gene Bescheid wissen wollen. Bald wird dieses Wissen noch viel mehr Menschen zur Verfügung stehen, wenn sie es wollen. Die großen Killer unserer Zeit, Herzerkrankungen und Krebs, sind im großen Maß genabhängig. In nicht allzu ferner Zukunft könnten viele den voraussichtlichen Zeitpunkt ihres Todes wissen. Was das für unsere Gesellschaft bedeuten kann, hat noch niemand erwogen – auch wenn es Stoff für einen interessanten Zukunftsroman abgeben dürfte.

Wissen ist stets auch mit profanen Problemen verbunden. Versicherungen, welcher Art auch immer, sind ein Mechanismus zur Risikostreuung. Der Kauf einer Police bedeutet, daß die Kosten eines Unfalls dadurch verringert werden, daß man sie mit Leuten teilt, die ebenfalls eine Police erwerben, aber keine Ansprüche daraus erheben. Die Deckung bei Haus oder Auto basiert auf bekannte Risiken. Leute, die gern betrunken Auto fahren oder Goldbarren unter dem Bett verstecken, bezahlen eine höhere Versicherungsrate für diesen Lebensstil und beklagen sich auch nicht sonderlich darüber. Aber was ist mit ihrer Krankenversicherung? In den Vereinigten Staaten (und zunehmend auch in England) hängt das Ausmaß der gesundheitlichen Versorgung von der individuellen Zahlungsfähigkeit ab. Fünfzehn Millionen Amerikaner versichern sich freiwillig. Die meisten anderen sind durch ihren Arbeitgeber versichert (obwohl ungefähr fünfunddreißig Millionen gar keine Krankenversicherung haben). Jeder, der sich versichern will, muß über alle medizinischen Probleme Auskunft geben, von denen er Kenntnis hat. Bereits jetzt wird fast ein Drittel aller Anträge abgelehnt, und für die anderen gibt es eine Klausel, die die Behandlung ‹vorausgegangener Erkrankungen› – ob bekannt oder nicht – ausschließt.

Gentests stellen uns vor enorme Probleme. Sollen die Versicherungen Testergebnisse verlangen dürfen, um über die Höhe einer Police zu entscheiden oder einen Antrag abzulehnen? Ist ein geschädigtes Gen eine vorausgegangene Erkrankung? Schließlich muß jeder sterben, und die Genetik tut nicht mehr, als einigen von uns mitzuteilen, wann dies sein könnte. Aber die Krankenversicherung basiert auf der Risikostreuung. Die Genetik könnte sich als Todesstoß dieses Systems erweisen. Sie schlägt Breschen in unser Unwissen um künftige Erkrankungen. Keiner läßt sich freien Willens mit einem Spieler ein, der alle Karten seines Gegners kennt; keiner wird eine Krankenversicherung bezahlen wollen, wenn er ziemlich sicher sein kann, ein gesegnetes Alter zu erreichen (und sie nicht braucht), oder wenn die Versicherung weiß, daß in den Genen eine teure Krankheit programmiert ist und entsprechend hohe Raten verlangt. Schon jetzt ist es für die Versicherungen problematisch, daß Menschen mit hohem Risiko eher bereit sind, eine Versicherung abzuschließen. Es könnte zu einem Krieg der Kostenexplosion kommen, der damit endet, daß nur Risikopatienten eine Krankenversicherung abschließen. Der Sprecher der Gemeinschaft amerikanischer Lebensversicherungen hat einmal gesagt, er wünsche, ‹daß die Gentechnologie niemals entwickelt worden wäre›.

Bereits jetzt weigern sich die Versicherungsgesellschaften, Leute zu versichern, die an der Huntingtonschen Chorea erkranken werden. Und es gibt mehr Leiden dieser Art. Diese Weigerung ist keine leere Drohung. Vor kurzem wurde eine Frau, die in den Vereinigten Staaten ein Testprogramm für das fragile X-Chromosom leitete (vgl. S. 101), nicht versichert, weil ihre Kinder die Krankheitssymptome aufwiesen; sie selbst hatte keine. In einem anderen Fall erklärte sich die Versicherung bereit, einen fötalen Test auf zystische Fibrose zu bezahlen, aber nur, falls die Eltern mit einer Abtreibung einverstanden wären, sofern der Test positiv ausfallen sollte.

Die genetische Information bedeutet, daß die Versicherungen nicht länger im dunkeln tappen. Im kommerzialisierten Gesundheitsmarkt wird es gute und schlechte Deals geben. Wenn der Arbeitgeber die Rechnung bezahlt, entsteht der Druck, niemanden einzustellen, der sich bei Tests als gefährdet erwiesen hat. All das spricht für eine allgemeine, nationale Krankenversicherung, die das individuelle Risiko über die gesamte Bevölkerung verteilt. Vielleicht wird die Gesundheitsfürsorge zu einer Art Polizeirolle zurückkehren (statt nur ein Wachdienst zu sein), wobei der Staat akzeptiert, daß alle in gleichem Maß einzahlen müssen, auch wenn manche gefährdeter sind als andere.

Viele Menschen machen sich Sorgen über das, was die Genetik der Zukunft antut. Laufen wir Gefahr, eine Rasse von Frankensteins hervorzubringen? Victor Frankenstein, der in Mary Shelleys Roman das namenlose Monster erschuf, überlegt gegen Ende des Buches, ob er eine Gefährtin für seine Schimäre schaffen soll, aber er verwirft den Gedanken wieder, denn: ‹[...] mußte doch eines der ersten Ergebnisse solcher Zweisamkeit, nach welcher der Dämon dürstete, der Kindersegen sein! Dann aber würde ein Geschlecht von Teufeln sich über die Erde ergießen [...]. Und da sollte ich das Recht haben, um der eigenen Wohlfahrt willen solchen Fluch über die kommenden Geschlechter heraufzubeschwören?›

Die Genetik wird oft als Bedrohung gesehen und das Manipulieren unseres Erbes wie ein Verfluchen der Zukunft. In Wirklichkeit hat die neue Biologie fast nur Positives bewirkt. Ironischerweise war Mary Shelley, als sie Frankenstein schrieb, schwanger. Das Kind wurde nur wenige Monate alt. Sie litt, wie viele ihrer Verwandten, an schweren Depressionen. Die heutige Genetik hätte ihr vielleicht helfen können, die Krankheit des Kindes und ihren eigenen Geisteszustand zu verstehen. Die bewußte Genmanipulation wird Auswirkungen auf die ‹immerwährenden Generationen› haben, doch diese dürften längst nicht so wichtig sein wie manche der evolutionären Veränderungen, die stattfinden, ohne daß wir es merken. Mit ihnen will ich mich im letzten Kapitel beschäftigen.

SECHZEHNTES KAPITEL
Die Evolution Utopias

Einer der Gründe, warum Science-fiction so langweilig ist, sind die ständigen Wiederholungen. Die Monster mögen sich ändern, die Handlung tut es nicht. Dasselbe gilt für die meisten utopischen Romane und Filme. Vom *Krieg der Welten* bis *Planet der Affen* treten fremde Wesen auf, überwältigen die menschliche Rasse und stürzen aufgrund ihrer biologischen Mängel ins Verderben. Die meisten Zukunftsromane ignorieren einen der wenigen kalkulierbaren Faktoren der Evolution – ihre Unkalkulierbarkeit. Kein Dinosaurier hätte sich träumen lassen, daß die Nachkommen der kleinen, spitzmausartigen Kreaturen, die zu seinen Füßen spielten, ihn bald ersetzen würden, und die Schimpansen, die vor hunderttausend Jahren viel zahlreicher waren als der Mensch, wären deprimiert, wenn sie wüßten, daß ihre Nachfahren langsam aussterben und ihre Verwandten überhand genommen haben.

Die Evolution nutzt ihre eigenen Schwächen, statt etwas Neues zu beginnen. Das Fehlen eines großen Plans macht das Leben so anpassungsfähig und die Menschen – die größten Opportunisten überhaupt – so erfolgreich. Die Zweckorientiertheit des Lebens bedeutet auch, daß Spekulationen über die Zukunft der Evolution gewagt sind, weil man nie weiß, was ein Pragmatiker als nächstes tun wird. In diesem letzten Kapitel will ich dieses Wagnis eingehen. Ich bin sicher nicht der erste, der das tut. Viele der berühmtesten utopischen Romane verdanken ihre Zukunftsvisionen Darwin. Samuel Butler, Autor des Buches *Erewhon*, besuchte dieselben Schulen wie Darwin – Shrewsbury School und Cambridge – und war selbst ein fleißiger Evolutionstheoretiker (und Gegner

Darwins). Aldous Huxleys *Schöne Neue Welt* verdankt seinen Plot großenteils Huxleys Bruder Julian und ihrem gemeinsamen Großvater Thomas Huxley, der wegen seines heftigen Eintretens für seinen verehrten Helden ‹Darwins Bulldogge› genannt wurde. H. G. Wells, dessen Utopie in *The Shape of Things to Come* aufschien, verfaßte gemeinsam mit Julian Huxley ein biologisches Fachbuch. Und George Bernard Shaw, Verfasser von *Zurück zu Methusalem*, war, wie wir wissen, ein Anhänger Galtons und trat gemeinsam mit ihm in der Öffentlichkeit auf.

Manchmal ist die Verbindung zwischen den Verfassern utopischer Romane und der Eugenik auf fast peinliche Weise deutlich. Shaw meinte, wenn wir eine bestimmte Art der Zivilisation haben wollten, müßten wir jene eliminieren, die nicht hineinpaßten. H. G. Wells teilte diese Auffassung. In seiner wissenschaftlichen Vision der zukünftigen Welt, der mittlerweile vergriffenen Schrift *Anticipations of the Reaction of Scientific Progress upon Human Life and Thought*, die 1901 veröffentlicht wurde, sprach er sich für die Euthanasie ‹der Schwachen und Wollüstigen› aus und plädierte auf Genozid bei den ‹schmutzigen Weißen und Gelben›, die keinen Nutzen brachten. Viele der berühmtesten utopischen Entwürfe wären kein besonders gemütlicher Aufenthaltsort gewesen.

Das vorliegende Buch handelt davon, daß die Menschheit sich nach denselben Regeln entwickelt hat, denen auch weniger anspruchsvolle Kreaturen unterliegen. Natürlich sind wir Menschen mehr als bloß glorifizierte Affen. Wir verfügen über zwei einzigartige Eigenschaften: die, die Vergangenheit zu kennen, und die, die Zukunft zu planen. Beide sind Garanten dafür, daß die Zukunftsaussichten der Menschheit von sehr viel mehr abhängig sein werden als von den Genen. Trotzdem sollte es möglich sein, aus der biologischen Vergangenheit Vermutungen über die evolutionäre Zukunft anzustellen. Eine pessimistische, aber wahrscheinliche zutreffende Prognose sieht sie im Aussterben. Obwohl einer von zwanzig Menschen, die jemals gelebt haben, heute lebt, hat nur ungefähr eines von tausend Exemplaren aller verschiedenen Arten von Tieren und Pflanzen überlebt. Unsere Spezies ist ungefähr hundertfünfzigtausend Jahre alt und befindet sich somit in ihrer Adoleszenz (verglichen mit dem mehrmals so hohen Alter unserer Verwandten, deren fossile Überreste uns ein Schätzen ihres Alters ermöglichen). Man hofft, daß der Untergang der Menschheit noch weit entfernt ist, und wir können zumindest darüber nachdenken, was bis dahin noch alles geschehen könnte.

Die Regeln, denen die Evolution gehorcht, sind einfach; daß sie sich ändern, ist nicht zu erwarten. Diesen Regeln unterliegen das Auftauchen neuer Gene durch Mutation, die natürliche Auslese und Zufallsveränderungen, wenn Gene nicht weitergegeben werden. Spekulationen darüber, wie es künftig um diese Prozesse beschaffen sein wird, sind Voraussagen über die menschliche Evolution. Wird das biologische Utopia einem unserer erfundenen Utopias ähnlich sein (ich hoffe es nicht)? Werden wir uns auch künftig so schnell weiterentwickeln, wie wir es seit unserem Entstehen getan haben, oder hat die menschliche Evolution ihr Ende erreicht?

Seit ihrem ersten Erscheinen auf der Erde haben die Menschen völlig unbewußt ihr biologisches Erbe manipuliert. Wie wir in den vorherigen Kapiteln gesehen haben, hatten sowohl Steinwerkzeuge wie Ackerbau und Privatbesitz Einfluß auf die Gesellschaft und somit wiederum auf die Evolution. Viele Leute fürchten, daß in der nächsten Phase der Menschheitsgeschichte die Genetik unsere biologische Zukunft bewußt planen könnte. Das heißt allerdings, der Wissenschaft zuviel zuzutrauen. Die unabsichtliche Veränderung, die zufällige Evolution, wird wahrscheinlich eine viel bedeutendere Rolle spielen als jeder bewußte Versuch, die Biologie zu beeinflussen.

Selbst die größten Anstrengungen von Ärzten, genetischen Beratern und Gentherapeuten werden nur geringe Auswirkungen auf künftige Generationen haben. Ungefähr eins von zweitausendfünfhundert Kindern in England kommt mit zystischer Fibrose auf die Welt, aber hundertmal so viele tragen das Gen, ohne es zu wissen. Die Molekularbiologie ermöglicht es, Menschen über ihren Zustand aufzuklären, und vielleicht kann sie eines Tages auch die Heilung anbieten. Selbst die unvollkommenen Behandlungsmethoden unserer Zeit bewirken, daß sich innerhalb der nächsten dreißig Jahre die Zahl der erkrankten Kinder, die das Fortpflanzungsalter erreichen, verdoppeln wird. Niemand weiß, wie das Pendel ausschlagen wird: ob die Tatsache, daß mehr Menschen mit zystischer Fibrose ihre Gene weitergeben, durch eine geringere Anzahl an Neugeborenen mit dieser Erbkrankheit aufgewogen werden wird, da genetische Beratung den Eltern erlaubt, ihren Nachwuchs zu planen. Viele Leute mit Phenylketonurie haben Kinder bekommen. Früher wurde starker sozialer Druck auf erbkranke Menschen ausgeübt, die eine Ehe schließen wollten. In den fünfziger Jahren fand nur eine Minderheit chondrodystrophischer Zwerge einen Partner; heute sind in den Vereinigten Staaten mehr als achtzig Prozent der Betroffenen verheiratet, oft mit einem anderen kleinwüchsigen Menschen. Zweifellos werden viele Gene, die früher rasch verschwanden, weil ihre Träger starben oder keine Nachkommen hatten, fortbestehen.

Doch das wird kaum Einfluß auf die biologische Zukunft haben. Die meisten Erbkrankheiten, die man behandeln kann oder bei denen eine pränatale Diagnose möglich ist, sind rezessiv: Gesunde mit Kopien des Gens sind Hunderte Male häufiger als Kranke. Da jeder von uns mehrere verschiedene rezessive Mutationen trägt, ist kaum zu befürchten, daß die Medizin, indem sie einige zusätzliche Kopien überleben läßt, den einstmals klaren menschlichen Genpool trübt.

Viele Erbkrankheiten treten durch Mutation in jeder Generation neu auf. Ist die evolutionäre Zukunft durch ein Ansteigen der Mutationsrate gefährdet?

Viele Menschen machen sich ernsthaft Sorgen, daß die moderne Zivilisation mit ihren zweifelhaften Segnungen der nuklearen Strahlung und giftiger Chemikalien eine dramatische Steigerung der Mutationen zur Folge haben wird. In vielen Science-fiction-Romanen wird das Bild einer durch Mutationen in wenigen Generationen degenerierten menschlichen Rasse heraufbeschworen. Die augenfälligen Gefahren – die vom Menschen erzeugte Strahlung und Chemikalien – haben geringere Auswirkungen als natürliche Mutagene, wie zum Beispiel das dem Granit entströmende Radon (vgl. S. 105). Das Atomkraftwerk Sellafield in Nordengland verursacht mehr Umweltverschmutzung als jedes andere in der westlichen Welt, und die Nordsee ist das am stärksten radioaktiv verseuchte Gewässer. Der Name des Atomkraftwerks mutierte beim vergeblichen Versuch, die Öffentlichkeit zu beruhigen, von Calder Hall zu Windscale und dann zu Sellafield. Dennoch sind die Auswirkungen im Vergleich zu anderen Strahlungsquellen eher gering. Fischfreunde, die Schalentiere verzehren, die nahe den Abflußrohren von Sellafield gesammelt werden, nehmen nicht mehr zusätzliche Strahlung auf als jemand, der viermal im Jahr von London nach Los Angeles und zurück fliegt und so kosmischer Strahlung ausgesetzt ist.

Eine weit unauffälligere Transformation hat viel dramatischere Auswirkungen auf die Mutationsrate. Zumindest im Westen bedeutet die Verschiebung des Alters, in dem Menschen Kinder bekommen, daß neue Mutationen wahrscheinlich seltener auftreten.

Mit zunehmendem Alter steigt die Mutationsrate erheblich. Die erfolgreiche Bekämpfung der Infektionskrankheiten bedeutet, daß die meisten Menschen heutzutage erheblich älter werden, als dies früher der Fall war. Mutationen können demzufolge ihren Tribut von einem viel höheren Prozentsatz der Bevölkerung fordern. Erkennen läßt sich das, wenn man die Veränderungen in den Körperzellen betrachtet, beispielsweise jene, die zu Krebs führen. Die Krebsepidemie in der modernen Welt betrifft hauptsächlich ältere Menschen. Eine Veränderung im Überlebensmuster hat sich auf die Gene in den Körperzellen ausgewirkt.

Auch die Zellen, die Spermien oder Eizellen hervorbringen, sind den destruktiven Folgen des Alters ausgesetzt. Bei alten Eltern ist die Gefahr, ein genetisch geschädigtes Kind zu bekommen, viel größer als bei jungen. Jede Veränderung des Fortpflanzungsalters wird demzufolge Auswirkungen auf die Mutationsrate haben. Wenn das Durchschnittsreproduktionsalter steigt, werden die Mutationen zunehmen; wenn es sinkt, werden sie abnehmen. Der soziale Fortschritt hat diese Umschichtung herbeigeführt. Das weltweite Gesamtbild – ein Bild, das auf den größten Teil der dritten Welt ebenso zutrifft wie auf England und die Vereinigten Staaten – ist einfach und ein wenig überraschend.

Vor den gesundheitlichen Fortschritten der letzten Jahrhunderte starben die meisten Kinder in ihren ersten Lebensjahren. Die Mütter bekamen sehr jung Kinder und bekamen die nächsten fünfundzwanzig Jahre weiter Kinder, bis die Biologie dem Gebären ein Ende setzte. Mit dem Sinken der Kindersterblichkeit ist der Druck gewichen, Nachkommen für die Altersversorgung zu produzieren. Man bevorzugt kleinere Familien. Empfängnisverhütungsmittel bedeuten, daß Eltern die Geburt ihres ersten Kindes hinauszögern können (bei englischen Paaren der Mittelschicht manchmal bis Mitte zwanzig) und danach die Familie rasch vervollständigen. Das heißt, daß bei den meisten Leuten der Kindersegen recht bald aufhört. Als Ergebnis dessen sinkt das durchschnittliche Fortpflanzungsalter bei Frauen und Männern mit wachsendem Lebensstandard.

Dies zeigt sich deutlich im Nachkriegseuropa. In Ländern wie Polen und der Schweiz sank der Prozentsatz an über fünfunddreißigjährigen Müttern – die größte Risikogruppe für Mutationen – von ungefähr zwanzig Prozent im Jahr 1950 auf weniger als fünf Prozent im Jahr 1985, mit fallender Tendenz. Nicht einmal jede fünfzigste Mutter in den neuen Bundesländern Deutschlands ist über fünfunddreißig Jahre alt. In Irland ist es besonders auffallend. Der Einfluß der Kirche und die Tatsache, daß viele junge Männer eine Zeitlang auf dem Festland arbeiteten, bewirkten, daß bis vor wenigen Jahren die einzige Form wirksamer Geburtenkontrolle Enthaltsamkeit hieß. Die meisten Iren heirateten erst mit Ende Zwanzig oder später, und bis vor kurzem gab es in Irland doppelt so viele Mütter über fünfunddreißig als im übrigen Europa. Diese Zahl sinkt drastisch (auch wenn sie immer noch erheblich über dem europäischen Durchschnitt liegt). Mitte der siebziger Jahre kam es in England und Skandinavien zu einer leichten Umkehr des Trends zum jüngeren Fortpflanzungsalter, wobei die Anzahl der Mütter über fünfunddreißig heute den niedrigsten Stand von einer unter zwanzig etwas übersteigt.

All dies heißt, daß die Mütter heutzutage im Durchschnitt jünger sind, als sie es während des größten Teils der evolutionären Vergangenheit waren. Auch die Väter werden jünger. Das wird sich auf die Mutationsrate auswirken. Das Down-Syndrom tritt bei Schwangeren über fünfundvierzig Jahren zehnmal häufiger auf als bei Schwangeren, die jünger als einundzwanzig sind. Es tritt in Pakistan (wo so gut wie keine Familienplanung existiert) dreimal häufiger auf als in England, hauptsächlich deswegen, weil die pakistanischen Mütter älter sind als die britischen. Wenn man die Dinge aus männlicher Sicht betrachtet, liegt die Mutationsrate bei britischen Männern ungefähr eineinhalbmal so hoch, als sie sein dürfte, wenn alle Väter unter dreißig wären; in Pakistan ist die Rate immer noch das Dreifache dieser Zahl. Im Augenblick sieht es so aus, als sei die Mutationsrate beim Menschen im Sinken begriffen. Ob dieser Trend sich fortsetzen wird, wissen wir nicht, aber Ängste vor einer neuen Rasse mutierter Monster sind gegenstandslos.

Wenn die Mutation der Treibstoff der Evolution ist, dann ist die natürliche Auslese ihr Motor. Die Auslese ist ein schwieriger zu bestimmender Prozeß als die Mutation, und deshalb ist es auch nicht so einfach, ihre zukünftige Entwicklung vorauszusagen. Die Natur war und ist stets für unliebsame Überraschungen gut, mit denen die natürliche Auslese fertig werden muß. Das AIDS-Virus hat bewiesen, daß dieses Risiko immer vorhanden ist. Allerdings sind zumindest im Westen einige der größten Herausforderungen für die natürliche Auslese ausgestorben, seit viele Infektionskrankheiten unter Kontrolle gebracht werden konnten.

Nachdem eine solche Krankheit verschwunden ist (und viele sind verschwunden), verändert sich das Schicksal der Gene, die sie bekämpft haben. Zyprioten tragen die ererbte Anämieform Beta-Thalassämie, weil das Gen ihre Vorfahren früher gegen die Malaria schützte. Inzwischen gibt es auf Zypern keine Malaria mehr, und mit der Zeit wird auch die Thalassämie verschwinden. Die Anzahl der Träger liegt heute noch bei siebzehn Prozent, und man geht davon aus, daß sie mit jeder Generation um ein Prozent abnimmt. Wenn der Kampf gegen die Malaria irgendwann einmal erfolgreich sein sollte, erwartet die Gene in Teilen der Welt, die vor ihr schützen, das gleiche Los. Vielleicht werden diese Gene später einmal nur noch stumme Zeugen ihrer evolutionären Vergangenheit sein.

Die Zivilisation bringt ihre eigenen Beschwerden mit sich. Koronare Herzerkrankungen und Diabetes sind ernährungsbedingte Zivilisationsleiden. Menschen mit bestimmten Genen neigen eher dazu als andere. Vielleicht war ihr Erbe zu einer Zeit von Vorteil, als die Versorgung mit Nahrungsmitteln noch nicht gesichert war. Erst mit ständigem üppigen Essen gerieten sie in Gefahr. Neue Ernährungsgewohnheiten haben auf der Pazifik-Insel Nauru (vgl. S. 255) bereits zu Verschiebungen im Muster der natürlichen Auslese geführt. Jetzt, wo viele Menschen ihre Ernährung umstellen, könnte sich das Risiko wieder verringern und die Auslese sich erneut verändern. Die evolutionäre Zukunft hängt von wechselnden Umweltbedingungen ab. Da Gene stark von der Umwelt beeinflußt werden, in der sie sich befinden, könnte ein geänderter Lebensstil von ebenso großer Bedeutung für die Evolution sein wie Veränderungen auf der DNS.

Die Geschichte einer einzigen ererbten Eigenschaft – des Gewichts, mit dem Babys auf die Welt kommen – zeigt, wie verbesserte Lebensbedingungen das Wirken der natürlichen Auslese reduzieren können. Am Geburtsgewicht erkennt man den Vorteil der Durchschnittlichkeit. Neugeborene, die zu wenig wiegen, haben geringere Überlebenschancen. Aber auch Kinder, die ein überdurchschnittliches Geburtsgewicht haben, tragen – und das ist bemerkenswert – ein größeres Risiko, schon nach einigen Wochen zu sterben. In den dreißiger Jahren starb ungefähr die Hälfte der Säuglinge, die ihr erstes Lebensjahr nicht überlebten, aus Gewichtsgründen: Sie waren bei ihrer Geburt entweder zu leicht oder zu schwer gewesen. Nur ein einziges Pfund Lebendgewicht war von größter Bedeutung für die Überlebenschancen. Da ein Teil der Variation dieses Charakteristikums genetisch bedingt ist, hatte sich die natürliche Auslese gegen Gene für zu geringes oder zu hohes Geburtsgewicht entschieden, wie sie es vermutlich seit dem Entstehen unserer Art getan hat.

Diese Form der Auslese verschwindet immer mehr. Die verbesserte medizinische Versorgung macht, daß heute nur ein stark untergewichtiges (oder übergewichtiges) Baby als Risikokind betrachtet werden muß. Der Einfluß der natürlichen Auslese ist zwischen 1954 und 1985 um zwei Drittel zurückgegangen. Heutzutage ist sogar ein Baby, das um ein Kilogramm vom Idealgewicht von 3,75 Kilo abweicht, nicht allzu gefährdet. Was einstmals eine der stärksten Waffen der Auslese gewesen sein muß (die vor dem Fortpflanzungsalter zuschlug), scheint auf dem Rückzug zu sein.

Man kann die Zukunft der Auslese auch anders betrachten als nur anhand einer Aufzählung von Beispielen ihrer Vorgehensweise. Die natürliche Auslese braucht die Verschiedenheit. Wenn jeder Mensch zum Erwachsenen heranwüchse, einen Partner fände und die gleiche Anzahl von Nachkommen hätte, gäbe es für die Auslese kaum eine Chance zum Handeln. Wir müssen nicht wissen, auf welche Gene sie einwirkt, um zu begreifen, wie wichtig sie sein kann. Die Veränderungen hinsichtlich Geburt und Tod enthüllen sehr viel über ihr Vorgehen in Vergangenheit und Zukunft.

In den wohlhabenden Ländern gibt es keine großen Unterschiede mehr in den Überlebensstrukturen der Familien. Dies bedeutet weniger Gelegenheiten für die natürliche Auslese, aktiv zu werden. Vor zehntausend Jahren war der Kampf ums Überleben etwas ganz anderes. Skelettreste aus Höhlengräbern verraten uns, daß nur wenige Menschen älter als zwanzig Jahre wurden. Wenn die Fruchtbarkeit in der Antike ähnlich hoch war, wie sie es heute bei Eingeborenenstämmen ist, dann hatte jede Frau ungefähr acht Kinder, die in der Mehrzahl jung starben. Neun Zehntel der Evolution hindurch glich die menschliche Gesellschaft einer Dorfschule mit vielen kleinen Kindern, einer Menge Teenager und ein paar – vermutlich genervten – Veteranen. Fast jeder Tod war potentielles Rohmaterial für die Auslese, da die Betroffenen so jung waren. Heutzutage ist das anders. Achtundneunzig von hundert britischen Babys werden fünfzehn Jahre alt, so daß die natürliche Auslese durch Kindersterblichkeit (einstmals ihr größtes Betätigungsfeld) fast verschwunden ist.

Indien ist ein Mikrokosmos, an dem sich erkennen läßt, wie die Auslese ihre Chancen verliert, unser Leben zu formen. Hier finden sich viele unterschiedliche Lebensformen von der entlegener Bergvölker bis zu der wohlhabender, moderner Stadtbewohner, die in den letzten Jahrtausenden verschiedene soziale Veränderungen durchgemacht haben. Wenn man die unterschiedlichen Informationen zu individuellen Überlebenschancen und Zahl der Kinder aus den verschiedenen Gruppen kombiniert, dann stellt sich heraus, daß die natürliche Auslese bei Stadtbewohnern der Mittelschicht im Vergleich zu ihren Mitmenschen, die als Bergstämme leben, achtzig Prozent ihres Potentials verloren hat.

Veränderungen im Gleichgewicht zwischen Geburt und Tod hatten weitere Auswirkungen auf die Eingriffsmöglichkeiten der natürlichen Auslese. Die Menschen von heute haben nicht mehr so viele Kinder. Die Hutterer in Nordamerika erstreben aus religiöser Überzeugung große Familien, doch selbst sie haben selten mehr als zehn Kinder, obwohl sie sehr gesund leben. Während ihrer gesamten Geschichte hatten die Menschen allem Anschein nach immer so viele Kinder, wie biologisch möglich war. Erst in letzter Zeit sinken die Kinderzahlen.

Erst seit wenigen Jahren leben die Menschen so lange wie irgend möglich. Im vergangenen Jahrhundert hat sich im Westen die Lebenserwartung fast verdoppelt. Zum erstenmal in der Geschichte werden die Menschen alt; vielleicht so alt, wie die Biologie erlaubt. Seit 1900 ist die Lebenserwartung von siebenundvierzig Jahren auf fünfundsiebzig Jahre gestiegen. Diese Entwicklung hat inzwischen aufgehört, zumindest für einige soziale Schichten. 1979 konnte eine fünfundsechzigjährige weiße Frau in den USA damit rechnen, noch weitere achtzehneinhalb Jahre zu leben. 1991 war dies genauso. Selbst wenn man alle Epidemien und alle Unfälle ausschalten könnte, würde sich im Westen die durchschnittliche Lebenserwartung nur um zwei Jahre erhöhen. Es gibt immer noch Entwicklungsmöglichkeiten für die durchschnittliche Lebenslänge, weil es Unterschiede im Gesundheitszustand der sozialen Schichten gibt. Das Kind eines englischen Hilfsarbeiters hat eine um acht Jahre geringere Lebenserwartung als das eines Akademikers. Dieser Unterschied, und das ist eine nationale Schande, vergrößert sich sogar. Die Aussichten auf einen dramatischen Anstieg der Lebenserwartung sind allerdings nicht vielversprechend. George Bernard Shaw hat sich geirrt. Die Chancen, ‹zurück zu Methusalem› zu gelangen, stehen schlecht.

Das ist für die evolutionäre Zukunft wichtig. Die wachsende Anzahl alter Menschen bedeutet, daß mehr Menschen als früher aus genetischen Gründen sterben (hauptsächlich, weil weniger an Hunger und an Kälte sterben). Paradoxerweise bedeutet es aber auch, daß die Auslese schwächer geworden ist. Die tödlichen Gene sind heutzutage jene für Krebs und Herzerkrankungen, Gene, die erst im späteren Leben aktiv werden. Die Menschen, die sterben, haben sich bereits fortgepflanzt und ihre tödlichen Gene weitergegeben. Die Wirkung der natürlichen Auslese auf diese Gene ist viel schwächer als die auf jene, die die Überlebenschance ändern, bevor ihre Träger sich fortpflanzen.

Das neue Muster der menschlichen Existenz, bei dem es weniger Kinder als je zuvor gibt, aber die meisten Leute so alt werden, wie ihre biologische Uhr zuläßt, entwickelte sich erst vor ungefähr zwanzig Menschengenerationen (verglichen mit den rund sechstausend Generationen, die wir auf der

Erde sind). Die natürliche Auslese hat also ihre Arbeitsweise geändert. Heute betreffen ihre Maßnahmen eher die Fruchtbarkeit als das Überleben.

Unterschiede in der Fruchtbarkeit von Familien und sich daraus ergebende Möglichkeiten für die Auslese nahmen stark zu, als die Empfängnisverhütung populär wurde. Die oberen Schichten waren dieser Idee gegenüber viel früher aufgeschlossen als die unteren. Der französische Adel übernahm die Führung und reduzierte seine Kinderzahl pro Ehe innerhalb von hundert Jahren von sechs auf zwei. In viktorianischer Zeit gab es erstaunliche Unterschiede in der Fruchtbarkeit. Mr. Quiverful, der Held von Trollopes Barchester-Romanen, hatte zwölf Kinder in einer Zeit, als andere Pfarrer ihre Familien diskret auf zwei oder drei Sprößlinge begrenzten. Seit die Empfängnisverhütung sich durchgesetzt hat, fallen die Unterschiede zwischen den Familien kaum mehr ins Gewicht, doch zum erstenmal in unserer Geschichte ist die Auslese durch Variation bei den Kindern, die geboren werden, wichtiger als bei denen, die überleben. Das evolutionäre Schicksal unserer Gene hängt weit stärker von der Anzahl der Kinder ab, für die wir uns entscheiden, als von ihren Chancen, am Leben zu bleiben.

Fast alle der am besten erforschten Mechanismen der Auslese – Epidemien, Klima, Hungersnöte – betreffen das Überleben und nicht die Fruchtbarkeit. Die Verschiebung des Gleichgewichts zwischen diesen beiden Faktoren könnte neue und unvorhergesehene evolutionäre Kräfte auf den Plan rufen. Vielleicht wird das Fortpflanzungsalter wichtig, weil Menschen, die jung reif werden, mehr Kinder haben können. Mädchen werden heute früher geschlechtsreif. Im Gegensatz dazu heiraten westliche Frauen heutzutage fünf Jahre später als vor noch fünfzig Jahren. Jede ererbte Tendenz, früher oder später zu heiraten (oder die Größe der Familie zu begrenzen), könnte zu einer starken Wirkkraft der Evolution werden.

Welchen Einfluß dies auf die biologische Zukunft haben wird, ist schwer zu sagen. Eine ziemlich zuverlässige allgemeine Regel der Evolution lautet, daß niemand etwas geschenkt bekommt: Der Erfolg in einem Aspekt des Lebens muß mit Versagen in einem anderen bezahlt werden. Experimente mit Fruchtfliegen lassen darauf schließen, daß der Wechsel von der Fähigkeit zum Überleben zur Auslese auf der Basis der Fortpflanzung einen Kompromiß zeitigt. Fliegen, die sehr viele Eier produzieren, sterben jung. Vielleicht wird das auch einmal auf die Menschen zutreffen.

Wie auch immer die langfristige Entwicklung der natürlichen Auslese aussehen wird – es gibt keinen Grund zur Annahme, daß sie ihre Taktiken ändert. Statt dramatische Zäsuren vorzunehmen, indem sie die ideale Lösung für ein spezielles Problem entwirft – eine Lösung, die vielleicht nicht sehr lange ideal bleibt –, behilft sie sich mit vorhandenen Unvollkommenheiten. Die Geschichte gibt uns keinen Grund zu der Hoffnung, daß die Auslese als Vollzieher menschlicher Perfektionierbarkeit auftreten wird. Sie wird möglicherweise die Zukunft bestimmen, aber sie wird die Menschheit niemals zur Supermenschheit machen.

Die Anzahl neuer Mutationen und die Kraft der natürlichen Auslese nehmen ab. Selbstverständlich heißt das nicht, daß die Evolution vorbei wäre. Es gibt eine Veränderung in der modernen Gesellschaft, die unsere biologische Zukunft vermutlich beeinflussen wird und auf die fast niemand einen Gedanken verschwendet. Sie hat mit der Geographie des Paarens zu tun.

Bis vor gar nicht langer Zeit haben die meisten Leute den Jungen oder das Mädchen von nebenan geheiratet. Sie hatten gar keine andere Wahl. Die Gesellschaft bestand aus kleinen Gruppen oder abgelegenen Dörfern, und man heiratete innerhalb der Gruppe. An vielen Orten war die Bevölkerung stabil und der Grad an Inzucht hoch. Fast niemand zog fort. Die Gene amerikanischer Indianer, die in einem Torfmoor in Florida ertrunken waren, zeigen diesen Effekt sehr deutlich. Die DNS der Gehirne von Menschen, deren Todeszeitpunkt tausend Jahre auseinanderliegt, läßt erkennen, daß ihre Gene fast gleich sind. Es gab nur geringe Wanderungsbewegungen, und die Indianer hatten keine andere Wahl, als ihre Verwandten zu heiraten.

Dieses Muster war bis vor kurzem im Westen vorhanden, und es existiert noch heute in vielen Teilen der Welt. In einigen Gebieten ändert es sich sehr rasch. Die Zunahme an Eheschließungen außerhalb der eigenen Gruppe ist die dramatischste Veränderung in der evolutionären Geschichte der entwickelten Welt. Ihre Auswirkungen machen sich immer stärker bemerkbar. Der Einfluß dieses Paarungsverhaltens auf die genetische Gesundheit wird alles in den Schatten stellen, was die Medizin erreichen kann.

In manchen Gesellschaften waren solche Verbindungen durchaus erwünscht. Im osmanischen Reich erzeugte man talentierte Personen, indem man Eheschließungen zwischen Menschen aus verschiedenen Ländern förderte. Deren Kinder galten als ‹Frucht einer Vereinigung von zwei unterschiedlichen Baumarten; eine große, saftige Frucht wie eine fürstliche Perle›. Nach Ankunft der Spanier in Südamerika kam es zu dem, was mit ‹Eroberung der Frauen› umschrieben wurde. Paraguay – das Land, in dem Elisabeth Nietzsches fehlgeschlagenes genetisches Experiment stattfand – wurde als Mohammeds Paradies beschrieben, und jeder Spanier hatte im Durchschnitt zwanzig oder dreißig indianische Frauen. Der Gouverneur fand dafür die Entschuldigung, der Dienst, den man Gott damit erweise, Mestizen zu zeugen (die man zu Christen erzog), sei größer als die begangene Sünde. Es ist erfreulich zu denken, verstärkte Paarung mit Fremden habe etwas mit der Fürsorge um die genetische Gesundheit zu tun gehabt, aber die naheliegendere Erklärung dürfte die Lust sein.

Partner außerhalb des eigenen Lebensbereichs zu suchen, ist meist Ergebnis des Zufalls und wie viele biologische Geschehnisse, die das menschliche Dasein geprägt haben, ein Nebenprodukt sozialer Veränderungen. Die Städte und das Transportwesen spielten dabei eine Rolle, weil durch sie viel mehr potentielle Partner zur Verfügung standen, als es in den Tagen ländlicher Abgeschiedenheit der Fall war.

Bis zu Anfang dieses Jahrhunderts waren in Teilen Europas Verwandtenehen üblich. In den zwanziger Jahren wurde auf den Liparischen Inseln nördlich von Sizilien ein Viertel aller Ehen zwischen Cousin und Cousine ersten oder zweiten Grades geschlossen. Heute machen solche Ehen ein Fünfzigstel aus (und in Italien insgesamt weniger als ein Prozent). In Großbritannien gab es immer schon mehr Ehen mit Fremden als in den meisten anderen europäischen Ländern. Aber auch hier verzeichnet man eine Zunahme solcher Verbindungen und den massiven Rückgang von Eheschließungen zwischen Cousin und Cousine seit viktorianischer Zeit.

Anderswo ist das Bild weniger einfach. Manche Gesellschaften außerhalb Europas fördern Verwandtenehen aus wirtschaftlichen Gründen. Man findet sie noch oft in indischen Dörfern, wo bis zur Hälfte aller Verbindungen solche zwischen Cousin und Cousine oder zwischen Onkel und Nichte sein können. Bei den nach England eingewanderten Pakistanis sind Eheschließungen zwischen Cousin und Cousine ersten Grades häufiger als in ihrem Heimatland, was an ihrer sozialen Isolation liegen kann. Fast die Hälfte aller britischen Pakistanis im Fortpflanzungsalter sind mit Cousin oder Cousine verheiratet. Ihre Rate an Verwandtenehen – und damit Erbkrankheiten – ist höher als bei ihren Eltern. Jeder Schritt hin zu stärkerer Integration und damit weniger Inzucht in der nächsten Generation wird deutliche Auswirkungen auf die genetische Gesundheit haben.

Eine Möglichkeit zur Veranschaulichung der Veränderungen im genetischen Muster ist die zwar grobe, aber durchaus aussagekräftige Methode, zu überlegen, wie eng verwandt unsere Vorfahren gewesen sein mögen. Dazu muß man nur wissen, wie weit voneinander entfernt sie auf die Welt kamen. Wenn sie aus demselben Dorf kamen, waren sie eventuell Verwandte, aber mit großer Wahrscheinlichkeit waren sie das nicht, wenn sie Hunderte von Kilometern voneinander entfernt geboren wurden. Fast jeder, der dieses Buch liest, ist wahrscheinlich weiter weg vom Geburtsort seines Partners geboren, als es bei seinen Eltern der Fall war, die wiederum mit größter Wahrscheinlichkeit weiter voneinander entfernt auf die Welt gekommen sind als ihre Eltern. Im Oxfordshire des 19. Jahrhunderts betrug die durchschnittliche Entfernung zwischen den Geburtsorten der Ehepartner keine zehn Meilen. Heute sind es über fünfzig. In den Vereinigten Staaten sind es mehrere hundert, so daß die meisten amerikanischen Paare überhaupt nicht miteinander verwandt sind. All dem läßt sich entnehmen, wie schnell die Bevölkerungen der Welt sich miteinander zu vermischen begonnen haben.

Es wird noch lange dauern, bis eine totale Vermischung stattgefunden haben wird. Einer Schätzung zufolge soll es fünfhundert Jahre dauern, die genetischen Unterschiede zwischen England und Schottland auszugleichen – und vielleicht noch länger, die kulturellen Gegensätze loszuwerden. Auch wenn die globale Homogenität noch in weiter Ferne ist, wird die zunehmende Mobilität der Menschen sicherlich biologische Auswirkungen zeigen. Es werden nicht mehr so viele Kinder auf die Welt kommen, die zwei Kopien eines defekten Gens tragen, weil ihre Eltern miteinander verwandt sind. Stellen wir uns die Verbindung zwischen einer schwarzen Sklavin und einem weißen Plantagenbesitzer im 19. Jahrhundert in den Südstaaten der USA vor. Jeder von beiden könnte Träger eines bestimmten defekten Gens sein. Das bei Weißen am meisten verbreitete geschädigte Gen ist das für zystische Fibrose, bei Schwarzen ist es das für Sichelzellenanämie. Nur wenn ein Kind zwei Kopien eines dieser Gene erbt, wird es an einer Erbkrankheit leiden. Bei den Afrikanern ist die zystische Fibrose unbekannt, bei den Weißen die Sichelzelle, und so ist das Kind aus einer solchen Verbindung vor beiden Krankheiten sicher.

Dieser Effekt kann sehr stark sein. In vielen Gesellschaften der heutigen Welt haben Einwanderergruppen begonnen, sich mit den Menschen in ihrem neuen Land zu vermischen. Nehmen wir einmal an, zehn Prozent der britischen Bevölkerung würden aus Westafrika zuwandern (wo ungefähr eine von fünfzehn Personen Träger des Gens für Sichelzellenanämie ist) und sich völlig frei mit den Einheimischen vermischen. Die Zahl der Sichelzellträger in der neuen, gemischten britischen Bevölkerung würde sich versiebenfachen. Das Auftreten von *Erkrankungen* jedoch – wobei jeweils zwei Kopien des geschädigten Gens vorhanden sein müssen, eine von jedem Elternteil – würde im Verhältnis zur vorherigen Situation bei beiden Gruppen zusammen um neunzig Prozent sinken – dies, weil viele Kinder Eltern aus beiden Gruppen hätten und der britische Partner nicht Träger des Sichelzellgens wäre. Auch bei der zystischen Fibrose würde die Anzahl der Erkrankungen um ungefähr ein Sechstel sinken. Dieses Modell der rassischen Vermischung ist etwas sehr vereinfacht, aber es ist nicht ganz unzutreffend. In England wird heute ungefähr eine von dreißig Ehen zwischen Nichteuropäern geschlossen; ein Drittel dieser Zahl machen Ehen zwischen Nichteuropäern und Personen aus, deren Vorfahren auf den Britischen Inseln zur Welt kamen.

Diese Veränderung der Paarungsmuster könnte der Anfang eines neuen Zeitalters genetischer Gesundheit sein. Die zunehmende Zahl von Verbindungen zwischen Menschen, die weit voneinander entfernt geboren wurden, führt unvermeidlich dazu, daß rezessive Gene normale Kopien als Partner erhalten, die deren Auswirkung abschwächen. Das allein muß alle Bemühungen von Wissenschaftlern zur Verbesserung der genetischen Gesundheit auf die Plätze verweisen.

Mit der Zeit werden die neugemischten Populationen der Welt ein neues Gleichgewicht erreichen. Viele der rezessiven Gene, die in den Nachkommen aus Mischehen versteckt sind, werden irgendwann erneut zum Vorschein kommen. Das wird Tausende von Jahren dauern, aber es dürfte außer Frage stehen, daß das wichtigste Ereignis in der jüngsten Geschichte der menschlichen Evolution die Erfindung des Fahrrads war.

Paarungsmuster und genetische Zukunft werden auch von den dramatischen Unterschieden des Bevölkerungswachstums in verschiedenen Teilen der Welt beeinflußt werden. Es findet immer eine zeitliche Verschiebung statt zwischen verbesserter Gesundheitsvorsorge – und dem nachfolgenden Bevölkerungswachstum – und dem Sinken der Anzahl von Kindern, für die Eltern sich entscheiden. Dieser Umstand erklärt das in jüngster Zeit erfolgte explosionsartige Wachsen der Weltbevölkerung, die sich seit 1950 auf ihre gegenwärtige Zahl von fünf Milliarden verdoppelt hat. Hochrechnungen der Vereinten Nationen lassen vermuten, daß sie sich bis zum Jahr 2050 noch einmal verdoppeln und bis zum Ende des kommenden Jahrhunderts dreizehn Milliarden betragen wird. Diese Wachstumsrate bedeutet, daß pro jedem Jahr die Bevölkerung eines Landes von der Größe Mexikos hinzukäme.

Die Art und Weise, wie unterschiedliche Gesellschaften ihre Fortpflanzungsmuster geändert haben, ist sehr unterschiedlich. Der Westen pflegte den neuen Lebensstil früher als die dritte Welt. Deshalb wächst die Bevölkerung heute in bestimmten Teilen der Welt – Beispiel in Afrika – viel schneller als anderswo. Bei den Vereinten Nationen geht man davon aus, daß über neunzig Prozent des Weltbevölkerungswachstums in diesen Regionen stattfinden werden, besonders in Afrika, das kaum Anzeichen sinkender Geburtenzahlen zeigt. Von 1960 bis 1990 sank die durchschnittliche Zahl der Kinder einer Frau in Ostasien von 6,1 auf 2,7; in Afrika lauten die vergleichbaren Zahlen 6,6 und 6,2. Einige Schätzungen gehen davon aus, daß bis zum Jahr 2050 ein Drittel der Weltbevölkerung afrikanischen Ursprungs sein wird. Die epidemische Entwicklung von AIDS läßt diese Zahl in einem etwas anderen Licht erscheinen.

Zweifellos werden manche Populationen weiterhin schneller wachsen als andere. Da sich die Volksgruppen genetisch voneinander unterscheiden – Afrikaner zum Beispiel verfügen über besondere Gene zur Krankheitsabwehr und besitzen eine insgesamt größere genetische Vielfalt –, ist bereits damit eine evolutionäre Veränderung vorgegeben. In der Vergangenheit (so nach den revolutionären Veränderungen durch den Ackerbau) führte Bevölkerungswachstum infolge wirtschaftlicher Umstellung zu Auswanderungen. Obwohl es politische Barrieren gibt, die sich in unserer Zeit Massenbewegungen entgegenstellen, werden sie auf die Dauer nicht halten können. Es könnte also sein, daß die zukünftigen Bewohner Utopias zum großen Teil schwarz sein werden.

Desungeachtet scheinen die meisten sozialen Veränderungen das Tempo der menschlichen Evolution zu drosseln. Mutation, natürliche Auslese und Zufallsveränderungen haben in den vergangenen Jahrhunderten einen Teil ihrer Wirkkraft eingebüßt. All das heißt, daß sich die Biologie der Zukunft von der Biologie der Vergangenheit gar nicht so sehr unterscheiden wird. Es könnte sogar bedeuten, daß die Fortschritte in Wirtschaft und Medizin bewirkt haben, daß die Menschen fast am Ende ihres evolutionären Weges angekommen sind und ihrem biologischen Utopia so nah sind, wie sie je sein werden. Glücklicherweise wird kein Leser dieses Buches lange genug leben, um zu sehen, ob ich recht habe.

REGISTER